公共场所卫生系列标准

实施指南

中国疾病预防控制中心环境与健康相关产品安全所　组织编写

姚孝元　程义斌　主　编

U0253920

人民卫生出版社
·北　京·

图书在版编目（CIP）数据

公共场所卫生系列标准实施指南 / 姚孝元，程义斌
主编 . -- 北京：人民卫生出版社，2022.3
ISBN 978-7-117-31474-9

I.①公… II.①姚…②程… III.①公共卫生 - 卫
生标准 - 中国 - 指南 IV.①R126.4-65

中国版本图书馆 CIP 数据核字（2021）第 072170 号

人卫智网	www.ipmph.com	医学教育、学术、考试、健康，购书智慧智能综合服务平台
人卫官网	www.pmph.com	人卫官方资讯发布平台

公共场所卫生系列标准实施指南
Gonggong Changsuo Weisheng Xilie Biaozhun Shishi Zhinan

主　　编：姚孝元　程义斌
出版发行：人民卫生出版社（中继线 010-59780011）
地　　址：北京市朝阳区潘家园南里 19 号
邮　　编：100021
E - mail：pmph @ pmph.com
购书热线：010-59787592　010-59787584　010-65264830
印　　刷：北京汇林印务有限公司
经　　销：新华书店
开　　本：710×1000　1/16　印张：20
字　　数：338 千字
版　　次：2022 年 3 月第 1 版
印　　次：2022 年 3 月第 1 次印刷
标准书号：ISBN 978-7-117-31474-9
定　　价：65.00 元

打击盗版举报电话：010-59787491　E-mail：WQ @ pmph.com
质量问题联系电话：010-59787234　E-mail：zhiliang @ pmph.com

《公共场所卫生系列标准实施指南》
编写委员会

主　编　姚孝元　程义斌

副主编　郭常义　刘　凡　孙　波　潘力军　王先良

张建鹏　马永生

编　委（以姓氏笔画为序）

丁一辰　马永生　王　艳　王先良　石同幸

刘　凡　许慧慧　孙　波　苏　瑾　吴　为

张建鹏　张莉萍　陈　健　周志荣　郑　磊

郑和辉　郑毅鸣　施烨闻　姚孝元　倪　骏

高剑晖　郭常义　梁晓军　程义斌　潘力军

前　言

公共场所是一类由人工建成的供公众使用的活动空间,其特点是人群密集、流动性大,致病因素传播迅速;用品用具公众重复使用,易造成交叉污染;健康和非健康个体混杂易造成疾病特别是传染病的传播。我国幅员辽阔,社会经济因地区发展程度存在差异,生活方式因地域和民族多样化,气候类型也因南北和东西而不同。因此,公共场所卫生管理的基本任务是确保公共场所卫生安全,防止公共场所存在的物理性、化学性和生物性因素对人群健康造成直接和间接危害,预防传染性疾病在公共场所的暴发和流行。

为创造良好的公共场所卫生条件,预防疾病,保障人体健康,国务院于1987年4月1日发布了《公共场所卫生管理条例》(以下简称《条例》)。《条例》规定了公共场所的空气、微小气候(湿度、温度、风速)、水质、采光、照明、噪声、顾客用具和卫生设施等项目应符合国家卫生标准和要求。公共场所的卫生标准和要求,由国务院卫生行政部门负责制定。

为贯彻实施《公共场所卫生管理条例》,1988年卫生部发布了旅店业,文化娱乐场所,公共浴室,理发店、美容店,游泳场所,体育馆,图书馆、博物馆、美术馆、展览馆,商场(店)、书店,医院候诊室,公共交通等候室和公共交通工具等十一类场所的卫生标准。1996年对上述11项卫生标准进行了修订,并增加了《饭馆(餐厅)卫生标准》。1998年发布了《公共场所卫生监测技术规范》,2000年发布了30项公共场所卫生检验方法标准。

随着我国社会经济的发展、人民生活水平的提升、生活方式的丰富和卫生健康需求的加大,亟待对1996年版《公共场所卫生标准》进行修订。2007年国家标准化管理委员会和卫生部下达了《公共场所卫生标准》和《公共场所卫生检验方法》标准的修订任务,由中国疾病预防控制中心环境与健康相关产品安全所牵头负责。本次修订对上述12项公共场所卫生标准及31项检验方法标准进行了重新整合,形成了由《公共场所卫生指标及限值要求》《公共场所设计卫生规范》《公共场所卫生管理规范》《公共场所卫生学评价规范》和《公共场所卫生检验方法》5大类标准构成的公共场所卫生标准体系。其中《公共场所卫生指标及限值要求》是对原 12 项标准中的卫生标准值的修订,《公共场所设计卫生规范》是对原标准中涉及卫生设计要求内容的修订,《公共场所卫生管理规范》是对原标准中有关经常性卫生管理要求的修订,《公共场所卫生学评价规范》为新制定标准。2014 年实施的《公共场所卫生检验方法》是对原 31 项检验方法标准的重新整合。本次修订依据《公共场所卫生管理条例》及实施细则,参考了国内外相关标准,并充分考虑到我国南北方、东西部经济社会发展水平和气候的差异,兼顾了公共场所卫生监督管理的实际情况及公共场所系列标准之间的协调一致。

国家市场监督管理总局和国家标准化管理委员会于 2019 年 4 月 4 日发布了《公共场所卫生指标及限值要求》(GB 37488—2019)、《公共场所设计卫生规范》(GB 37489.1～37489.5—2019)、《公共场所卫生管理规范》(GB 37487—2019)三项国家强制性卫生标准,并于 2019 年 11 月 1 日实施。2019 年 5 月 10 日又发布了《公共场所卫生学评价规范》(GB/T 37678—2019)一项推荐性国家标准,并于 2019 年 12 月 1 日实施。加上 2013 年、2014 年发布实施的《公共场所卫生检验方法》(GB/T 18204.1～18204.6)六项推荐性国家标准,公共场所卫生标准体系逐渐完善。

为便于各地疾病预防控制机构、卫生健康监督机构、相关行业管理部门、公共场所经营者和公共场所技术服务机构的专业技术人员对公共场所系列标准的理解,推动公共场所卫生标准的实施应用,国家卫生健康标准委员会环境健康标准专业委员会和中国疾病预防控制中心环境与健康相关产品安全所组织专家编写了《公共场所卫生标准实施指南》。本书对《公共场所卫生指标及限值要求》(GB 37488—2019)、《公共场所设计卫生规范》(GB 37489.1～37489.5—2019)、《公共场所卫生管理规范》(GB 37487—2019)、《公共场所卫生学评价规范》(GB/T 37678—2019)和《公共场所卫生检验方法》(GB/T 18204.1—2013、GB/T 18204.2—2014、GB/T 18204.3～18204.6—2013)等 16 个标准分别进行了解读。解读内容包括制定依据、相关标准现状、实施中存在的问题和注意事项等内容。

本书中对标准的解读为编撰人员个人观点,仅为了便于读者在标准实施中参考和学习使用,不能作为任何纠纷和诉讼的依据。

本书编委会

2021 年 8 月

目 录

第一章
《公共场所卫生指标及限值要求》
（GB 37488—2019）

第一节　范围

【标准条款】

　　本标准规定了公共场所物理因素、室内空气质量、生活饮用水、游泳池水、沐浴用水、集中空调通风系统和公共用品用具的卫生要求。

　　本标准适用于宾馆、旅店、招待所、公共浴室、理发店、美容店、影剧院、录像厅（室）、游艺厅（室）、舞厅、音乐厅、体育场（馆）、游泳场（馆）、展览馆、博物馆、美术馆、图书馆、商场（店）、书店、候诊室、候车（机、船）室与公共交通工具等公共场所，其他公共场所也可参照使用。

【条款解读】

　　《公共场所卫生管理条例》第三条规定公共场所的空气质量、微小气候（温度、湿度、热辐射、风速）、水质、采光、照明、噪声、顾客用具和卫生设施等项目应符合国家卫生标准和要求。依据该条例，本标准对公共场所的物理因素、室内空气质量、生活饮用水水质、游泳池水和沐浴用水水质、集中空调通风系统、公共用品用具等 6 个方面的指标提出了限值要求。

　　《公共场所卫生管理条例》第二条规定条例适用于七类二十八种场所。2016 年 2 月 6 日《国务院关于修改部分行政法规的决定》（国务院令第 666 号）取消了公园、体育场（馆）、公共交通工具三类公共场所的卫生许可。2016 年 2 月 29 日《国务院关于整合调整餐饮服务场所的公共场所卫生许可证和食品经营许可证的决定》（国发〔2016〕12 号）取消了地方卫生部门对饭馆、咖啡馆、酒吧、茶座 4 类公共场所核发的卫生许可证，有关食品安全许可内容整合进食品药品监管部门核发的食品经营许可证,由食品药品监管部门一家许可、统一监管。随着交通方式的发展,车马店这类场所逐年减少,2019年全国仅有100家。本标准适用场所范围依据上述文件和场所存在状况,保留了条例中的22种,删除了条例中的饭馆、咖啡馆、酒吧、茶座、公园和车马店等6种场所。虽然国务院取消了体育场(馆)和公共交通工具两种场所的卫生许可,但考虑这两种场所数量众多,且人群密集,存在较大的卫生安全和健康危害风险,标准中保留对这两种场所的卫生限值要求。

第二节 规范性引用文件

【标准条款】

下列文件对于本文件的应用是必不可少的。凡是注日期的引用文件,仅注日期的版本适用于本文件。凡是不注日期的引用文件,其最新版本(包括所有的修改单)适用于本文件。

GB 3097 1997 海水水质标准

GB 3838 2002 地表水环境质量标准

GB 5749 生活饮用水卫生标准

GB/T 5750 生活饮用水标准检验方法

GB/T 7573 纺织品 水萃取液 pH 值的测定

GB/T 11742 居住区大气中硫化氢卫生检验标准方法 亚甲蓝分光光度法

GB/T 17216 人防工程平时使用环境卫生要求

GB/T 18204 公共场所卫生检验方法

GBZ/T 155 空气中氡浓度的闪烁瓶测定方法

CJ/T 244 游泳池水质标准

SL 94 氧化还原电位的测定(电位测定法)

WS 394 公共场所集中空调通风系统卫生规范

【条款解读】

本标准引用了 12 项标准，其中《海水水质标准》（GB 3097—1997）和《地表水环境质量标准》（GB 3838—2002）两项标准为天然游泳池水质指标卫生要求中的有害物质指标引用；《生活饮用水卫生标准》（GB 5749）为生活饮用、游泳池水和沐浴用水水质指标引用；《人防工程平时使用环境卫生要求》（GB/T 17216）为地下空间室内空气质量引用；《公共场所集中空调通风系统卫生规范》（WS 394）为集中空调通风系统卫生要求引用。其他 7 项标准皆引用为检验方法。

按标准引用规则，GB 3097—1997、GB 3838—2002 两项标准注明了日期，仅该注明日期的版本适用于本文件。其他 10 项标准都未注日期，其最新版本（包括所有的修改单）适用于本文件。

第三节　术语和定义

1. 集中空调通风系统

【标准条款】

3.1 集中空调通风系统 central air conditioning ventilation system
　　为使房间或封闭空间空气温度、湿度、洁净度和气流速度等参数达到设定要求而对空气进行集中处理、输送、分配的所有设备、管道及附件、仪器仪表的总和。

【条款解读】

该定义与《公共场所卫生管理条例实施细则》（卫生部 80 号令）一致。

2. 公共用品用具

【标准条款】

3.2 公共用品用具 public articles
　　公共场所经营者提供给顾客重复使用的床单、枕套、被套、毛巾、浴巾、浴衣、杯具、洁具、拖鞋、美容美发工具、修脚工具以及其他重复使用且与皮肤、黏膜等接触的物品。

【条款解读】

公共场所经营者提供给顾客重复使用的床单、枕套、被套、毛巾、浴巾、浴衣、杯具、洁具、拖鞋、美容美发工具、修脚工具以及其他重复使用且与皮肤、黏膜等接触的用品用具。该定义根据公共场所用品用具属性进行描述,主要强调公共场所用品用具的顾客重复使用和与人体皮肤接触的两个属性。

第四节 卫生要求

一、物理因素指标

1.室内温度

【标准条款】

4.1.1 公共浴室和游泳场(馆)冬季室内温度宜达到表 1 的要求,其他公共场所冬季采用空调等调温方式的,室内温度宜在 16℃～20℃之间;公共场所夏季采用空调等调温方式的,室内温度宜在 26℃～28℃之间。

表 1 公共浴室和游泳场(馆)冬季室内温度要求

场所类别			温度 /℃
公共浴室	更衣室、休息室		≥ 25
	浴室	普通浴室(淋、池、盆浴)	30～50
		桑拿浴室	60～80
	游泳场(馆)		池水温度 ±(1～2)

【条款解读】

本次修订将室内温度作为推荐性指标,并对指标进行了统一和简化。室内空气温度是表征室内热环境的主要指标,它直接影响人体通过对流和辐射的湿热交换,是影响人体热舒适的主要因素,对人体活动影响较大。有研究表明:室内温度在 25℃左右时,脑力劳动的工作效率最高;低于 18℃高于 28℃时,工作效率急剧下降。

标准要求公共场所冬季采用空调等调温方式的,室内温度统一要求在16～20℃之间;夏季采用空调等调温方式的,室内温度统一要求在26～28℃之间;其他指标未做修改。考虑到减少公共浴室和游泳场(馆)冬季使用者感冒等呼吸道疾病患病率,对公共浴室和游泳场(馆)室内温度提出具体要求,详见表1。此外,还需要注意游泳场(馆)室内空气温度在池水温度基础上波动1～2℃。

温度限值的规定除考虑到人体舒适性要求,也考虑到了节能要求。夏季室内空调温度每增加1℃,将会减少能耗7%～9%。《国务院办公厅关于严格执行公共建筑空调温度控制标准的通知》(国办发〔2007〕42号)文件要求:所有公共建筑内的单位,包括国家机关、社会团体、企事业组织和个体工商户,除医院等特殊单位以及在生产工艺上对温度有特定要求并经批准的用户之外,夏季室内空调温度设置不得低于26℃,冬季室内空调温度设置不得高于20℃。

2. 相对湿度

【标准条款】

> 4.1.2 带有集中空调通风系统的游泳场(馆)相对湿度不宜大于80%;其他带有集中空调通风系统的公共场所,相对湿度宜在40%～65%之间。

【条款解读】

湿度是指在一定的温度下在一定体积的空气里所含有的水汽量,但通常我们所说的是指相对湿度。相对湿度是用空气中实际水汽压和当时气温下的饱和水汽压之比的百分数表示。

空气湿度对人体健康的影响,一方面是通过影响人体热平衡,另一方面是湿度可以间接影响室内微生物的生长从而对人体健康产生影响。室内湿度过高或过低时都会影响人体的舒适度,湿度过大时还有利于室内环境中微生物的生长繁殖而导致微生物污染加剧。WHO规定,室内湿度要全年保持在40%～70%之间,人生活在相对湿度45%～65%的环境中最感舒适。当相对湿度低于40%时,人会感到咽喉发干,有时还会鼻腔出血。干燥的空气会导致皮肤粗糙起皱、开裂、过敏性皮炎、皮肤瘙痒不适等过敏性疾病。当相对湿度高于65%时,微生物繁殖较快,传染病传染概率增加。高于80%时,是霉菌暴发性增长的最佳条件。湿度太高的话，人体调节体温的排汗功能会受到影响，氧气更难通过肺泡进入血液，如果气压也很低，人就会感到气闷。

湿度限值是在《室内空气质量标准》(GB/T 18883)的基础上制定的，相对湿度为推荐性指标，本次修订对相对湿度的指标进行了简化。考虑到只有安装有集中空调的场所，才可能对相对湿度进行调节，修订的标准规定带有集中空调系统的公共场所相对湿度宜在40%～65%之间，因游泳场(馆)湿度负荷较大，为减少运行成本，将游泳场(馆)相对湿度要求放宽到不宜大于80%。

3. 风速

【标准条款】

4.1.3 宾馆、旅店、招待所、理发店、美容店及公共浴室的更衣室、休息室风速不宜大于0.3m/s，其他公共场所风速不宜大于0.5m/s。

【条款解读】

空气风速是影响人体热舒适的重要因素之一，风速的改变会影响人体与环境之间的对流换热系数，改变人体的散热状态。夏季空气流动可以促进人体散热，冬季空气流动会使人体感到寒冷。目前室内常有空调设施，为了节约电能保持室内气温相对恒定，室内门窗一般处于关闭状态，室内气流较小。当室内空气流动性较低时，室内环境中的空气得不到有效的通风换气。人类在室内生活产生的各种有害物质不能及时排出到室外环境，造成室内空气质量下降，导致婴幼儿、老年人等敏感人群发病率升高。但风速过大也会影响人体的健康，特别是睡眠时。

本次修订对风速的指标进行了简化，分成0.3m/s和0.5m/s两个档次的要求。维持现行标准中宾馆、旅店、招待所风速0.3m/s的要求；考虑到目前的理发店、美容店环境条件较1996年有较大改善，增加0.3m/s的风速要求；考虑到洗浴行业近年来在我国的发展状况，浴室的更衣室、休息室已成为公众一个重要的休憩的场所，增加风速0.3m/s的要求。除上述场所以外的其他场所，统一规定风速不宜大于0.5m/s。风速限值根据《室内空气质量标准》(GB/T 18883—2002)空气流速的限值并结合公共场所人口密集的特点制定的。

4. 采光照明

【标准条款】

4.1.4.1 公共场所宜充分利用自然采光,室内游泳馆自然采光系数不宜低于 1/4,其他利用自然采光的公共场所室内自然采光系数不宜低于 1/8。

4.1.4.2 游泳场(馆)游泳池区域的水面水平照度不应低于 200 lx,理发店、美容店工作面照度不应低于 150 lx,其他有阅读需求的公共场所照度不应低于 100 lx。

【条款解读】

室内照明是根据不同的室内空间环境需要的照明亮度,选择合适的照明方式提供给人们良好的光照,既保护视力也保护人身安全。合理的室内照明设计能够让室内环境变得更加舒服和温馨,满足人们的视觉、心理和安全需求。

本次对采光照明指标的修订,一是从节约能源和利于人体健康角度,强调公共场所要充分利用自然采光,标准规定室内游泳馆自然采光系数不宜低于 1/4,其他利用自然采光的公共场所其室内自然采光系数不宜低于 1/8;二是考虑到游泳场(馆)场地一般较大,游泳时又涉及人身安全,本次修订增加了游泳场(馆)泳池水面上平面照度不应低于 200 lx 的要求;三是考虑到理发店、美容店美容师、理发师在操作时也会涉及顾客的面部和头部损伤,本次修订增加了工作面照度不应低于 150 lx 的要求;四是对其他有阅读需求的公共场所统一规定照度不应低于 100 lx。本标准的制定符合《建筑照明设计标准》（GB 50034）的要求。GB 50034 规定,旅店建筑各区域照度最低不应低于 75 lx,交通建筑各区域照度最低不应低于 75 lx,观影建筑照度不应低于 100 lx,博览建筑照度不应低于 100 lx,教育建筑各区域照度最低不应低于 100 lx,商店建筑平面照度不应低于 200 lx,体育建筑照度不应低于 200 lx。

5. 噪声

【标准条款】

4.1.5.1 对有睡眠、休憩需求的公共场所,环境噪声不应大于 45dB（A 计权）,且空调、排风设施、电梯等运行所产生的噪声对场所环境造成的影响不应高于设备设施关闭状态时环境噪声值 5dB（A 计权）。

4.1.5.2 候诊室、候车(机、船)室及公共交通工具客舱环境噪声宜小于70 dB(A 计权);影剧院、录像厅(室)、游艺厅、舞厅、音乐厅等娱乐场所及轨道交通站台环境噪声宜小于85 dB(A 计权);其他场所的环境噪声宜小于55 dB(A 计权)。

【条款解读】

噪声是一种环境污染,噪声污染对人体身心健康危害大,它被认为是仅次于大气污染和水污染的第三大公害。一般认为40 dB(A 计权)是人类正常的环境声音,高于这个值就可能产生一些危害,包括影响睡眠和休息、干扰工作、妨碍谈话,使人听力受损、甚至引起心血管系统、神经系统和消化系统方面的疾病。当环境噪声低于45 dB(A 计权),房间处于安静状态,对人体没有影响;当环境噪声高于70 dB(A 计权)时,较敏感人群会感到声音明显吵闹;当环境噪声高于85 dB(A 计权)时,人会变得焦躁不安,血压会升高,另有研究表明长期在80 dB(A 计权)以上噪声环境中生活,造成耳聋者可达50%。

本次修订对噪声限值指标进行了简化。一是对有睡眠、休憩需求的公共场所,考虑到顾客在该类场所待的时间比较长,标准对环境噪声进行了强制性要求,要求环境噪声不应大于45 dB(A 计权),且空调、排风设施、电梯等运行所产生的噪声对场所环境造成的影响不得高于设备设施关闭状态时环境噪声值5 dB(A 计权),两者加起来的噪声限值要求与现行标准中3～5星饭店、宾馆噪声不得高于45 dB(A 计权)的要求一致。二是维持候车室、候船室、候机室噪声宜小于70 dB(A 计权),影剧院、音乐厅、录像厅(室)、游艺厅、舞厅等娱乐场所噪声宜小于85 dB(A 计权)的要求;三是考虑到地铁在中国城市的发展,增加地铁站台噪声限值要求,根据目前的地铁站台设计规范及监测结果,标准要求地铁站台噪声宜小于85 dB(A 计权);四是对其他场所统一规定环境噪声宜小于55 dB(A 计权)。以上标准值的制定符合《社会生活环境噪声排放标准》(GB 22337)和《声环境质量标准》(GB 3096)的要求。按《社会生活环境噪声排放标准》(GB 22337)要求,对有睡眠、休憩需求的公共场所,如宾馆客房属于噪声敏感建筑物A类房间,环境噪声不应大于45 dB(A 计权)。对于营业性文化娱乐场所,结构传播固定设备室内噪声不应大于82 dB(A 计权),非稳态噪声最大声级超过限值的幅度不得高于10 dB(A 计权)。

二、室内空气质量

1. 新风量、二氧化碳

【标准条款】

4.2.1 对有睡眠、休憩需求的公共场所,室内新风量不应小于30m³/(h·人),室内二氧化碳浓度不应大于0.10%;其他场所室内新风量不应小于20m³/(h·人),室内二氧化碳浓度不应大于0.15%。

【条款解读】

新风量是指从室外引入室内的新鲜空气。新风量是衡量室内空气质量的一个重要标准,新风量直接影响到空气的流通,室内空气污染的程度。新风量不足是产生"病态建筑综合征"的一个重要原因。但是新风量也不是越大越好,过大必然伴随冷、热负荷的过多消耗,增加运行成本。

CO_2 不是有毒物质,但当空气中 CO_2 超过一定限度时则会使机体产生中毒现象,高浓度的 CO_2 则会让人窒息,对人体产生损伤。研究表明,空气中 CO_2 浓度低于 0.07% 时,人体感觉空气清新,呼吸顺畅;当室内 CO_2 浓度达到 0.10% 时,个别敏感者有不舒适感;当室内 CO_2 浓度超过 0.15% 时,不舒适感明显,人体会感到头痛、嗜睡、呆滞、注意力无法集中、心跳加速、轻度恶心,严重者会导致脑损伤和昏迷。

新风量和 CO_2 浓度存在关联性,大多数国家的最低新风量标准是根据人体呼吸所产生的 CO_2 浓度来确定新风量的要求,计算的基础是质量平衡。人每天呼吸的空气量约为 $10m^3$,其中 21% 是 O_2,0.032% 是 CO_2。在人的呼出气中,CO_2 占 4%～5%,O_2 占 15%～16%。若要使一个房间 CO_2 浓度控制在 0.1% 以下,则必须保证每人每小时有 $30m^3$ 的新鲜空气。

本次标准修订,考虑标准的可操作性和简洁性,规定对有睡眠、休憩需求的公共场所,室内新风量应不小于30m³/(h·人),其他场所室内新风量应不小于20m³/(h·人)。睡眠、休憩需求的公共场所一般是指宾馆、饭店、旅店、招待所、洗浴中心等场所的住宿区域及休憩区域。

CO_2 常被用来表示场所通风程度强弱。鉴于新风量数值与 CO_2 浓度有对应关系,为便于新风量的快速检测,标准同时规定了对有睡眠、休憩需求的公共场所,室内二氧化碳浓度不应大于0.10%,其他场所室内二氧化碳浓度不应大于 0.15%。

2. 细菌总数

【标准条款】

4.2.2 对有睡眠、休憩需求的公共场所,室内空气细菌总数不应大于 1500 CFU/m³ 或 20 CFU/皿;其他场所室内空气细菌总数不应大于 4000 CFU/m³ 或 40 CFU/皿。

注:根据细菌总数不同采样方法选取不同限值要求。

【条款解读】

空气中的微生物是通过自然界进入到大气中的,主要来源于环境水体、土壤、动物、植物、人、固体废弃物、生产生活活动、污物处理等。室内环境与人体健康关系更加密切。室内空气微生物的来源主要为室内人或动物活动产生的微生物和室外来源的微生物。

细菌和真菌等空气微生物是室内空气质量的重要参数之一。在一般居室环境中,空气中的细菌和真菌浓度约 $10^2 \sim 10^5 CFU/m^3$。空气微生物的种类繁多,已知空气中存在的细菌及放线菌有 1200 种,真菌有超过 40 000 种。空气中的细菌以非病原性腐生菌为主,各种球菌占 66%,以革兰氏阳性球菌占多数,主要有微球菌、气球菌、葡萄球菌、消化球菌、链球菌等。空气中的真菌主要以链格孢属、青霉属、曲霉属、枝孢属、酵母菌、镰刀菌属最毒。室内空气中的病毒来自于人体,如流感病毒、麻疹病毒、天花病毒、风疹病毒、SARS 等,而室外空气中的病毒主要来自污水灌溉。

室内空气微生物主要以气溶胶形式存在,也可以附着于其他颗粒物的表面。室内空气微生物的污染会对人类的健康带来损害:空气微生物的污染会引起感染等疾病,例如流感、SARS;变态反应性疾病:如过敏性鼻炎、支气管哮喘等;空气微生物可以引起动植物病变或食物霉变,间接影响人体健康。我国《室内空气质量标准》(GB/T 18883—2002)将菌落总数限值定为 $2500CFU/m^3$。

我国公共场所相关标准(GB 9663 ~ 9673—1996,GB 16153—1996)要求,3 ~ 5 星级宾馆饭店室内空气细菌总数应不大于 1000CFU/m³,或不大于 10 个/皿;2 星及以下宾馆和非星级带空调的宾馆饭店要求不大于 1500CFU/m³,

或不大于 10 个 / 皿；普通饭店、图书馆、博物馆、飞机客舱等要求不大于 2500CFU/m³，或不大于 30 个 / 皿；美容院、游泳馆、体育馆、医院候诊室、旅客车厢等要求不大于 4000CFU/m³，或不大于 40 个 / 皿；而对于展览馆、商场等要求不大于 7000CFU/m³，或不大于 75 个 / 皿。考虑到检测和评价的实际情况，修订后的公共场所室内空气细菌总数指标沿用了撞击法和沉降法。每类指标相应分为两档，与新风量指标分类相对应，对有睡眠、休憩需求的公共场所，室内空气细菌总数应不大于 1500CFU/m³，或不大于 20 个 / 皿；其他场所室内空气细菌总数应不大于 4000CFU/m³，或不大于 40 个 / 皿。

3. 一氧化碳、可吸入性颗粒物（PM$_{10}$）、甲醛、苯、甲苯和二甲苯

【标准条款】

4.2.3 公共场所室内空气中的一氧化碳、可吸入性颗粒物、甲醛、苯、甲苯和二甲苯浓度应符合表 2 要求。

表 2 公共场所室内空气中的一氧化碳、可吸入性颗粒物、
甲醛、苯、甲苯和二甲苯卫生要求

指标	要求
一氧化碳 /（mg/m³）	≤ 10
可吸入性颗粒物 /（mg/m³）	≤ 0.15
甲醛 /（mg/m³）	≤ 0.10
苯 /（mg/m³）	≤ 0.11
甲苯 /（mg/m³）	≤ 0.20
二甲苯 /（mg/m³）	≤ 0.20

【条款解读】

室内空气通风条件差的情况下会产生一氧化碳超标，一氧化碳中毒可出现头痛、头晕、失眠、视物模糊、耳鸣、恶心、呕吐、心动过速、短暂昏厥等。

国内外对 PM$_{10}$ 的流行病学调查、动物毒理学试验和人体临床观察研究表明 PM$_{10}$ 对人类健康有着明显的直接毒害作用，可引起机体呼吸系统、心脏及

血液系统、免疫系统和内分泌系统等广泛损伤。

室内装修人造材料大量使用粘合剂、油漆等,这些材料中会释放甲醛。甲醛是Ⅰ类致癌物质,能够导致鼻咽癌,引发呼吸道疾病、女性月经紊乱、妊娠综合征、智力下降并损伤人的造血功能。

苯、甲苯、二甲苯主要来自室内装修中的有机溶剂。苯系物为致癌物质,轻度中毒会造成嗜睡、头痛、头晕、恶心及黏膜刺激症状;重度中毒会出现视觉模糊、呼吸急促、心律不齐、神经系统功能紊乱。长期接触会引起各种癌症和白血病。人在短时间内吸入高浓度的苯会出现中枢神经系统麻醉,轻者头晕、头痛、恶心、意识模糊,重者会出现昏迷、呼吸循环衰竭。

本标准规定公共场所室内空气中的一氧化碳、可吸入性颗粒物、甲醛、苯、甲苯和二甲苯浓度符合《室内空气质量标准》(GB/T 18883—2002)的要求。《室内空气质量标准》与国家标准委发布的《民用建筑工程室内环境污染控制规范》(GB 50325—2010)、10种《室内装饰装修材料有害物质限量》共同构成我国较完整的室内环境污染控制和评价体系。考虑到人们暴露于公共场所和居室的时间的类似性,在充分调查公共场所的人员集中情况、通风状况及其他设施设备状况的基础上,本标准将公共场所室内空气中的一氧化碳、可吸入性颗粒物、甲醛、苯、甲苯和二甲苯浓度限值规定与GB/T 18883—2002相同,这也符合国家标准制定的一致性原则。

4. 臭氧、总挥发性有机物(TVOC)、氡(^{222}Rn)

【标准条款】

4.2.4 公共场所室内空气中的臭氧、总挥发性有机物、氡浓度宜达到表3的要求。

表3　公共场所室内空气中的臭氧、总挥发性有机物、氡卫生要求

指标	要求
臭氧 /(mg/m³)	≤ 0.16
总挥发性有机物 /(mg/m³)	≤ 0.60
氡 /(Bq/m³)	≤ 400

【条款解读】

臭氧主要来自室外,但是室内打印机等办公设备在使用过程中也能产生臭氧。臭氧能到达呼吸道的深部,对呼吸道器官有强烈的刺激作用,引起呼吸道疾病,臭氧能造成人的神经中毒,破坏人的免疫力伤害人体肌肤。

装饰装修材料中挥发性有机物超标会造成头痛、眼睛不适、浑身赤热、疲倦、喉咙不适以及其他神经性问题。

放射性氡超过安全浓度会引起人体呼吸系统疾病,破坏肺部细胞组织,形成体内辐射,诱发肺癌。相对于一氧化碳、可吸入性颗粒物（PM_{10}）、甲醛、苯、甲苯和二甲苯等指标,臭氧、TVOC、氡检测不是公共场所检测指标,没有基础数据,所以本标准将臭氧、TVOC、氡作为推荐性指标,规定公共场所室内空气中的臭氧、TVOC、氡浓度宜达到 GB/T 18883—2002 的要求。

5. 氨

【标准条款】

4.2.5 理发店、美容店室内空气中氨浓度不应大于 0.50mg/m³;其他场所室内空气中氨浓度不应大于 0.20mg/m³。

【条款解读】

室内装饰材料中的添加剂和增白剂中含有氨气,氨气超标短期会引起人流泪、咽痛、声音嘶哑、咳嗽、胸闷、呼吸困难、恶心、头晕,严重者可引起肺水肿和呼吸窘迫综合征。

对于氨气指标,鉴于理发店、美发店、美容店会使用含氨或氨基的烫发和染发产品,该类场所的氨标准值仍旧采用《理发店、美容店卫生标准》（GB 9666—1996）所规定的限值 0.5mg/m³。其他场所,氨的主要来源一是人们日常生活释放或产生的氨,二是建筑材料含氨类物质的添加,标准规定其他场所室内空气中氨浓度与 GB/T 18883—2002 的要求相同。

6. 硫化氢

【标准条款】

4.2.6 使用硫磺泉的温泉场所室内空气中硫化氢浓度不应大于 10mg/m³。

13

【条款解读】

硫化氢是硫在自然界循环的主要存在形式之一。一切含硫的有机物在厌氧分解的时候都可以产生硫化氢。一般情况下室内的硫化氢来自室外,主要来源于居室附近的工厂所排放的三废以及污水处理厂、臭水坑、垃圾堆等污染源。很多生活垃圾及工业有机废渣在缺氧的环境中,也会产生大量硫化氢。另外含硫物质的燃烧也可产生一部分硫化氢。环境中的硫化氢含量有季节变化,冬季较夏季高,这主要与冬季取暖有关。

低含量的硫化氢对眼睛及呼吸道黏膜有刺激作用。吸入高含量硫化氢可导致严重急性中毒,数秒或数分钟后,出现头晕、心慌、呕吐、运动失调、躁动不安、昏迷、呼吸中枢麻痹,最后由于窒息和心力衰竭死亡。当含量非常高时,人在吸入几口硫化氢后可立即突然倒地,发生瞬时呼吸停止而导致接触性窒息死亡。人在长时间反复吸入低含量的硫化氢时可发生慢性中毒,主要表现为虚弱、头痛、眩晕、易激动等一系列神经衰弱的症状。

一般情况下,室内硫化氢浓度很低,未见限值标准规定。但当使用硫磺泉作为温泉水的场所,因为硫磺泉的释放,室内硫化氢浓度可能较高,对人体健康造成损害。本标准采用《工作场所有害因素职业接触限值 第1部分:化学有害因素》(GBZ 2.1—2019)规定使用硫磺泉的温泉场所室内空气中硫化氢浓度不应大于 $10mg/m^3$(最高容许浓度)。

7. 地下空间室内空气质量

【标准条款】

4.2.7 除地铁站台、地铁车厢外,公共场所是地下空间的,其室内空气质量应符合 GB/T 17216 的要求。

【条款解读】

本条款为引用条款,公共场所的地下空间(除地铁站台和地铁车厢)的,其室内空气质量应符合《人防工程平时使用环境卫生标准》(GB/T 17216—2012)的要求,地铁站台和地铁车厢室内空气质量按普通公共场所执行。

三、生活饮用水

【标准条款】

4.3 公共场所提供的生活饮用水应符合 GB 5749 的要求。

【条款解读】

公共场所内的生活饮用水主要包括提供给顾客的饮水、洗漱用水,及在场所内清洗及加工食物用水。标准规定公共场所提供的生活饮用水应符合 GB 5749 的要求。

四、游泳池水、沐浴用水

1. 人工游泳池水

（1）人工游泳池水原水及补充用水的要求

【标准条款】

4.4.1.1 人工游泳池水质指标应符合表 4 的要求,其原水及补充用水应符合 GB 5749 的要求。

【条款解读】

本标准对人工游泳池水进行了两方面的规定。一是人工游泳池水属于生活用水,标准规定人工游泳池原水及补充用水应符合 GB 5749 的要求;二是人工游泳池水供人们重复使用,水质指标有一些特殊的要求,标准对人工游泳池水温度、消毒剂余量、消毒副产物等 14 项指标进行范围或限值规定。具体指标分成推荐性指标和强制性指标两类,强制性指标包括:浑浊度、游离性余氯,化合性余氯等 12 项指标;推荐性指标包括温度、三卤甲烷两项指标。

（2）浑浊度

【标准条款】

表 4　人工游泳池水质指标卫生要求

指标	要求	备注
游泳池水浑浊度 /NTU	≤ 1	—

【条款解读】

浑浊度是反映游泳池水的物理性状的一项指标,也可以说是水中的能见度或透明度。浑浊度的单位为 NTU(散射浊度单位)。

从消毒和安全考虑,池水的浑浊度应比生活饮用水的浑浊度的要求要高一些,通过国内游泳场的初步调查,常规的水处理(沉淀 - 砂滤 - 氯化)在正常合理的运行条件下,是可以将浑浊度净化到 ≤ 1~2NTU。WHO "游泳池水环境指导准则" 指出宜在 0.5NTU。WHO 及部分国家和地区游泳池浑浊度的规定限值见表 1-1。

表 1-1 部分国家和地区游泳池标准中浑浊度限值

序号	国家或地区	浑浊度 /NTU	备注
1	美国	未提出具体数值	池底深部的主排水口应清晰可见,可看清池角。有些州规定不应超过 0.5NTU
2	德国	0.2 0.5	过滤后下限值 池水上限值
3	西班牙	理想为 0.5	最多为 1.0NTU
4	俄罗斯	拟定于 1.0	
5	日本	2 以下	循环过滤装置的处理水质出口低于 0.5NTU(希望控制在 0.1NTU)
6	韩国	5 以下	
7	中国台湾	5.0 以下	建议最理想值为 1NTU,能见度为 12.0m
8	国际泳联(FINA)	<0.1 FTU	滤后入池前的浑浊度
9	世界卫生组织(WHO)	<0.5	
10	CJ/T 244–2016(中国)	≤0.5	

从表 1-1 可以看出,WHO 和欧美发达国家的浑浊度指标限值都比较低,考虑我国国情,本次标准将游泳池水浑浊度限值规定为不得大于 1NTU。

（3）pH

【标准条款】

表 4 人工游泳池水质指标卫生要求

指标	要求	备注
pH	7.0～7.8	

【条款解读】

我国《生活饮用水卫生标准》(GB 5749—2006)规定生活饮用水 pH 的允许范围在 6.5～8.5 之间,该指标主要考虑的是水的酸碱度对输水管道的腐蚀性影响,对人们的饮用感觉和健康影响意义不大。但在游泳池水处理中,调节池水的 pH 值是很重要的。大多数消毒剂的杀菌作用取决于 pH,pH>7.8,水中次氯酸根浓度增加,降低消毒效果,因此必须使 pH 保持在一种消毒剂的最佳有效范围内。另外考虑对人体皮肤的刺激性,人体体液的 pH 在 7.35～7.45,池水 pH 太高或太低都会对皮肤产生刺激;三是考虑对设备的腐蚀性和结垢,pH 低于 7.0,会增加对设备设施的腐蚀性,pH 超过 8.0,则增加管道结垢的风险。部分国家游泳池水 pH 及我国相关标准限值见表 1-2。

表 1-2 部分国家游泳池水 pH 限值

序号	国家或地区	pH 限值
1	美国科罗拉多州	7.2～8.0
2	加拿大	7.2～7.8
3	英国	7.2～7.4
4	澳大利亚	7.2～7.6
5	日本	6.5～8.5
6	韩国	6.5～8.5
7	新加坡	7.2～7.8
8	国际泳联（FINA）	7.2～7.6

序号	国家或地区	pH 限值
9	世界卫生组织（WHO）	7.2～7.8
10	CJ/T 244—2007（中国）	7.4～7.8

　　本次修订，等同采用 CJ/T 244—2007 的 pH 标准值，且与国际上大多数国家规定的 pH 范围相接近，将游泳池水 pH 限值范围规定在 7.0～7.8 之间。

　　（4）游离性余氯、浸脚池余氯

【标准条款】

表 4　人工游泳池水质指标卫生要求

指标	要求	备注
游离性余氯 /（mg/L）	0.3～1.0	使用氯气及游离氯制剂消毒时要求
浸脚池游离性余氯 /（mg/L）	5～10	

【条款解读】

　　游泳池内必须保持一定量的剩余消毒剂来维持池水的持续杀菌作用。根据资料，美国、英国和澳大利亚的游泳池消毒方式比较多，所以对消毒剂剩余值的控制要求也比较多。而我国目前主要以氯制剂为消毒剂，还有臭氧、二氧化氯、二氯异氰尿酸钠和三氯异氰尿酸、氯胺等。本标准增加了游泳池水使用氯制剂消毒时游离性余氯和化合性余氯的余量限值，及使用臭氧消毒时，水面上方游泳者呼吸带高度空气中臭氧浓度限值。

　　游离性余氯过高会对人体黏膜皮肤有刺激作用，影响游泳者健康，太低又不能达到满意的消毒效果。根据国外经验，设计运行良好的公共和半公共游泳池余氯不低于 1mg/L，可满足常规消毒要求和达到消毒效果。在条件不理想，游泳池需要的余氯可能超过 1mg/L，但仍要寻求不得超过 1.5～2.0mg/L，各国游离性余氯规定如表 1-3 所示。我们参考了 WHO 的《游泳池指导准则》中的规定，以及我国历年国家游泳场馆池水抽检游离性余氯监测数据，参照《游泳池水质标准》（CJ/T 244—2016）规定，修订游泳池水游离性余氯为 0.3～1.0mg/L。浸脚池游离性余氯，本次修订无变化，要求浸脚消毒池水的余氯含量应保持 5～10mg/L。

表 1-3 国内外建议的水质游离性余氯标准

序号	国家或地区	池型		最小 /(mg·ml⁻¹)	理想 /(mg·ml⁻¹)	最大 /(mg·ml⁻¹)
1	美国	各类公共游泳池		1.0	2.0～4.0	10.0
2	加拿大	各类公共游泳池	室内	0.8		2.0
			室外	0.8		3.0
3	英国	各类公共游泳池		1.0	1.5～2.0	3.0
4	澳大利亚新南威尔士州	各类公共游泳池	室内	1.0		3.0
			室外	1.5		2.0
5	国际泳联（FINA）	各类游泳池		0.3		0.6
6	世界卫生组织（WHO）	各类公共游泳池		≤ 0.5		
7	CJ/T 244—2016（中国）			0.3～1.0		

（5）化合性余氯

【标准条款】

表 4 人工游泳池水质指标卫生要求

指标	要求	备注
化合性余氯 /(mg/L)	≤ 0.4	使用氯气及游离氯制剂消毒时要求

【条款解读】

化合性余氯会引起结喉炎和鼻黏膜炎，这种有强烈刺激性的化合物也是引起"室内游泳池异味"的物质。所以世界各国在游泳池水质中对化合性余氯均做出了不同规定。参照《游泳池水质标准》（CJ/T 244—2016）规定，增加游泳池池水化合性余氯为不大于 0.4mg/L。

（6）臭氧

表4　人工游泳池水质指标卫生要求

指标	要求	备注
臭氧 /（mg/m³）	≤ 0.2	使用臭氧消毒时要求，水面上方20cm空气中浓度

【条款解读】

臭氧在正常温度下是一种气体，它在水中溶解度低，在20℃水中很不稳定，通常其半衰期约为25min。臭氧在阳光下易于分解，同时也易在水中挥发，并有一定的毒性，其暴露浓度仅为0.1ppm（0.2mg/m³）。美国国家游泳池水质标准 ANSI/APSP-11 2009（American National Standard for Water Quality in Public Pools and Spas）规定游泳池水用臭氧消毒时，臭氧在空气中的浓度不应超过职业安全与健康标准（OSHA）允许暴露限值0.1ppm（8h时间加权平均），臭氧浓度短期暴露极限为0.3ppm（任意15min内）；我国《游泳池水质标准》（CJ/T 244—2016）规定游泳池水用臭氧消毒时，水面上空气中臭氧浓度应不大于0.2mg/m³。本标准等效采用美国游泳池水质标准和我国《游泳池水质标准》（CJ/T 244—2016），规定泳池水采用臭氧消毒时，水面上方20cm空气中臭氧浓度应不大于0.2mg/m³，水面上方20cm为游泳者呼吸带高度。

（7）氧化还原电位

【标准条款】

表4　人工游泳池水质指标卫生要求

指标	要求	备注
氧化还原电位（ORP）/mV	≥ 650	采用氯和臭氧消毒时

【条款解读】

消毒剂投加量的控制指标是氧化还原电位（ORP），用ORP的主要优点是测量消毒剂量的活性，ORP能够体现消毒剂的作用、活性炭的性能等指标，而且可以在线监测，是比较好的游泳池日常维护参数。泳池水采用氯消毒时，余氯量、pH和ORP数值具有相互对应的关系。

在 pH 为 7.2 时,余氯量为 0.2mg/L 对应的 ORP 为 690mV,余氯量 1.0mg/L 对应的 ORP 为 810mV;在 pH 为 7.5 时,余氯量略大 0.27mg/L 对应的 ORP 为 650mV,余氯量 1.0mg/L 对应的 ORP 为 790mV;在 pH 为 7.8 时,余氯量略大于 0.4mg/L 对应的 ORP 为 650mV,余氯量 1.0mg/L 对应的 ORP 为 770mV。

各国游泳池经常保持 ORP 在 650mV 以上,可防止病菌和微生物生长。世界卫生组织在"游泳池水环境指导原则"中建议:在氯消毒池,当采用银 / 氯化银电极和氯化钾电解质探头,pH=6.5～7.3 时,ORP 为 750mV;pH=7.3～7.8 时,ORP 为 770mV 以上,可满足消毒效果;FINA 水质标准中 ORP ≥ 700mV;澳大利亚新南威尔士州公共游泳池中采用不同消毒剂时 ORP 值的要求在 700～750mV;德国标准 DIN19643-3 中规定:在流入活性炭吸附滤池前检查 ORP,该值 ≥ 800mV〔Ag/AgCl 电极(饱和 KCl 溶液)〕。活性炭失去活性可通过比较 ORP 来确定,如活性吸附滤池进、出水的 ORP 差至少为 250mV。1982 年德国标准协会采用 700mV(铂 /AgCl 电极)作为德国公共和商业泳池水 ORP 标准;1988 年美国国家温泉和泳池协会采用 650mV(铂 /AgCl 电极)作为公共温泉 ORP 最低建议值。我国住建部《游泳池水质标准》建议游泳池 ORP 不低于 650mV。本次修订将 ORP 值定为不低于 650mV。

（8）氰尿酸

【标准条款】

表 4　人工游泳池水质指标卫生要求

指标	要求	备注
氰尿酸 /(mg/L)	≤ 50	使用二氯异氰尿酸钠和三氯异氰尿酸消毒时要求

【条款解读】

使用二氯或三氯消毒剂会在水中残留氰尿酸,氰尿酸会锁定氯,从而影响消毒效果及氧化效果如图 1-1。由图 1-1 可见,池水氰尿酸含量为零时(使用次氯酸钠或次氯酸钙消毒),余氯达到 0.3mg/L 时的 ORP 值达到 700mV,而池水中氰尿酸浓度达到 20mg/L 时,余氯需要达到 1.5mg/L 时,ORP 才能达到 700mV,而检查发现,使用二氯或三氯的游泳池,氰尿酸往往超过 50mg/L,甚至超过 100mg/L,此时,即使余氯达到 2.0mg/L,消毒也无法达标。考虑到国内的实际情况,建议氰尿酸卫生限值为不高于 50mg/L。

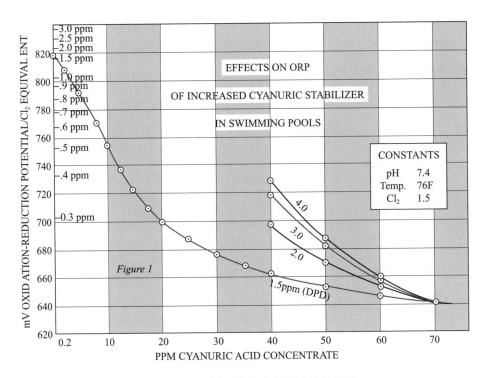

图 1-1　氰尿酸浓度与氧化还原电位关系图

（9）尿素

【标准条款】

表4　人工游泳池水质指标卫生要求		
指标	要求	备注
尿素 /（mg/L）	≤ 3.5	

【条款解读】

　　我国游泳池水中的尿素是用来评价池水水质卫生的一个重要指标,GB 9667—1996规定尿素 ≤ 3.5mg/L,其含量超标时对人体会产生危害,并为此制定了游泳池水尿素的分析检测国家标准。根据我国文献报道,池水开放使用初期,尿素与耗氧量呈正比关系,随着时间的延长,尿素的指示性较耗氧量更为明显,这是由于耗氧量虽是反映有机物污染的间接指标,但它表示的是容易氧化的有机物质,因此随着时间的变化,其含量改变不显著,故耗氧量作为污染指标不够敏感,而尿素可反映池水的新旧程度,专家反馈意见多数建议应采用 GB 9667—1996 标准中的尿素限值。更符合我国国情。故修订标准中尿素限值保留 3.5mg/L 不变。

（10）菌落总数

【标准条款】

表4 人工游泳池水质指标卫生要求

指标	要求	备注
菌落总数 /（CFU/mL）	≤ 200	

【条款解读】

菌落总数是指 1ml 水样在营养琼脂培养基中,于 36℃ ±1℃恒温箱内培养 24h 后,所生成的细菌菌落数（CFU/ml 计）。菌落总数是了解池水消毒是否彻底的一项有效方法,也是灭菌效率的主要指标。各国的游泳池菌落总数指标控制的限值不同,见表1-4。

表1-4 各国游泳池细菌总数指标规定

序号	国家或地区	微生物指标	备注
1	美国	加利福尼亚规定:菌落总数 <200 个 /ml	当池水浑浊度超过 1NTU,菌落总数超过 100CFU/ml 时,应要频加测定
2	德国	菌落总数:过滤后（下限值）20CFU/ml;池内水（上限值）100CFU/ml	1997 年 DIN19643–1 规定:大肠杆菌、铜绿假单胞菌、军团菌不得检出
3	英国	菌落总数:池内水 <100CFU/ml	
4	法国	菌落总数 <100CFU/ml	
5	日本	一般细菌在 200CFU/ml 以下	2001 年游泳池水质标准
6	韩国	一般细菌 200CFU/ml 以下	
7	中国台湾省	菌落总数（37℃、24h）不得超过 500CFU/ml	

序号	国家或地区	微生物指标	备注
8	国际泳联（FINA）	菌落总数 ≤ 100CFU/ml	
9	世界卫生组织（WHO）	菌落总数 ≤ 200CFU/ml	
10	中国	菌落总数 200CFU/ml	CJ/T 244—2016

菌落总数是广泛应用的指标之一,可判定水质受到细菌污染程度,菌落总数数值低,说明水质卫生状况好。菌落总数与致病菌,没有直接的相关性。与发达国家和 FINA 标准相比,我国原有的要求明显太低。一般认为只要循环周期合适,有足够的消毒剂余量,pH 维持在一定水平,水质处在平衡状态,同时经常反冲洗过滤器,而且游泳池管理完善,控制池水中的微生物并不困难。随着人们生活质量的提高,公众对产品要求增高,而微生物等指标和人体健康直接相关所以有必要采用比较高的标准。故在标准修订中我们参考世界卫生组织（WHO）和游泳池水质标准 CJ/T 244—2016 规定,菌落总数修订为200CFU/ml。

（11）大肠菌群

【标准条款】

表4 人工游泳池水质指标卫生要求

指标	要求	备注
大肠菌群 /（CFU/100mL 或 MPN/100mL）	不得检出	

【条款解读】

大肠菌群的定义为:指一群在 36℃ ±1℃培养 24h 能发酵乳糖、产酸、产气的需氧和兼性厌氧的革兰氏阴性无芽孢杆菌。大肠菌群既可来自人和温血动物,符合大肠菌群定义的某些特别的细菌种属具有传播肠道传染病的可能;也可来自植物和土壤,在环境包括水中自然存在。大肠菌群既可以作为粪便污染的指示菌,也可以作为水处理效果的指标菌,是评价水质的重要微生物指标之一,水中检出大肠菌群表明水体可能已受到污染。

绝大多数与水相关的健康问题是由微生物(细菌、病毒、原生动物或其他生物)污染造成,而最大的微生物风险与被人类或动物粪便污染的水有关。游泳池水与人体直接接触,水中可能存在的致病性微生物种类繁多,检测技术多样,难以对每一种可能的致病微生物进行检测,因此需对指示性微生物进行检测。各国对大肠菌群的规定如表1-5所示。

表 1-5 各国游泳池大肠菌群指标规定

序号	国家或地区	微生物指标	备注
1	美国	加利福尼亚规定:总大肠杆菌<2.2MPN/100ml	当池水浑浊度超过1NTU,菌落总数超过100CFU/ml时,应要频加测定。美国规定总大肠杆菌超过标准,还应检验粪大肠菌群
2	加拿大	总大肠菌数<1个/100ml;耐热大肠菌数<1个/100ml	
3	德国	1997年DIN19643-1规定:大肠杆菌、铜绿假单胞菌、军团菌不得检出	
4	法国	总大肠菌数<10个/100ml	粪大肠菌0;铜绿假单胞菌0;葡萄球病原菌0
5	澳大利亚	总大肠菌群不得检出	
6	日本	大肠菌群不得检出	2001年游泳池水质标准
7	韩国	总大肠菌群100ml不得检出(48h)	
8	中国台湾省	大肠杆菌(MPN)台湾省和高雄市:100ml水中以10ml培养者,应少于2.2MPN,以50ml培养者,应少于1.0	
9	国际泳联	大肠埃希杆菌和铜绿假单胞菌100ml不得检出	
10	世界卫生组织(WHO)	耐热大肠菌:≤1/100ml E.coli:≤1/100ml.铜绿假单胞菌:<1/100ml;军团菌:<1/100ml葡萄状球菌:≤100/100ml	

序号	国家或地区	微生物指标	备注
11	中国	大肠杆菌 ≤ 18 个 /L	GB 9667—1996
		总大肠菌群（36℃ ±1℃，24h），每 100ml 不得检出	CJ/T 244—2007

水中总大肠菌群国际上均以 100ml 水样中污染的总大肠菌群最大可能数（MPN）表示。从表 1-5 可以看出，大多数发达国家对大肠菌群的限值要求 100ml 不得检出，因此本次修订将大肠菌群定为不得检出。

对比《游泳场所卫生标准》（GB 9667—1996），本次修订更新了大肠菌群的检测方法，更新后的检测方法按照《生活饮用水标准检验方法》（GB/T 5750）中的总大肠菌群检测方法执行。

（12）其他毒理指标

【标准条款】

表 4　人工游泳池水质指标卫生要求

指标	要求	备注
其他毒理指标	按 GB 5749 执行	根据水质情况选择

【条款解读】

游泳池水属于生活用水，其毒理指标依据 GB 5749 规定执行。

（13）温度

【标准条款】

4.4.1.2 人工游泳池水温度宜在 23℃ ～ 30℃ 之间。

【条款解读】

不同性质的游泳池，水温有可能不同，结合我国实际情况，参照《游泳池水质标准》CJ/T 244—2016 规定，将修订标准的水温限制规定为 23 ～ 30℃。

（14）三卤甲烷

【标准条款】

4.4.1.2 三卤甲烷(THMs)浓度不宜高于200μg/L。

【条款解读】

THMs（又称卤仿），是潜在的致癌物质，由于池水和水面上空气都会有THMs，游泳者通过皮肤接触、吞咽或吸入而吸收。过量的THMs对健康有危害。

世界上在游泳水质标准中除国际泳联和德国有明确规定为（20μg/L限值）；日本（2001年）游泳池水质卫生标准中将THMs值希望暂定目标约为200μg/L；英国规定与饮用水水质相同，限值为100μg/L（表1-6）。对不同类型的游泳场馆池水进行抽样检测，表1-7为三氯甲烷的检测结果。

表1-6 各国游泳池水三卤甲烷限值 / (μg·L⁻¹)

序号	国家	限值
1	美国	80
2	英国	100
3	德国	20
4	日本	200
5	国际泳联（FINA）	20
6	世界卫生组织（WHO）	200
7	中国 CJ/T 244	200

表1-7 游泳场馆三氯甲烷检测值 / (μg·L⁻¹)

序号	1	2	3	4	5	6	7	8	9	10	11	12
三氯甲烷	0.6	0.6	5.6	0.6	323	143	245	168	32	93	0.6	167

从抽样检测结果可以看出，三氯甲烷的范围为0.6～323μg/L，平均数为98.25μg/L。我国《生活饮用水标准》（GB 5749—2006）中对三氯甲烷的规定

限值为60μg/L,但有关专家认为将饮用水标准转到游泳池水质标准是不适宜的。到目前为止,还缺乏游泳者在游泳时咽下的THMs量,同时还受游泳强度和时间长短的影响,所以这一限值很难确定。由于在池边检测困难、费用高,美国、英国等国家没有将THMs的监测列入日常监测项目。考虑到目前国际有将THMs限值放宽的趋势,我们也认为国际泳联和德国对THMs的要求有些偏高,但控制THMs对滥用氯制剂消毒是有一定作用的,而且这些物质确实有一定的致癌性,对于运动员和经常的游泳的人可能会产生影响,应加以控制。本标准参照WHO、日本和我国CJ/T 244的规定,将游泳池三卤甲烷限值定为不大于200μg/L。

2. 天然游泳池

【标准条款】

4.4.2 天然游泳池水质指标应符合表5的要求。

表5 天然游泳池水质指标卫生要求

指标	要求
pH	6.0～9.0
透明度/cm	≥ 30
漂浮物质	无油膜及无漂浮物
有毒物质	按 GB 3838 2002 Ⅰ类、Ⅱ类和Ⅲ类水 或按 GB 3097 1997 第一类和第二类执行

【条款解读】

天然游泳池水质因其本身的天然属性,标准仅对pH、透明度、漂浮物质和有毒物质4项指标进行了规定。本次修订,天然游泳池水质卫生要求与GB 9667—1996的天然游泳池水质卫生标准值保持一致。因《工业企业设计卫生标准》(TJ 36)已废除,目前还没有专门用于天然游泳池水质的国家标准,因此采用地表水为水源的天然泳池有害物质要符合《地表水环境质量标准》(GB 3838—2002)中Ⅰ类、Ⅱ类和Ⅲ类水卫生要求;采用海水为水源的天然泳池有害物质要符合《海水水质标准》(GB 3097—1997)中第一类和第二类卫生要求。

3.沐浴用水

【标准条款】

4.4.3.1 沐浴用水中不得检出嗜肺军团菌,池水浊度不应大于5NTU,池水原水及补充用水应符合GB 5749的要求。

4.4.3.2 沐浴池水温宜在38℃～40℃之间。

【条款解读】

沐浴用水需要有一定的水温,本标准规定沐浴用水水温应在38～40℃之间,与《公共浴室卫生标准》(GB 9665—1996)一致;沐浴时有人体表皮脱落,但鉴于近年来沐浴场所的循环净化消毒装置处理的广泛使用,且《沐浴场所卫生规范》第十八条规定"沐浴场所应根据循环净化消毒装置、客流量等状况定期对浴池进行清洗、消毒、换水,浴池水每日必须经循环净化消毒装置处理,营业期间池水应定期补充新水,水质符合卫生要求",本标准将GB 9665—1996浴池水浊度由30NTU提高到不大于5NTU;沐浴用水水温较高,容易引起嗜肺军团菌的滋生,本标准增加了沐浴用水中嗜肺军团菌应不得检出的要求。

五、集中空调通风系统

【标准条款】

4.5 公共场所集中空调通风系统应符合WS 394的要求。

【条款解读】

本标准规定公共场所集中空调通风系统应符合《公共场所集中空调通风系统卫生规范》(WS 394)的要求。

《公共场所集中空调通风系统卫生规范》为原卫生部2012年9月19日发布的卫生行业标准。该规范规定了公共场所集中空调通风系统的设计、质量、检验和管理等卫生要求。

六、公共用品用具

【标准条款】

4.6 公共用品用具应符合表6的要求,棉织品的 pH 值应在 6.5～8.5 之间。

表6 公共场所公共用品用具卫生要求

公共用品用具	外观	细菌总数	大肠菌群 [a]	金黄色葡萄球菌 [a]	真菌总数
杯具	表面光洁、无污渍、无水渍、无异味、无破损	≤ 5CFU/cm²	不得检出		
棉织品	清洁整齐、无污渍、无破损、无毛发、无异味	≤ 200CFU/25cm²	不得检出	不得检出	
洁具	表面光洁、无污渍、无异味	≤ 300CFU/25cm²	不得检出		
鞋类	表面清洁、无破损、无污渍、无异味	≤ 300CFU/25cm²			≤ 50CFU/50cm²
美容美发工具	表面清洁、无异味	≤ 200CFU/25cm²	不得检出	不得检出	
修脚工具	表面清洁、无异味	≤ 200CFU/25cm²	不得检出	不得检出	≤ 50CFU/50cm²
其他用品用具	表面清洁、无污渍、无破损、无异味	≤ 300CFU/25cm²	不得检出		

[a] 大肠菌群、金黄色葡萄球菌在与检验方法相对应的采样面积内该指标不得检出。

【条款解读】

公共用品用具是指公共场所经营者提供给顾客重复使用的床单、枕套、被套、毛巾、浴巾、浴衣、杯具、洁具、拖鞋、美容美发工具、修脚工具以及其他重复使用且与皮肤、黏膜等接触的物品。

公共用品用具直接与顾客的皮肤黏膜接触,因此要特别注意传染病的发生,因此对微生物指标要做出特别规定,同时公共用品用具区别于一次性用品用具,需要重复使用,因此需要进行使用后的清洗消毒,因此也需要对 pH 做出要求,以免造成对皮肤黏膜的刺激性。

为避免公共用品用具导致传染病的发生,规定容易导致粪口途径或接触传播的大肠菌群、金黄色葡萄球菌在采样面积内不得检出。真菌容易导致脚癣等疾病的发生,因此规定鞋类和修脚工具真菌总数在采样面积内小于50CFU/50cm^2。本次标准修订,主要参考了 WS 205—2001 及现行公共场所卫生标准对用品用具的规定,提出了杯具、棉织品、洁具、鞋类、美容美发美甲用品、修脚工具及其他等 7 类用品用具的外观、菌落总数、大肠菌群、金黄色葡萄球菌、真菌总数等 5 个方面的卫生要求。增加了鞋类、美容美发美甲工具、修脚工具菌落总数的卫生要求,外观要求及其他微生物限值要求基本与 WS 205—2001 及现行标准一致。

第五节 检验方法

【标准条款】

> 5.1 室内空气质量、集中空调通风系统、物理因素和公共用品用具指标检验按 GB/T 18204 执行,硫磺泉温泉场所室内空气中硫化氢浓度的检验按 GB/T 11742 执行,氡的检验按 GBZ/T 155 执行,棉织品 pH 值的检测按 GB/T 7573 执行。
>
> 5.2 游泳池水温度、尿素、透明度和沐浴用水中嗜肺军团菌的检验按 GB/T 18204 执行,游泳池水氰尿酸的检测按 CJ/T 244 执行,游泳池水中氧化还原电位测定按 SL 94 执行,游泳池水、沐浴用水水质其他指标和生活饮用水指标检验按 GB/T 5750 执行。

【条款解读】

本标准涉及公共场所空气、水、公共用品用具等各方面多种卫生指标,所以需要引用多个检验方法。为方便实验人员应用,现按本标准中检测指标设置顺序对检验方法给出详细说明。

1.物理因素 物理因素指标的检测需引用《公共场所卫生检验方法第 1 部分:物理因素》(GB/T 18204.1)中的方法。本标准在 2013 年进行了修订,其中详细介绍了多种物理指标的检测方法。

2. 室内空气质量

（1）室内空气质量中大部分污染物指标的检测均采用《公共场所卫生检验方法 第2部分：化学污染物》（GB/T 18204.2）中规定的方法进行检测。

（2）新风量引用《公共场所卫生检验方法 第1部分：物理因素》（GB/T 18204.1）中的方法进行测定。

（3）氡引用《空气中氡浓度的闪烁瓶测定方法》（GBZ/T 155）。

（4）硫化氢的检测需引用《居住区大气中硫化氢卫生检验标准方法 亚甲蓝分光光度法》（GB/T 11742）。

3. 生活饮用水中一系列指标的检测均引用《生活饮用水标准检验方法》（GB/T 5750）。

4. 游泳池水

（1）人工游泳池水

1）因人工游泳池水的原水及补充水都应符合《生活饮用水卫生标准》（GB 5749）的要求，所以涉及生活饮用水的指标的检验按照与 GB 5749 配套的《生活饮用水标准检验方法》（GB/T 5750）执行。

2）氧化还原电位的检测按照《氧化还原电位的测定（电位测定法）》（SL 94）执行。

3）氰尿酸的检测按照《游泳池水质标准》（CJ/T 244）执行。

4）尿素的检测按照《公共场所卫生检验方法 第2部分：化学污染物》（GB/T 18204.2）执行。

5）人工游泳池温度的检测按照《公共场所卫生检验方法 第1部分：物理因素》（GB/T 18204.1）执行。

（2）天然游泳池：天然游泳池水的原水来自自然界，所以如果原水是地表水有毒物质的检测按照《地表水环境质量标准》（GB 3838—2002）Ⅰ类、Ⅱ类和Ⅲ类水执行；如果原水是海水有毒物质的检测按照《海水水质标准》（GB 3097—1997）第一类和第二类执行。

其他三个指标 pH 按照 GB/T 5750 执行即可，透明度按照《公共场所卫生检验方法 第1部分：物理因素》（GB/T 18204.1）执行。漂浮物质用肉眼观察。

（3）沐浴用水：沐浴用水的池水原水与补充用水均应符合 GB 5749，所以除嗜肺军团菌按照《公共场所卫生检验方法 第5部分：集中空调通风系统》（GB/T 18204.5），温度按照《公共场所卫生检验方法 第1部分：物理因素》（GB/T 18204.1）执行外，其他指标均按 GB/T 5750 执行。

5. 集中空调通风系统指标均按《公共场所卫生检验方法第 5 部分：集中空调通风系统》（GB/T 18204.5）执行。

6. 公共用品用具　棉织品 pH 按照《纺织品　水萃取液 pH 值的测定》（GB/T 7573）执行；其他指标按照《公共场所卫生检验方法第 4 部分：公共用品用具微生物》（GB/T 18204）执行。

第六节　标准实施的措施与建议

公共场所是人群经常聚集、供公众使用或服务于公众的活动场所，是人们生活中不可缺少的组成部分。公共场所人员相对集中，相互接触频繁，流动性大。设备物品供公众重复使用，易污染，健康和非健康个体混杂，易造成疾病传播。公共场所卫生指标及限值的设置可保护公共场所人体健康，提高公共场所卫生质量和管理水平。

本标准为强制性标准，建议在电视、广播、网络、微信和楼宇电视等媒体加强宣传，让公众知晓国家为保护公众健康出台了与公共场所卫生相关的一系列标准。通过公众的参与和监督，促进该系列标准的实施从而达到保护人们身体健康的目的。

加强对管理部门和公共场所经营部门的宣贯促进公共场所管理部门的重视并加强对公共场所卫生状况的监管。有效监督之下公共场所相关企业应主动获得标准相关资料，积极安排相关人员参加相关培训，结合本企业实际情况学习研究标准并认真贯彻实施。

标准归口单位应进行标准指导，组织标准宣传贯彻培训，由标准起草人主讲，标准起草单位设立专门可以答疑解惑或者咨询的联系方式，为标准实施单位在后续实施过程中可能遇到的问题答疑解惑。

标准实施的同时建议开展本标准的实施情况评估工作。

第二章
《公共场所设计卫生规范 第1部分：总则》
（GB 37489.1—2019）

第一节 范围

【标准条款】

GB 37489 的本部分规定了新建、改建、扩建公共场所的基本要求及选址、总体布局与功能分区、单体、暖通空调、给水排水、采光照明、病媒生物防治的通用设计卫生要求。

本部分适用于宾馆、旅店、招待所、公共浴室、理发店、美容店、影剧院、录像厅（室）、游艺厅（室）、舞厅、音乐厅、体育场（馆）、游泳场（馆）、展览馆、博物馆、美术馆、图书馆、商场（店）、书店、候诊室、候车（机、船）室等公共场所，其他公共场所可参照使用。

【条款解读】

在我国以往的公共场所卫生标准中，对设计方面的卫生要求较少。仅《旅店业卫生标准》（GB 9663—1996）、《公共浴室卫生标准》（GB 9665—1996）、《理发店、美容店卫生标准》（GB 9666—1996）和《游泳场所卫生标准》（GB 9667—1996）中有独立的设计卫生要求章节，并存在部分条款笼统、缺乏具体量化指标、操作性差等问题。其他部委制定的标准中，对于公共场所设计卫生内容也有所涉及，例如《旅馆建筑设计规范》《游泳池给水排水工程技术规程》等。这些设计卫生要求较为分散，需要在实际工作中不断地挖掘和积累，往往容易被忽视。综上所述，我国急需一部能够全面而贴切地指导公共场所设计的总领性的标准。《公共场所设计卫生规范》就是在这样的背景下制定的。

《公共场所设计卫生规范》为公共场所的设计提供了一套完整的卫生设计

理念,指导从可行性论证阶段开始,即可从公共卫生的角度对公共场所进行卫生设计,并将该理念始终如一地贯穿公共场所的论证、设计、施工验收等各个阶段,从源头上控制公共场所健康危害隐患,保障人民群众健康。

《公共场所设计卫生规范》对公共场所的经营管理亦有法制观念和健康意识的宣传教育作用。经营者在熟悉本标准后,可自主地参与到公共场所的前期设计中去,理解卫生设计的意义和目的,与设计者相互协作、密切配合,为卫生设计提供便利,更好地对公共场所进行卫生设计,避免健康隐患的出现。

公共场所的卫生设计,与公共场所健康风险管控密切相关。公共场所在设计过程中涉及的卫生要求很多,主要包括选址、总体布局与功能分区、暖通空调、给水排水、采光照明、卫生与消毒设施等。

选址即在规划范畴内选择建设基地,必须考虑卫生学要求和对生态系统的影响。公共场所选址既要避免场所的卫生状况受到周围环境的影响,又要防止场所对周围人群健康产生不良影响。

总体布局与功能分区,应处理好主体建筑与附属建筑的关系,合理划分建筑的功能分区,避免附属建筑产生的噪声和废气等对主体建筑的干扰;应以主要经营项目为核心,根据不同的服务内容、对象和各种辅助服务设施而定,应在便于经营、方便使用的基础上,合理划分功能区,避免各功能区之间相互干扰,使其符合卫生要求。

暖通空调设计运行不当可诱发"病态建筑物综合征",并可导致"军团菌病"等呼吸道传染病的传播。通风换气,创造适宜的微小气候是公共场所的首要问题,公共场所建筑应充分利用自然资源,最大限度地使用自然通风。空调系统的设计应根据公共场所的功能采取适当的形式,并应重点关注新风的质量。

给水排水关系到公共场所生活饮用水的卫生安全。据统计,造成生活饮用水污染的原因主要为:管网渗漏破裂、污水管与上水管相连、管网低压时出现虹吸现象、水箱材料污染等。

采光照明是公共场所设计易忽视的环节。公共场所建筑应充分利用自然采光,采光系数应达到有关公共场所卫生标准的规定。对于自然采光无法满足要求的建筑,应采用人工照明,以弥补自然采光的不足。

卫生与消毒设施是公共场所设计的重点之一。公共场所中空气和公共用品用具容易受到污染,易造成传染病的传播。因此,搞好公共场所卫生与消毒是改善公共场所卫生状况,保障人群健康的重要措施。如宾馆、饭店应设有餐饮具清洗消毒间及专用清洗消毒设施、公用卫生间;游泳场(馆)的入口处应设淋浴装置、强制通过式浸脚消毒池,游泳池应有净化消毒设备;理发店、美容店应配备毛巾、刀具、胡刷等消毒设施。

GB 37489 分为 5 个部分。GB 37489.1 是总则,针对基本要求及选址、总体布局与功能分区、单体、暖通空调、给水排水、采光照明、病媒生物防治等公共场所健康风险的关键控制点,提出了公共场所均适用的设计卫生要求。GB 37489 的其他 4 个部分(GB 37489.2～5)均应在满足本部分的前提下使用。

本标准在使用过程中应注意:一是标准适用于新建、改建、扩建的公共场所,已建的公共场所不强制要求执行本部分,建议其经营者通过改建达到本标准的要求;二是本标准适用范围按照《公共场所卫生管理条例》中的分类方式进行描述。依据现阶段社会经济发展现状和国务院相关文件规定,公园、车马店、饭馆、咖啡馆、酒吧、茶座未纳入适用范围;考虑到公共交通工具的设计有别于建筑类公共场所的设计,亦未列入适用范围。故本标准适用范围包括宾馆、旅店、招待所、公共浴室、理发店、美容店、影剧院、录像厅(室)、游艺厅(室)、舞厅、音乐厅、体育场(馆)、游泳场(馆)、展览馆、博物馆、美术馆、图书馆、商场(店)、书店、候诊室、候车(机、船)室,共 22 种公共场所。其他公共场所可参照使用。

第二节　规范性引用文件

【标准条款】

下列文件对于本文件的应用是必不可少的。凡是注日期的引用文件,仅注日期的版本适用于本文件。凡是不注日期的引用文件,其最新版本(包括所有的修改单)适用于本文件。

GB 5749　生活饮用水卫生标准

GB 17051　二次供水设施卫生规范

GB/T 17217　城市公共厕所卫生标准

GB 37488　公共场所卫生指标及限值要求

GB 50016　建筑设计防火规范

GB 50033 　建筑采光设计标准

GB 50034 　建筑照明设计标准

GB 50118 　民用建筑隔声设计规范

GB 50325 　民用建筑工程室内环境污染控制规范

GB 50352 　民用建筑设计通则

GB 50763 　无障碍设计规范

CJ 94 　饮用净水水质标准

CJJ 14 　城市公共厕所设计标准

WS 394 　公共场所集中空调通风系统卫生规范

生活饮用水水质处理器卫生安全与功能评价规范 　原卫生部（卫法监发〔2001〕161号）

【条款解读】

上述文件经过本标准的引用后，其引用部分成为本标准的一部分。引用条款包括：

1. **基本要求** 　公共场所的设计应符合 GB 50352 的要求；公共场所的卫生指标及限值应满足 GB 37488 的要求；应急通道、安全出口应符合 GB 50016 中"民用建筑-安全疏散和避难"的要求；无障碍设施应符合 GB 50763 中"公共建筑"的要求；建筑装修材料应符合 GB 50325 等建筑装修材料有害物质限值标准的要求；隔声、吸声、隔振、减振设计应符合 GB 50118 的要求。

2. **公共卫生间** 　公共卫生间的规模及便器的数量应符合 GB/T 17217 和 CJJ 14 的要求。

3. **暖通空调** 　公共场所的暖通空调应符合 WS 394 的要求。

4. **给水排水** 　生活饮用水水质应符合 GB 5749 的要求，分质供水水质应按其水处理工艺分别符合 CJ 94 和《生活饮用水水质处理器卫生安全与功能评价规范》的要求；二次供水设施应符合 GB 17051 的要求。

5. **采光照明** 　采光质量应符合 GB 50033 的要求，照明数量和质量应符合 GB 50034 的要求。

<h1 style="text-align:center">第三节　基本要求</h1>

【标准条款】

　　3.1 公共场所的设计应符合 GB 50352 的要求,并根据场所类别和卫生特征进行设计。

【条款解读】

　　就建筑类别而言,公共场所属于民用建筑。《民用建筑设计通则》(GB 50352)(现已更名为《民用建筑设计统一标准》)是各类民用建筑设计必须共同遵守的通用规则,适用于新建、改建和扩建的民用建筑设计。故公共场所的设计首先应符合 GB 50352 的要求,再根据公共场所类别和卫生特征进行相应的设计。

【标准条款】

　　3.2 公共场所物理因素、室内空气质量、生活饮用水、游泳池水、沐浴用水、集中空调通风系统、公共用品用具的卫生指标限值应满足 GB 37488 的要求。

【条款解读】

　　本标准对公共场所设计提出卫生要求,其最终目的是控制公共场所的卫生指标限值,卫生指标限值在《公共场所卫生指标及限值要求》(GB 37488)中予以规定。

【标准条款】

　　3.3 应急通道、安全出口应符合 GB 50016 的要求。

【条款解读】

　　公共场所人群密度高、流动性大,应考虑火灾等突发事件时人员的疏散撤离。公共场所的应急通道和安全出口应符合《建筑设计防火规范》(GB 50016)中"民用建筑 - 安全疏散和避难"的要求。

其总体要求如下：应根据建筑高度、规模、使用功能和耐火等级等因素合理设置安全疏散和避难设施。安全出口和疏散门的位置、数量、宽度及疏散楼梯间的形式，应满足人员安全疏散的要求。建筑内的安全出口和疏散门应分散布置，且建筑内每个防火分区或一个防火分区的每个楼层、每个住宅单元每层相邻两个安全出口以及每个房间相邻两个疏散门最近边缘之间的水平距离不应小于 5m。建筑的楼梯间宜通至屋面，通向屋面的门或窗应向外开启。自动扶梯和电梯不应计作安全疏散设施。除人员密集场所外，建筑面积不大于 $500m^2$、使用人数不超过 30 人且埋深不大于 10m 的地下或半地下建筑（室），当需要设置 2 个安全出口时，其中一个安全出口可利用直通室外的金属竖向梯。除歌舞娱乐放映游艺场所外，防火分区建筑面积不大于 $200m^2$ 的地下或半地下设备间、防火分区建筑面积不大于 $50m^2$ 且经常停留人数不超过 15 人的其他地下或半地下建筑（室），可设置 1 个安全出口或 1 部疏散楼梯。建筑面积不大于 $200m^2$ 的地下或半地下设备间、建筑面积不大于 $50m^2$ 且经常停留人数不超过 15 人的其他地下或半地下房间，可设置 1 个疏散门。

在上述总体要求的基础上，应根据公共场所的类型，按照《建筑设计防火规范》（GB 50016）中"5.5 安全疏散和避难"的要求进行设计。

【标准条款】

3.4 无障碍设施应符合 GB 50763 的要求。

【条款解读】

公共场所的设计应确保有需求的人能够安全地、方便地使用公共场所的各种设施，应考虑残疾人群、行动不便人群使用的便利，设置无障碍设施。国家对无障碍设施有明确的标准要求。其设计应符合《无障碍设计规范》（GB 50763）中"公共建筑"的要求。

总体要求如下：建筑基地的车行道与人行通道地面有高差时，在人行通道的路口及人行横道的两端应设缘石坡道；建筑基地的广场和人行通道的地面应平整、防滑、不积水；建筑基地的主要人行通道当有高差或台阶时应设置轮椅坡道或无障碍电梯；建筑基地内总停车数在 100 辆以下时应设置不少于 1 个无障碍机动车停车位，100 辆以上时应设置不少于总停车数 1% 的无障碍机动车停车位；主要出入口宜设置坡度小于 1：30 的平坡出入口；建筑内设有电梯时，至少应设置 1 部无障碍电梯；当设有各种服务窗口、售票窗口、公共电话台、饮水器等应设置低位服务设施;主要出入口、建筑出入口、通道、停车位、厕所电梯等无障碍设施的位置,应设置无障碍标志;建筑物出入口和楼梯前室宜设楼面示意图,在重要信息提示处宜设电子显示屏;无障碍设施应成系统设计,宜相互靠近。

在上述总体要求的基础上,应根据公共场所的类型,按照《无障碍设计规范》(GB 50763)中"8 公共建筑"的要求进行设计。

【标准条款】

> 3.5 建筑装修材料应符合 GB 50325 等建筑装修材料有害物质限值标准的要求。不得使用国家禁止使用、限制使用的材料。

【条款解读】

近年来,国内外对室内环境污染进行了大量研究,已经检测到的有毒有害物质达数百种,常见的也有 10 种以上,其中绝大部分为有机物,另还有氨气、氡气等。非放射性污染主要来源于各种人造板材、涂料、胶粘剂、处理剂等化学建材类建筑材料产品,这些材料会在常温下释放出许多种有毒有害物质,从而造成空气污染;放射性污染(氡)主要来自无机建筑材料。

为了预防和控制建筑材料和装修材料产生的室内环境污染,公共场所建筑工程的建筑装修材料有害物质限值标准的要求应执行《民用建筑工程室内环境污染控制规范》(GB 50325)中"3 材料"的要求。主要的建筑装修材料分为 6 类:

1. 无机非金属建筑主体材料和装修材料　包括沙、石、砖、砌块、水泥、混凝土、混凝土预制构件等无机非金属建筑主体材料;加气混凝土和空心率(孔洞率)大于 25% 的空心砖、空心砌块等建筑主体材料;石材、建筑卫生陶瓷、石膏板、吊顶材料、无机瓷质砖粘结材料等无机非金属装修材料。

2. 人造木板及饰面人造木板　包括胶合板、细木工板、刨花板、纤维板等。

3. 涂料　包括水性涂料、溶剂型涂料、水性腻子、木器用溶剂型腻子、聚氨酯漆测定固化剂等。

4. 胶粘剂　包括水性胶粘剂、溶剂型胶粘剂、聚氨酯胶粘剂等。

5. 水性处理剂　包括水性阻燃剂(包括防火涂料)、防水剂、防腐剂等。

6. 其他材料　包括阻燃剂、混凝土外加剂、粘合木结构材料、壁布、帷幕、壁纸、聚氯乙烯卷材地板、地毯、地毯衬垫等。

【标准条款】

3.6 隔声、吸声、隔振、减振设计应符合 GB 50118 的要求。

【条款解读】

为了减少公共场所受噪声影响，保证公共场室内良好的声环境，需要从噪声源和传播途径入手进行防护措施。其相应的设计应符合《民用建筑隔声设计规范》（GB 50118）的要求。

在设计时，应考虑功能区的划分、交通道路网的分布、绿化与隔离带的设置、有利地形和建筑物屏蔽的利用；在噪声源与噪声敏感建筑物之间采取设置声屏障等隔声措施；对产生噪声的建筑服务设备等噪声源的设置位置、防噪设计；对建筑物的防噪间距、朝向选择及平面布置等作综合考虑；设置于主要噪声源夏季主导风向的上风侧；选用低噪声的设备控制噪声源；选用隔声、吸声的材料；根据公共场所的类型按照《民用建筑隔声设计规范》（GB 50118）中的其他要求进行隔声、吸声、隔振、减振的设计。

影剧院、录像厅（室）、舞厅等场所会产生较高的噪声，为了避免其对周边环境的影响，也应进行隔声设计。这些场所的天花板、墙壁应采取必要的隔声、吸声材料，例如多孔吸声材料、共振吸声材料、穿孔板组合吸声材料等，丝绒帘幕、地毯以及各种洞口空腔也有一定的吸声性能。同时也要注意门窗的隔声措施。

第四节 选址

【标准条款】

4.1 符合城市总体规划。

4.2 不得设在自然疫源地。

4.3 远离粉尘、有毒有害气体、放射性物质等污染源，与暴露垃圾堆、旱厕、粪坑等病媒生物滋生地的间距不应小于 25m。

4.4 具备给排水条件和电力供应的条件。

【条款解读】

公共场所在卫生方面的选址不是孤立，它必须与城市规划、环保消防等要求一起通盘考虑。公共场所的选址要服从城市规划的要求，不得设置在自然疫源地，同时还要能够确保给排水条件和电力供应条件，还应确保符合环保、消防等部门的要求。

选址时远离污染源，是依据《住宿业卫生规范》(卫监督发〔2007〕第221号)、《沐浴场所卫生规范》(卫监督发〔2007〕第221号)、《美容美发场所卫生规范》(卫监督发〔2007〕第221号)、《游泳场所卫生规范》(卫监督发〔2007〕第205号)等的卫生要求确定的，是为了避免粉尘、有毒有害气体、放射性物质、病媒生物等对公共场所的影响。对于病媒生物孳生地，有一个明确的卫生防护距离，即公共场所应远离暴露垃圾堆、旱厕、粪坑等病媒生物孳生地至少25m。

第五节　总体布局与功能分区

【标准条款】

5.1 总体布局明确，功能分区合理。

【条款解读】

本条款是对总体布局与功能分区的原则性要求。具体到实际操作过程中，需要满足以下两点要求：

1. 必要的功能房间。

2. 减少交叉污染。这些要求在 GB 37489.1 中 5.2～5.5 和 GB 37489.2～5 中均有细化的条款。

【标准条款】

5.2 人员、物资通道宜分开设置。

【条款解读】

本条款为推荐性条款。

本条款设置的目的是减少交叉污染。减少交叉污染的方法有很多，具体到总体布局上，主要体现在人员、物资通道分开设置，可以从空间和时间两个方面理解。推荐从空间上分开设置人员、物资通道，若由于条件限制无法执行的，可以时间为重要考虑因素。

就空间而言，即人员、物资通道物理上的分开。例如，常常可以在商场中看到两种电梯，一种是供顾客使用的电梯，另一种是供物资转运使用的电梯，这就是一种人员、物资通道分开设置的方法。

就时间而言，即人员、物资通道使用时段上的分开。仍然以商场为例，其垃圾收集路线会与人员通道有部分的交叉，商场运营者常会采用非运营时段或避开运营高峰时段进行垃圾收集。这种情况下，垃圾收集就能最大可能地错开人员高峰，减少对人员的影响。

【标准条款】

5.3 不同类别场所应分区设置，并与锅炉房、空调机房、水泵房、厨房操作间等辅助用房保持适当的距离。

【条款解读】

本条款有两层含义：

1. 不同类型的公共场所应分区域设置，避免相互之间的干扰。如图书馆和影剧院、商场和客房等。

2. 公共场所的主体部分应与辅助部分保持适当的距离，其目的是避免辅助部分对主体部分的干扰，干扰可以是废气、噪声、光污染等。如锅炉房应远离客房，避免废气和噪声对客房的影响。主体部分和辅助部分之间的距离应确保主体部分能满足《公共场所卫生指标及限值要求》（GB 37488）。

【标准条款】

5.4 应在公共区域设公共卫生间。

【条款解读】

设置公共卫生间的要求，是基于公共场所的大客流在城市独立式的公共卫生间如厕不切实际,从顾客和工作人员工作生活卫生便利角度考虑,要求在公共场所设置公共卫生间。

【标准条款】

　　5.5 卫生间、盥洗室、浴室、游泳池等不应设在餐厅、厨房、食品贮藏等有严格卫生要求用房的直接上层。

【条款解读】

　　餐厅、厨房、食品储藏等房间有严格的卫生标准和使用要求。而卫生间、盥洗室、浴室易产生楼地面渗漏污染,也需日常检修维护。因此,本条款规定卫生间、盥洗室、浴室不应设在餐厅、厨房、食品贮藏等用房的直接上层。除此之外,还应在施工时做好楼板的防水措施。

第六节　单体

一、清洗消毒间(区)

　　《住宿业卫生规范》"第七条　清洗消毒专间"、《沐浴场所卫生规范》("第八条　消毒设施"、《美容美发场所卫生规范》"第六条　设施要求"、《游泳场所卫生规范》"附录　推荐的游泳场所、游泳池水清洗消毒方法",均对公共场所的清洗消毒间(区)提出了要求。本标准在结合上述要求和各地调研的基础上,制定了公共场所清洗消毒间(区)的设计卫生要求。

【标准条款】

　　6.1.1 自行对公共用品用具清洗消毒的场所应设清洗消毒间(区)。

【条款解读】

　　用具是指公共场所经营者提供顾客重复使用的床单、枕套、被套、毛巾、浴巾、浴衣、杯具、洁具、拖鞋、美容美发工具、修脚工具以及其他重复使用且与皮肤、黏膜接触的物品。上述物品,如公共场所经营者自行清洗的,须设清洗消毒间（区）。

清洗消毒间并不是"有"或者"无"的概念，而是要与公共场所的经营规模相适应。清洗消毒间的规模要适应公共用品用具的周转速度的需要。

【标准条款】

> 6.1.2 床单、枕套、被套、毛巾、浴巾、浴衣等棉织品可外送清洗消毒。采用外送清洗消毒的，应设外送物品的分类暂存区。暂存区不得设在清洁物品储藏间。

【条款解读】

本条款中，允许外送清洗消毒的公共用品用具是床单、枕套、被套、毛巾、浴巾、浴衣等棉织品。

棉织品外送清洗消毒的公共场所应设置专门的外送物品的分类暂存区，且不得设在清洁物品的储藏间内，避免交叉污染。

【标准条款】

> 6.1.3 地面与墙面应使用防水、防霉、可洗刷的材料，墙裙高度不得低于1.5m，地面应有一定坡度且有排水系统。

【条款解读】

本条款的核心内容是清洗消毒间环境应便于保洁。地面、墙面应使用防水、防霉、可洗刷的材料。墙壁应铺贴瓷砖或光洁防水材料作为墙裙，不低于1.5m。适宜的地面坡度也利于排水，避免积水，坡度不小于2%。

二、储藏间（区）

《住宿场所卫生规范》"第八条　储藏间"以及"第二十条　公共用品用具储藏"、《卫生部关于推行公共场所卫生监督量化分级管理制度的通知》《旅馆建筑设计规范》（JGJ 62—2014）"4.2 客房部分"，均对公共场所的储藏间（区）提出了要求。本标准在结合上述要求和各地调研的基础上，制定了公共场所储藏间（区）的设计卫生要求。

【标准条款】

6.2.1 应根据需求分类别设置储藏间(区)。

【条款解读】

本条款规定了储藏间的设置要求。

公共场所应根据场所种类、规模合理设置储藏间(区)。一般可根据需求设置:清洁用品储藏;清洁棉织品储藏;待洗品储藏;污染物品、清扫工具储藏;工作车停放等。

储藏间(区)应有良好的通风条件,设置病媒生物防治设施。

【标准条款】

6.2.2 储藏间(区)应分设清洁物品、污染物品专间(区)。

【条款解读】

本条款规定了清洁物品和污染物品储藏间的设置要求,为有效防止交叉污染,储藏间(区)分为清洁物品储藏间(区)和污染物品储藏间(区)。清洁物品储藏间(区)用于存放清洁的公共用品用具、一次性用品用具等。污染物品储藏间(区)用于存放污染物品、清扫工具等。

【标准条款】

6.2.3 应设置工作车停放及操作空间。

【条款解读】

工作车是公共场所在卫生清扫时用于清洁物品放置和临时保洁,存放一次性用品、布草类物品、耗损品,回收污染物品和废弃物的车辆。

本条款规定了储物间应设置工作车停放及操作空间。为方便工作人员操作,储藏间内应预留工作车停放及操作空间。储藏间可按 12~18 间客房 1 辆工作车预留停放及操作空间。

三、公共卫生间

【标准条款】

6.3.1 公共卫生间的规模及便器的数量应符合 GB/T 17217 和 CJJ 14 的要求，并应配置一定数量的无障碍便器。

【条款解读】

《城市公共厕所卫生标准》(GB/T 17217) 和《城市公共厕所设计标准》(CJJ 14)中已明确规定了公共卫生间的规模及便器的数量和无障碍便器的要求。具体如下：

应根据所在地区的重要程度和人流量，建设不同类别和规模的公共卫生间。公共场所的公共卫生间应按场所和建筑设计要求分为一类和二类。其中，大型商场、宾馆、饭店、展览馆、机场、车站、影剧院、大型体育场馆、综合性商业大楼和二、三级医院等公共建筑的公共卫生间为一类公共卫生间，一般商场（含超市）、体育场馆和一级医院等公共建筑为二类公共卫生间。公共卫生间的规模和无障碍设施的要求，见表 2-1。

表 2-1 公共卫生间类别及要求（摘要）

	一类	二类
平面布置	大便间、小便间与洗手间应分区设置	大便间、小便间与洗手间宜分区设置；洗手间男女可共用
工具间 /m²	2	1～2
厕位面积指标 /m²	5～7	3～4.9
大便厕位 /m	宽度：1.00～1.20 深度：内开门 1.50 外开门 1.30	宽度：0.90～1.00 深度：内开门 1.40 外开门 1.20
无障碍小便厕位、无障碍厕位呼叫器、无障碍通道	有	有
小便站位间距 /m	0.8	0.7
小便站位隔板 /m	0.4×0.8	0.4×0.8

公共卫生间的便器应满足 CJJ 14《城市公共厕所设计标准》"4.1 厕位比例和厕位数量"和"4.2 卫生设施"的要求。

值得注意的是,在调查中发现女厕位严重不足的问题。具体如下:

1. 现状公厕男女厕位比例失调,女厕位比男厕位少。图 2-1 为典型现状公厕图:女厕所与男厕所面积一样,女厕位与男厕位比例为 1∶1.75,女厕位比男厕位少,男女厕位比例失调严重。

2. 女性如厕时间比男性长。根据北京天安门"五一"黄金周有关如厕时间的监测调查:在 7 天如厕总人数 725 855 人次的情况下得出的统计结果,女性如厕平均时间为 249s,男性如厕平均时间为 170s,女性如厕时间是男性的 1.5 倍。

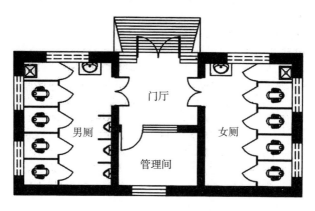

图 2-1　女厕所与男厕所面积相同的公厕

3. 大型集会、车站、码头等交通枢纽附近及女性较多的场合如商场等公厕数量不够。这些场合不仅是厕位比例失调,厕位数量不足也是造成排队现象的重要原因。

故在公共卫生间设计时,建议增加女厕面积。在人流集中的场所,女厕位与男厕位(含小便站位,下同)的比例不应小于 2∶1。

【标准条款】

6.3.2 不应设通槽式水冲厕所。

【条款解读】

相较于独立式的水冲厕所,通槽式的水冲厕所存在以下缺点:

1. 病原微生物的扩散。

2.臭味的扩散。

3.如厕者之间的干扰。

4.用水量的增多。基于上述缺点,通槽式水冲厕所已无法满足疾病防控和社会发展的需求,故将通槽式水冲厕所淘汰。

【标准条款】

> 6.3.3 宜设蹲式便器。

【条款解读】

本条款为推荐性条款。

大便器分为蹲便器和坐便器两种。由于我国经济发展水平和卫生管理水平的限制,本标准推荐使用蹲便器。如使用坐便器,则应在卫生保洁上予以保障,可以采取以下措施:

1.配备一次性卫生坐垫 一次性卫生坐垫有两种类型:一种是需要如厕者自己更换的。还有一种是自动更换的,这就需要安装自动换套的马桶盖,由回收仓、出纸仓、坐垫圈等。

2.配备坐垫清洗液和清洗湿巾 如厕者将清洗液喷在卫生纸上,或直接用清洗湿巾,在如厕前擦拭坐便器的坐垫。

【标准条款】

> 6.3.4 宜设流动冷热水洗手设备。

【条款解读】

本条款为推荐性条款。

设置热水洗手设备,能够降低冬季寒冷地区如厕者洗手时的冷水刺激。

【标准条款】

> 6.3.5 洗手龙头、洗手液宜采用非接触式器具。
>
> 6.3.6 大、小便的冲洗宜采用自动感应或脚踏开关冲便装置。

【条款解读】

本条款为推荐性条款。

采用非接触式器具,省去了如厕者接触开关或按钮的步骤,能有效防止病原微生物的交叉感染。

【标准条款】

6.3.7 便器及地漏均应设水封。

【条款解读】

坐便器及地漏的水封也是卫生间排水系统的常规要求,能够避免臭味的散发。水封指的是设在卫生器具排水口下,用来抵抗排水管内气压差变化,防止排水管道系统中气体窜入室内的一定高度的水柱,通常用存水弯来实现。卫生器具内无水封时,在室内排水沟与室外排水管道连接处应设置水封装置,且水封深度不得小于 50mm。

第七节　暖通空调

一、集中空调

【标准条款】

7.1.1 应符合 WS 394 的要求。

【条款解读】

《公共场所集中空调通风系统卫生规范》(WS 394—2012)是原卫生部发布的关于公共场所集中空调级别的标准,其对集中空调的设计、管理、指标限值等均有较为完善的规定。公共场所集中空调卫生设计首先应符合该标准的要求。

【标准条款】

7.1.2 应设初效过滤器。采用初效过滤器不能满足要求时,应设中效过滤器。

【条款解读】

关于空气过滤装置设计要求是参照 ASHRAE Standard 62.1 *Ventilation for Accepteble Indoor Air Quality*（可接受的室内空气质量通风）中 6.2.1 "室外风处理"制定的。ASHRAE Standard 62.1 要求对于位于室外大气中 PM_{10} 超过国家标准（年均）的建筑物，应安装初效空气过滤装置；对于位于室外大气中 $PM_{2.5}$ 超过国家标准（年均）的建筑物，应安装中效空气过滤装置。

初效过滤器主要用于过滤 5 μm 以上尘埃粒子。中效过滤器主要用于捕集 1～5 μm 的颗粒灰尘及各种上悬浮物。

本条款中的"采用初效过滤器不能满足要求时"，是指当采用初效过滤器不能达到《公共场所卫生指标及限值要求》（GB 37488）和《室内空气质量标准》（GB/T 18883）中微生物的有关要求。

【标准条款】

7.1.3 新风口应避免设在开放式冷却塔夏季最大频率风向的下风侧。

【条款解读】

本条款是对《公共场所集中空调通风系统卫生规范》"开放式冷却塔不应设置在新风口的上风向"的补充细化。公共场所的冷却塔主要是在夏季为冷却水降温服务而运行，其他季节不运行。故此处强调"开放式冷却塔夏季最大频率风向"。对于制冷季节较长的南方城市，"夏季"应理解为"制冷季节"。

【标准条款】

7.1.4 新风口距离冷却塔、污染气体排放口和其他污染源的水平间距不宜小于 10m。

【条款解读】

本条款为推荐性条款。

本条款是对《公共场所集中空调通风系统卫生规范》"新风口远离开放式冷却塔和其他污染源"的补充细化。为了便于实际操作，将新风口的卫生防护距离定为"不宜小于 10m"。

对于新风口与排风口的距离要求,《民用建筑供暖通风与空气调节设计规范》(GB 50736—2012)"6.3.1 的应避免进排风短路"的条文说明中指出：为了防止排风(特别是散发有害物质的排风)对进风的污染,进、排风口的相对位置,应遵循避免气流短路的原则；进风口宜低于排风口 3m 以上,当进、排风口在同一高度时,宜在不同方向设置,且水平距离一般不宜小于 10m。用于改善室内舒适度的通风系统可根据排风中污染物的特征、浓度,通过计算适当减小排风口与新风口距离。

考虑到全国各地城市发展的水平,目前设置新风口卫生防护距离的强制标准的条件尚不成熟,故本条款为推荐性条款,可将污染气体排气口、冷却塔、垃圾箱等视为污染源。

【标准条款】

7.1.5 新风口应设防雨罩或防雨百叶窗等防水配件。新风应直接由风管通过送风口送入室内。

【条款解读】

本条款中有两个要求：

1. "新风口应设防雨罩或防雨百叶窗等防水配件"。防水配件可以是防雨罩、防雨棚,也可以是防雨百叶,其目的是防止雨水进入风管和机组造成微生物的滋生。同时,应注意的是,采用风井结构吸取新风的(如地铁的新风井/新风亭),应做好风井内的排水设施,避免风井底部的积水。

2. "新风应直接由风管通过送风口送入室内",这是针对半集中式空调通风系统的,如风机盘管 + 新风系统。目前仍有部分风机盘管 + 新风系统,将新风送至风机盘管吸入口或回风吊顶处,再由风机盘管将新风送至室内。这种情况相当于人为地在新风的输送过程中设置了一道污染源。

【标准条款】

7.1.6 回风口及吊装式空气处理机不得设于产生异味、粉尘、油烟的位置上方。

【条款解读】

本条款要求回风口及吊装式空气处理机不得设置在卫生间吊顶、厨房间吊顶等产生异味、粉尘、油烟的位置上方,避免异味、粉尘、油烟等污染源对集中空调送风品质的影响。

【标准条款】

> 7.1.7 排放有毒有害物的排风系统不得与集中空调通风系统相连通。

【条款解读】

卫生间、污废水泵房、锅炉房等公共场所辅助设施的排风系统应独立设置,不得接入集中空调通风系统的排风系统中,防止有毒有害物的倒灌。

【标准条款】

> 7.1.8 冷凝水管道应采取防凝露措施。冷凝水排入污水系统时,应有空气隔断措施,冷凝水管不得与污水、废水、室内密闭雨水系统直接连接。

【条款解读】

冷凝水管道的防凝露措施主要为管道外敷保温材料,减少冷凝水的产生。

冷凝水管禁止与污水、废水、室内密闭雨水系统直接连接,即两者之间应断开。是为了避免污水、废水、雨水倒灌,经凝水盘外溢进入空气处理机组传播病原微生物,同时也避免臭味的逸散。

【标准条款】

> 7.1.9 冷却塔应通风良好,避免阳光直射集水池,远离热源。冷却塔应设持续净化消毒、加药装置。

【条款解读】

通风良好、避免阳光直射、远离热源,一方面是为了冷却水的散热,另一方面是避免造成嗜肺军团菌适宜的生长繁殖水温。自动加药系统和在线净化消毒装置可持久有效地抑制减少嗜肺军团菌等微生物的生长繁殖。

二、通风

【标准条款】

> 7.2.1 应充分利用自然通风。自然通风无法满足需求的场所应设机械通风装置。

【条款解读】

《民用建筑供暖通风与空气调节设计规范》(GB 50736—2012)对于自然通风提出了要求。如：利用穿堂风进行自然通风的建筑,其迎风面与夏季最多风向宜成 60°～90°,且不应小于 45°,同时应考虑可利用的春秋季风向以充分利用自然通风;建筑群平面布置应重视有利自然通风因素,如优先考虑错列式、斜列式等布置形式;自然通风应采用阻力系数小、噪声低、易于操作和维修的进、排风口或窗扇;严寒寒冷地区的进、排风口还应考虑保温措施;夏季自然通风用的进风口,其下缘距室内地面的高度不宜大于 1.2m。自然通风进风口应远离污染源 3m 以上;冬季自然通风用的进风口,当其下缘距室内地面的高度小于 4m 时,宜采取防止冷风吹向人员活动区的措施等。具体内容可见《民用建筑供暖通风与空气调节设计规范》(GB 50736—2012)"6.2 自然通风"。

如果由于条件限制无法有效利用自然通风或自然通风无法满足《公共场所卫生指标及限值要求》(GB 37488)中室内空气质量的要求时,应依据《民用建筑供暖通风与空气调节设计规范》(GB 50736—2012)"6.3 机械通风"和"6.4 复合通风"的要求设置机械通风装置。

【标准条款】

> 7.2.2 厨房、卫生间的竖向排风道应具有防火、防倒灌、防串味及均匀排气的功能。

【条款解读】

《民用建筑供暖通风与空气调节设计规范》(GB 50736—2012)"6.1 一般规定"提出要求:建筑竖向排风道应具有防火、防倒灌的功能,并应采取防止支管回流和竖井泄漏的措施。同时,顶部应设置防止室外风倒灌装置。

第八节　给水排水

一、给水

【标准条款】

8.1.1 生活饮用水水质应符合 GB 5749 的要求,分质供水水质应按其水处理工艺分别符合 CJ 94、《生活饮用水水质处理器卫生安全与功能评价规范》的要求。

【条款解读】

公共场所生活饮用水水质应符合《生活饮用水卫生标准》(GB 5749)的水质卫生要求。

公共场所管道直饮水水质应符合《饮用净水水质标准》(CJ 94)的水质标准,采用活性炭过滤的、膜过滤、分子筛、陶瓷过滤的、去除特殊成分的饮用水水质处理器(除氟、除砷、软化水器等)还应符合《生活饮用水水质处理器卫生安全与功能评价规范》的要求。

【标准条款】

8.1.2 二次供水设施应符合 GB 17051 的要求。

【条款解读】

二次供水设施是指饮用水经储存、处理、输送等方式来保证正常供水的设备及管线。二次供水设施应符合《二次供水设施卫生规范》(GB 17051)的要求,具体如下:设施周围应保持环境整洁,应有很好的排水条件,供水设施应运转正常;设施与饮水接触表面必须保证外观良好,光滑平整,不对饮水水质造成影响;通过设施所供给居民的饮水感官性状不应对人产生不良影响,不应含有危害人体健康的有毒有害物质,不引起肠道传染病发生或流行;饮用水箱或蓄水池应专用,不得渗漏,设置在建筑物内的水箱其顶部与屋顶的距离应大于 80cm,水箱应有相应的透气管和罩,入孔位置和大小要满足水箱内部清洗消毒工作的需要,入孔或水箱入口应有盖(门),并高出水箱面 5cm 以上,并有上锁装置,水箱内外应设有爬梯。水箱必须安装在有排水条件的底盘上,泄水管应设在水箱的底部,溢水管与泄水管均不得与下水管道直接连通,水箱的材质和内壁涂料应无毒无害,不影响水的感观性状。水箱的容积设计不得超过用户 48h 的用水量;设施不得与市政供水管道直接连通,在特殊情况下需要连通时必须设置不承压水箱。设施管道不得与非饮用水管道连接,如必须连接时,应采取防污染的措施。设施管道不得与大便口(槽)、小便斗直接连接,须用冲洗水箱或用空气隔断冲洗阀;设施须有安装消毒器的位置,有条件的单位设施应设有消毒器;设计中使用的过滤、软化、净化、消毒设备、防腐涂料,必须有省级以上(含省级)卫生部门颁发的"产品卫生安全性评价报告";蓄水池周围 10m 以内不得有渗水坑和堆放的垃圾等污染源。水箱周围 2m 内不应有污水管线及污染物。

【标准条款】

8.1.3 生活饮用水不得因管道产生虹吸、背压回流而受污染。

【条款解读】

造成生活饮用水管内回流的原因具体可分为虹吸回流和背压回流两种情况。虹吸回流是由于供水系统供水端压力降低或产生负压(真空或部分真空)而引起的回流。例如,由于附近管网救火、爆管、修理造成的供水中断。背压回流是由于供水系统的下游压力变化,用水端的水压高于供水端的水压,出现大于上游压力而引起的回流,可能出现在热水或压力供水等系统中。例如,锅炉的供水压力低于锅炉的运行压力时,锅炉内的水会回流入供水管道。因为回流现象的产生而造成生活饮用水系统的水质劣化,称之为回流污染,也称倒流污染。防止回流污染产生的技术措施一般可采用空气隔断、倒流防止器、真空破坏器等措施和装置。

二、排水

【标准条款】

8.2.1 有用水要求或冲洗地面的功能间应有给排水条件。

【条款解读】

有用水要求或冲洗地面的功能间,是指公共场所的清洗消毒间、公共卫生间、洗衣房等单体。

【标准条款】

8.2.2 泵房内应设排水系统，地面应设防水层。

【条款解读】

从安全和卫生方面考虑，提出此要求。除建筑完成面要防水外，还要在结构板面做好防水。同时，还要注意不应与生活污水、污水处理站等共用集水坑。

【标准条款】

8.2.3 污、废水管线不得穿越有卫生、防潮等特殊要求用房和设施。

【条款解读】

污、废水排水不得穿越食品、药品及其原料的加工及贮藏部位等有卫生、防潮等特殊要求的用房和设施，并不得穿越生活饮用水水池（箱）的正上方，防止发生由于管道漏水、结露滴水而污染环境和饮用水水质的事故。另外，设在这些部位的管道也较难维护、检修。《建筑给水排水设计规范（2009年版）》（GB 50015）"4.3 管道布置和敷设"中对其亦有相关规定。

同时，排水管道也不得穿越客房等对卫生、安静有较高要求的房间。

【标准条款】

8.2.4 当构造内无存水弯的卫生器具与生活污水管道或其他可能产生有害气体的排水管道连接时，必须在排水口以下设存水弯。存水弯的水封深度不得小于50mm。

【条款解读】

当构造内无存水弯的卫生器具与生活污水管道或其他可能产生有害气体的排水管道连接时，必须在排水口以下设存水弯。存水弯的水封深度不得小于50mm。本条款是建筑给排水设计安全卫生的重要保证，必须严格执行。从目前的排水管道运行状况证明，存水弯、水封盒、水封井等的水封装置最有效地隔断排水管道内的有害有毒气体窜入室内，从而保证室内环境卫生，保障人民身心健康，防止中毒窒息事故发生。存水弯水封必须保证一定深度，考虑到水封蒸发损失、自虹吸损失以及管道内气压波动等因素，国外规范均规定卫生器具存水弯水封深度为 50～100mm。水封深度不得小于 50mm 的规定是国际上对污水、废水、通气的重力排水管道系统（DWV）排水时内压波动不至于把存水弯水封破坏的要求。在工程中发现以活动的机械密封替代水封，这是十分危险的做法，一是活动的机械寿命问题，二是排水中杂物卡堵问题，保证不了"可靠密封"，为此以活动的机械密封替代水封的做法应予禁止。《建筑给水排水设计规范（2009 年版）》（GB 50015）"4.2 卫生器具及存水弯"对其亦有相关规定。

第九节　采光照明

【标准条款】

9.1 采光质量应符合 GB 50033 的要求，照明数量和质量应符合 GB 50034 的要求。

【条款解读】

公共场所的采光设计应符合《建筑采光设计标准》（GB 50033）的要求，贯彻国家的法律法规和技术经济政策，充分利用天然光，创造良好光环境、节约能源、保护环境和构建绿色建筑。各场所的采光系数、室内天然光照度应符合《建筑采光设计标准》（GB 50033）"4 采光标准值"的要求，窗的不舒适眩光、室内各表面的反射比应符合《建筑采光设计标准》（GB 50033）"5 采光质量"的要求。

公共场所的照明设计应符合《建筑照明设计标准》（GB 50034）的要求。照明设计应按下列条件选择光源：灯具安装高度较低的房间宜采用细管直管形三基色荧光灯；商店营业厅的一般照明宜采用细管直管形三基色荧光灯、小功率陶瓷金属卤化物灯；重点照明宜采用小功率陶瓷金属卤化物灯、发光二极管灯；灯具安装高度较高的场所，应按使用要求，采用金属卤化物灯、高压钠灯或高频大功率细管直管荧光灯；旅馆建筑的客房宜采用发光二极管灯或紧凑型荧光灯；照明设计不应采用普通照明白炽灯，对电磁干扰有严格要求，且其他光源无法满足的特殊场所除外。照度均匀度、眩光限制、光源颜色、反射比应符合《建筑照明设计标准》（GB 50034）"4 照明数量和质量"的要求。

【标准条款】

9.2 应充分利用自然采光，应进行合理的日照控制和利用，避免直射阳光引起的眩光。

【条款解读】

各种光源的视觉试验结果表明，在同样照度条件下，天然光的辨认能力优于人工光，从而有利于工作、生活、保护视力和提高劳动生产率。此外，我国大部分地区处于温带，天然光充足，为利用天然光提供了有利条件，在白天的大部分时间内能满足视觉工作要求。同时，应注意避免阳光直射引起的眩光。

【标准条款】

9.3 照明设备光谱宜接近自然光，光线均匀、不炫目、照度过渡合理。

【条款解读】

本条款为推荐性条款。

天然光不足时所补充的人工光源的色温要尽量接近天然光的色温，以防止由于光源颜色差异而产生的颜色视觉的不适应。在影剧院、录像厅（室）、游艺厅（室）、舞厅、音乐厅等室内照度较低的场所，还要注意室外至室内照度的梯度降低设计。

【标准条款】

9.4 不得将含有紫外波段的光源作为照明使用。

【条款解读】

紫外波段的光源适用于场所空气的消毒，对生物细胞有较强的杀伤作用，会造成人体皮肤和眼镜的灼伤，亦是物理致癌因子之一。紫外光源使用时人不能进入，也不能作为照明使用。

第十节 病媒生物防治

　　10.1 应根据当地病媒生物的特点设相应的防治设施,并符合国家现行有关规定。

【条款解读】

　　针对病媒生物的防治,国家发布了一系列的标准,如:《病媒生物密度控制水平　鼠类》(GB/T 27770)、《病媒生物密度控制水平　蚊虫》(GB/T 27771)、《病媒生物密度控制水平　蝇类》(GB/T 27772)、《病媒生物密度控制水平　蜚蠊》(GB/T 27773)等病媒生物密度控制水平系列标准;《病媒生物综合管理技术规范　城镇》(GB/T 27775)、《病媒生物综合管理技术规范　食品生产加工企业》(GB/T 27776)、《病媒生物综合管理技术规范　环境治理　鼠类》(GB/T 31712)、《病媒生物综合管理技术规范　环境治理　蚊虫》(GB/T 31717)、《病媒生物综合管理技术规范　化学防治　蝇类》(GB/T 31718)、《病媒生物综合管理技术规范　化学防治　蜚蠊》(GB/T 31719)、《病媒生物综合管理技术规范　医院》等(GB/T 36786)病媒生物综合管理技术规范系列标准。上述标准对病媒生物防治设施提出了技术要求。公共场所的病媒生物防治设计应符合上述标准的要求,并契合所在地区病媒生物的特点。

【标准条款】

　　10.2 与外界直接相通并可开启的门窗应设易于拆卸、清洗的防蝇门帘、纱网或设空气风帘机。

【条款解读】

　　该条款是对防蚊蝇设施的要求。自动闭合的门、风幕机、垂帘都是利用物理屏障来隔绝病媒生物侵入公共场所内部。考虑到蚊虫的活动特性和飞行高度,六层以下房间应安装纱窗,六层及六层以上房间建议也安装纱窗。关于纱网的要求,现阶段尚未制定相应的卫生标准,轻工行业标准《窗纱》(QB/T 4285—2012)适用于防止蚊虫与扬尘侵入、供建筑物和卫生设施上使用的窗纱。公共场所纱网的选用可参考该标准。

【标准条款】

> 10.3 机械通风装置的风口和下水道的出口、排气口应设防止鼠类进入的隔栅或网罩。

【条款解读】

本条款是对防鼠设施的要求。对于防鼠装置的孔径，目前尚无标准要求。《病媒生物密度控制水平 鼠类》（GB/T 27770—2011）"附录 A 防鼠设施要求"中要求"门缝小于 6mm""没有堵死的孔洞，其缝隙不得超过 6mm""1 楼或地下室排风扇或通风口有金属网罩，网眼不得超过 6mm"。在实际操作中，可以采用"防鼠装置的孔径不宜大于 6mm"这一要求。

第三章

《公共场所设计卫生规范　第2部分：住宿场所》
（GB 37489.2—2019）

第一节　范围

【标准条款】

GB 37489 的本部分规定了新建、扩建、改建住宿场所的基本要求及总体布局与功能分区、单体、通风、采光照明的设计卫生要求。

本部分适用于宾馆、旅店、招待所，其他住宿场所可参照使用。

本部分不适用于民宿。

【条款解读】

GB 37489 分为 5 个部分。GB 37489.2（以下简称"本标准"）是住宿场所，针对基本要求及总体布局与功能分区、单体、通风、采光照明等住宿场所健康风险的关键控制点，提出了住宿场所适用的设计卫生要求。本标准应在满足 GB 37489.1 的前提下使用。

本标准在使用过程中应注意：

1.适用于新建、扩建、改建的住宿场所，已建的住宿场所不强制要求执行本部分，建议其经营者通过改建达到本标准的要求。

2.适用范围按照《公共场所卫生管理条例》中的分类方式进行描述，包括宾馆、旅店、招待所，其他向消费者提供住宿及相关综合性服务的场所（如度假村等），可参照使用。

3.民宿是指利用当地闲置资源，民宿主人参与接待，为游客提供体验当地自然、文化与生产生活方式的小型住宿设施，包括但不限于客栈、庄园、宅院、驿站、

62

山庄等。民宿可参照《旅游民宿基本要求与评价要求》（LB/T 065—2019）执行。

第二节 规范性引用文件

【标准条款】

　　下列文件对于本文件的应用是必不可少的。凡是注日期的引用文件，仅注日期的版本适用于本文件。凡是不注日期的引用文件，其最新版本（包括所有的修改单）适用于本文件。

GB 37489.1 公共场所设计卫生规范 第1部分：总则

GB 37489.4 公共场所设计卫生规范 第4部分：沐浴场所

JGJ 62 旅馆建筑设计规范

【条款解读】

　　本条款列举了《公共场所设计卫生规范 第2部分：住宿场所》相关内容所涉及的3个规范性文件，包括：《公共场所设计卫生规范 第1部分：总则》（GB 37489.1）、《公共场所设计卫生规范 第4部分：沐浴场所》（GB 37489.4）、《旅馆建筑设计规范》（JGJ 62）。在规范性引用文件条款列举的清单中均未注明引用文件的日期，因此所列文件的最新版本包括所有的修改单的引用内容依然适用本标准。引用条款包括：

　　1. 住宿场所的设计首先应符合 JGJ 62 和 GB 37489.1 的要求。

　　2. 公共浴室应符合 GB 37489.4 的要求。

第三节 基本要求

【标准条款】

　　3.1 应符合 JGJ 62 的要求。

【条款解读】

就建筑类别而言,住宿场所属于旅馆建筑。《旅馆建筑设计规范》(JGJ 62) 是各类住宿场所建筑设计必须共同遵守的通用规则,适用于新建、改建和扩建的住宿场所设计。故住宿场所的设计首先应符合 JGJ 62 的要求,再根据住宿场所卫生特征进行相应的设计。

【标准条款】

> 3.2 应符合 GB 37489.1 的要求。

【条款解读】

《公共场所设计卫生规范 第 1 部分:总则》(GB 37489.1)是各类公共场所设计卫生必须共同遵守的通用规则,适用于新建、改建、扩建公共场所设计。故住宿场所的设计首先应符合 GB 37489.1 的要求,再根据住宿场所特点进行相应的设计。

第四节 总体布局与功能分区

【标准条款】

> 4.1 客房宜远离交通干道。

【条款解读】

本条款为推荐性条款。《旅店业卫生标准》(GB 9663—1996)"3.3 设计卫生要求"有"旅店应选择在交通方便、环境安静的地段"的规定;《住宿业卫生规范》(卫监督发〔2007〕221 号)"第五条 场所设置与布局"有"场所 25 米范围内不得有有毒有害气体排放或噪声等污染源"的具体要求。为了保障旅客在住宿场所内充分休息和正常生活、活动,客房宜远离交通干道,避免噪声污染,如客房沿交通干道、机场航线等布置时,应采取降噪措施,如采用密闭窗(用于带有集中空调通风系统的客房),也可利用阳台或外廊进行隔声降噪处理。

【标准条款】

4.2 客房应与其他功能用房、辅助设施保持适当距离。

【条款解读】

本条款规定了客房区域与其他功能用房、辅助设施的关系。《旅店业卫生标准》（GB 9663—1996）"3.3 设计卫生要求"有"客房与旅店的其他公共设施（厨房、餐厅、小商品部等）要分开，并保持适当距离"的规定；《住宿业卫生规范》（卫监督发〔2007〕221号）"第五条　场所设置与布局"有"住宿场所主楼与辅助建筑物应有一定间距，烟尘应高空排放"的具体要求。客房是住宿场所的核心区域，应与餐厅、会议会、健身房、娱乐室等其他功能用房以及厨房、锅炉房、洗衣房、车库、变电所、冷却塔等辅助设施保持适当距离，避免噪声和废气对客房区域的干扰，确保客房区域安静及环境质量。

虽然各类住宿场所的环境、规模、建筑、设备、设施、装修、管理水平、服务项目与质量不尽相同，但为了保障旅客的身体健康，均须关注客房与其他功能用房及辅助设施的设置情况。餐厅可设于底层、楼层或顶层，当餐厅同时对外营业时宜设于底层或和厨房脱离主楼单独设置。对外营业餐厅应有对外的出入口。厨房应设在客房区域的下风向，和客房部分分开且有单独出入口。小商品部的位置、出入口应考虑旅客的方便，并避免噪声对客房造成干扰。大型及中型会议室不宜设在客房层，会议室的位置、出入口应避免外部使用时的人流路线与旅馆内部客流路线相互干扰。

【标准条款】

4.3 应设置清洗消毒间、储藏间、员工更衣室等服务用房。

【条款解读】

本条款规定了服务用房的设置。《住宿业卫生规范》（卫监督发〔2007〕221号）"第五条　场所设置与布局"有"住宿场所应当设置与接待能力相适应的消毒间、储藏间，并设有员工工作间、更衣和清洁间等专间"的规定；《旅馆建筑设计规范》（JGJ 62—2014）"4.2 客房部分"有"宜设服务人员工作间、贮藏间或开水间，且贮藏间应设置服务手推车停放及操作空间，三级及以上旅馆建筑应设工作消毒间，一级和二级旅馆建筑应有消毒设施"的具体要求。

消毒间、储藏间、员工更衣室等服务用房是各种类型的住宿场所必须具备的基础卫生设施,其设置应与住宿场所的经营规模匹配。服务用房一般包括消毒、棉织品及清洁用品储藏、待洗品放置、服务手推车停放等功能。消毒间主要是进行杯具、拖鞋等非一次性公共用具的消毒,储藏间主要是进行毛巾、床单、被套等棉制品及清洁用品等公共用品的储藏,宜每层或隔层设置一个消毒间及储藏间,或依据客房数量一个服务单元设置一个消毒间及储藏间。清洗消毒间及储藏间面积大小应视服务范围和工作量大小而定。储藏间应可按12～18 间客房一辆服务手推车预留停放及操作空间。员工更衣室宜集中设在员工进出口附近,以便员工上下班更衣,并宜附设员工浴室。

【标准条款】

4.4 客房无卫生间的住宿场所应设置公共盥洗室、公共浴室。

【条款解读】

本条款规定了客房无卫生间的住宿场所应设置公共盥洗室和公共浴室。《住宿业卫生规范》(卫监督发〔2007〕221 号)"第五条 场所设置与布局"有"客房不带卫生间的场所,应设置公共卫生间、公共浴室、公用盥洗室等"的规定;《旅馆建筑设计规范》(JGJ 62—2014)"4.2 客房部分"有"不附设卫生间的客房,应设置集中的公共卫生间和浴室"的具体要求。客房未设置卫生间的住宿场所通常是招待所、青年旅社等低端旅店,设置公用盥洗室和公用浴室对提高旅客个人卫生有十分重要的意义。公共盥洗室、公共浴室的具体设计要求详见本标准"5.3 公共盥洗室和公共浴室"。客房无卫生间的住宿场所应依据GB 37489.1 的要求设置公共卫生间。

第五节 单体

一、客房

【标准条款】

5.1.1 不宜设置在无外窗的建筑空间内。

【条款解读】

本条款为推荐性条款。

客房宜有直接采光和自然通风，但是目前有些住宿场所在特殊条件下采用暗室作为客房，无外窗的客房通常存在室内通风换气不良的现象，通风换气不良容易造成空气污浊、污染物浓度增加，故建议将客房设置在有外窗的建筑空间内。如特殊条件下将客房设置在无外窗的建筑空间内应设置机械通风，改善客房内环境条件，以满足《公共场所卫生指标及限值要求》（GB 37488）中室内新风量不小于30m³/(h·人)的要求。

> 【标准条款】
>
> 5.1.2 不宜设置高低铺位。

【条款解读】

本条款为推荐性条款。

目前招待所、青年旅社等低端旅店存在设置高低铺的现象，有可能会造成客房内容纳人数过多，人均使用面积过小。而客房保持一定的人均使用面积，是空气清洁卫生和安全的保证。为了保持室内空气的卫生质量和人员安全，应保证旅客有足够的活动空间，不宜设置高低铺位。

> 【标准条款】
>
> 5.1.3 床位占地面积不应低于4m²/人。
>
> 5.1.4 床位占地面积不宜低于7m²/人。

【条款解读】

人体活动所需的空间尺度是客房面积的设计基础，也是确定客房面积的基本依据之一。客房面积随住宿场所的等级提高而扩大，与客房的舒适度成正比。本条款规定了床位占地面积要求。《旅店业卫生标准》（GB 9663—1996）"3.1 标准值"有"1～5星级饭店、宾馆和非星级带空调的饭店、宾馆床位占地面积≥7m²/人，普通旅店招待所床位占地面积≥4m²/人"的规定；《旅馆建筑设计规范》（JGJ 62—2014）"4.2 客房部分"有"客房净面积每床不小于4m²"的要求；《住宿业卫生规范》（卫监督发〔2007〕221号）"第六条　客房"有"客房床位占室内面积每床不低于4平方米"的具体要求。"床位占地面积不应低于 4m²/人"是客房人均净面积的最低要求,"床位占地面积不宜低于7m²/人"是保持客房舒适度的推荐性人均净面积的要求。

【标准条款】

5.1.5 客房的送风和排风管道应采取消声处理措施。

【条款解读】

本条款规定了客房风管的隔声、降噪要求。《民用建筑隔声设计规范》"7.3 隔声减噪设计"有"客房之间的送风和排气管道,应采取消声处理措施"的规定。如果客房之间隔墙上有通风或排风管道直接相连,则客房内的噪声会通过管道传到毗邻的房间,因此在风机进风口至房内送风口的风管内做消声处理成为切实可行的技术措施。消声器的种类和结构形式很多,根据其消声原理和结构的不同大致可分为六类:阻性消声器、抗性消声器、阻抗复合式消声器、微穿孔板消声器、扩散式消声器和有源消声器。消声器的选择,应根据所需要的消声量确定。

【标准条款】

5.1.6 客房卫生间应设洗漱、淋浴、水冲式便器等卫生洁具。

【条款解读】

本条款规定了客房卫生间的设置要求。《旅馆建筑设计规范》(JGJ 62)"4.2 客房部分"有"三级至五级旅馆建筑需设置大便器、洗面盆、浴盆或淋浴间,一级至二级旅馆建筑需设置大便器、洗面盆"的规定;《住宿业卫生规范》(卫监督发〔2007〕221号)"第六条 客房"有"含有卫生间的住宿客房应设有浴盆或淋浴、抽水马桶、洗脸盆"的具体要求。综合比较上述标准条款同时考虑旅客住宿舒适度,因此本标准提出"客房卫生间应设洗漱、淋浴、水冲式便器等卫生洁具"。

二、清洗消毒间

【标准条款】

5.2.1 提供杯具且自行清洗消毒的,应设置专用的清洗消毒间。采用物理法消毒杯具的,消毒间内应有清洗水池和消毒柜。采用化学法消毒杯具的,消毒间内应设杯具专用的去污池、消毒池、清洗池。消毒池的容量、深度应能满足浸泡消毒的需要。

【条款解读】

本条款规定杯具清洗消毒间的设置要求,提供杯具且自行清洗消毒的,应设置专用的清洗消毒间。《住宿业卫生规范》(卫监督发〔2007〕221 号)"第七条　清洗消毒专间"有"住宿场所宜设立一定数量的独立清洗消毒间,清洗消毒间面积应能满足饮具、用具等清洗消毒保洁的需要;饮具宜用热力法消毒,采用化学法消毒饮具的住宿场所,消毒间内至少应设有 3 个饮具专用清洗消毒池,并有相应的消毒剂配比容器,应配备已消毒饮具(茶杯、口杯、酒杯等)专用存放保洁设施,其结构应密闭并易于清洁"的规定;《住宿业卫生规范》(卫监督发〔2007〕221 号)"第二十一条　公共用品用具清洗消毒"有"清洗消毒应按规程操作,做到先清洗后消毒"的具体要求。

目前杯具常用的消毒方法有物理法及化学法,消毒间的设置应配合相应的消毒方法,杯具的消毒首选物理法,采用物理法消毒的消毒间内应设置清洗水池,在合适的位置设置消毒柜。采用化学法消毒的,消毒间内至少应设杯具专用的去污池、消毒池、清洗池 3 个杯具专用池,消毒池的容量、深度应能满足浸泡消毒的需要。消毒间应设有效的排气措施,且蒸汽或异味不应窜入客房。

【标准条款】

5.2.2 提供拖鞋、脸盆、脚盆的,应设置专用的清洗消毒间。消毒间内应有拖鞋、脸盆、脚盆专用清洗消毒池。

【条款解读】

本条款规定拖鞋、脸盆、脚盆清洗消毒间的要求。《住宿业卫生规范》(卫监督发〔2007〕221 号)"第二章　场所卫生要求"中"第七条　清洗消毒专间"有"配有拖鞋、脸盆、脚盆的住宿场所,消毒间内应有拖鞋、脸盆、脚盆专用清洗消毒池及已消毒用具(拖鞋、脸盆、脚盆等)存放专区"的规定;《住宿业卫生规范》(卫监督发〔2007〕221号)"第二十一条 公共用品用具清洗消毒"有"清洗饮具、盆桶、拖鞋的设施应分开,清洁工具应专用,防止交叉传染"的具体要求。本条款针对配有非一次性拖鞋、脸盆、脚盆的住宿场所消毒间设置提出了相关要求,即应有拖鞋、脸盆、脚盆专用清洗消毒间。消毒间内应有拖鞋、脸盆、脚盆专用清洗消毒池。消毒间应设有效的排气措施,且蒸汽或异味不应窜入客房。

三、公用盥洗室和公共浴室

【标准条款】

5.3.1 公用盥洗室应分设男、女区域,按床位应每9人设1个水龙头。

【条款解读】

本条款是对"4.4 客房无卫生间的住宿场所应设置公共盥洗室、公共浴室"的补充说明,对公共盥洗室如何设置做出了详细的规定。《旅馆建筑设计规范》(JGJ 62—2014)"4.2 客房部分"有公共卫生间和浴室设施的相关规定,详见表3-1。本条款对公共盥洗室的水龙头设置提出了最低要求,按床位数至少9人设1个水龙头。

表3-1 公共卫生间和浴室设施（节选）

设备（设施）	数量
大便器	每9人1个
浴盆或淋浴间	每9人1个
盥洗槽龙头	每1个大便器配置1个

【标准条款】

5.3.2 公共浴室应符合 GB 37489.4 的要求。住宿场所的公共浴室应按床位每9人设1个淋浴喷头。

【条款解读】

本条款规定了住宿场所内公用浴室的设置要求。公共浴室属于住宿场所内附属的设施，其内部相关设置应符合《公共场所设计卫生规范 第4部分：沐浴场所》（GB 37489.4）的要求。《旅馆建筑设计规范》（JGJ 62—2014）"4.2 客房部分"有"浴盆或淋浴间每9人1个"的规定。本条款对公共浴室的淋浴喷头设置提出了最低要求，按床位数至少9人设1个淋浴喷头。

四、洗衣房

【标准条款】

5.4.1 洗衣房应分设衣物收取及分发处，其平面布置应分设污衣入口、污衣区、洁衣区、洁衣出口，并应避开主要客流通道。

【条款解读】

本条款规定了洗衣房的设置要求。《住宿业卫生规范》（卫监督发〔2007〕221号）"第二章 场所卫生要求"中"第十二条 洗衣房"有"洗衣房应分设工作人员出入口、待洗棉织品入口及洁净棉织品出口，并避开主要客流通道，棉织品分拣、清洗、干燥、修补、熨平、分类、暂存、发放等工序应做到洁污分开，防止交叉污染"的规定；《旅馆建筑设计规范》（JGJ 62—2014）"4.4 辅助部分"有"洗衣房的平面布置应分设污衣入口、污衣区、洁衣区、洁衣出口"的具体要求。

洗衣房通常主要负责毛巾、床单、被套等棉织品、员工制服、客人衣物的洗烫工作。洗衣房应分设工作人员出入口、待洗棉织品入口及洁净棉织品出口，并避开主要客流通道，洗衣房应依次分设棉织品分拣区、清洗干燥区、整烫折叠区、存放区、发放区，按照"污衣收存—消毒—洗涤—烘干—熨烫整理—洁衣存放—发放"的流程不得交叉，洗涤后的清洁物品和污染物品的存放容器应严格分开。本着洁污分区避免交叉污染的原则，要求洗衣房设置应遵循"分设衣物收取及分发处，平面布置应分设污衣入口、污衣区、洁衣区、洁衣出口，并应避开主要客流通道"的卫生要求。

【标准条款】

5.4.2 采用外送清洗的，应设外送物品的暂存区。暂存区不得设在清洁物品储藏间内。

【条款解读】

目前部分住宿场所的采用毛巾、床单、被套等棉织品外送清洗,本条款针对外送物品的存放提出了相应的要求即"应设外送物品的暂存区"。同时为有效防止交叉污染,外送物品的暂存区不得设在清洁物品储藏间内。

第六节 通风

【标准条款】

公用盥洗室、公共浴室和洗衣房应设机械通风和除湿设施,风管及其配件应采用防腐材料或采取相应的防腐措施。

【条款解读】

本条款规定了公用盥洗室、公共浴室和洗衣房通风和除湿的要求以及风管及其配件防腐。《住宿业卫生规范》(卫监督发〔2007〕221号)"第十四条 通风设施"有"客房、卫生间、公共用房(接待室、餐厅、门厅等)及辅助用房(厨房、洗衣房、储藏间等)应设机械通风或排风装置"的规定;《旅馆建筑设计规范》(JGJ 62—2014)"6.2 暖通空调"有"旅馆建筑内的厨房、洗衣机房、地下库房、客房卫生间、公共卫生间、大型设备机房等,应设置通风系统"的具体要求。

公用盥洗室、公共浴室和洗衣房湿度较大,为保护相关人员的身体健康,应设机械通风和除湿设施,同时上述场所如采用普通风管及其配件容易被腐蚀。因此在本标准中提出"公用盥洗室、公共浴室和洗衣房应设机械通风和除湿设施,风管及其配件应采用防腐材料或采取相应的防腐措施"的卫生要求。洗衣房的洗衣间排风系统的室外排风口的底边,宜高于室外地坪2m以上。公共盥洗室的换气次数不宜少于10次/h,公共浴室的换气次数为5～10次/h。

应采用防腐蚀材料制作风管,如带有耐腐蚀涂膜的散热翅片、无机玻璃钢风管、耐腐蚀能力较好的彩钢板制作的风管等。除有色金属、不锈钢管、不锈钢板、镀锌钢管、镀锌钢板和铝板外,金属管道的外表面防腐,宜采用涂漆,涂层类别应能耐受环境大气的腐蚀。

第七节 采光照明

【标准条款】

> 7.1 客房应有自然采光。

【条款解读】

客房是公共场所中人群逗留时间最长的场所,因此本条款特别规定了客房的自然采光要求,在通常条件下客房应有自然采光。尽管目前人工照明技术已经普遍应用于客房室内照明,但是自然光仍然具有人工照明无法替代的优势,因此在进行客房设计时应满足客房采光的要求。应根据所在地区的气候与地形、环境特点与景观条件,争取良好的朝向,在我国大部分地区,客房应尽量朝向南、南偏东或南偏西。

【标准条款】

> 7.2 客房应配置可满足阅读要求的照明设备。

【条款解读】

照度对人的生理和心理有显著影响。室内照度过低时不仅妨碍看书、学习和活动,还易引起视觉疲劳,导致视力下降和引起其他疾病。室内照度要求光线充足、均匀、不眩光。客房床头、办公桌处应设置满足阅读要求的照明设备,局部照明照度应满足 300 lx。

第四章

《公共场所设计卫生规范 第3部分：人工游泳场所》
（GB 37489.3—2019）

第一节 范围

【标准条款】

GB 37489 的本部分规定了新建、扩建、改建人工游泳场所的基本要求及总体布局与功能分区、单体、游泳池水处理设计、暖通空调、采光照明、电气的设计卫生要求。

本部分适用于游泳场（馆），其他人工游泳场所可参照使用。

本部分不适用于婴幼儿游泳场所。

【条款解读】

GB 37489 分为 5 个部分。GB 37489.3（以下简称"本标准"）是人工游泳场所，针对基本要求及总体布局与功能分区、单体、游泳池水处理设计、暖通空调、采光照明、电气等公共场所健康风险的关键控制点，提出了人工游泳场所适用的设计卫生要求。本标准应在满足 GB 37489.1 的前提下使用。

本标准在使用过程中应注意：

1.适用于新建、改建、扩建的人工游泳场所，已建的人工游泳场所不强制要求执行本部分，建议其经营者通过改建达到本标准的要求。

2.适用范围按照《公共场所卫生管理条例》中的分类方式进行描述，包括游泳场、游泳馆。其他人工建造的、向社会公众开放的、进行水上游乐的场所（如水上游乐场等），可参照使用。

3.本标准不适用于婴幼儿游泳场所。

第二节 规范性引用文件

【标准条款】

> 下列文件对于本文件的应用是必不可少的。凡是注日期的引用文件，仅注日期的版本适用于本文件。凡是不注日期的引用文件，其最新版本（包括所有的修改单）适用于本文件。
>
> 《体育场所开放条件与技术要求 第1部分：游泳场所》（GB 19079.1）
>
> 《公共场所设计卫生规范 第1部分：总则》（GB 37489.1）
>
> 《游泳池给水排水工程技术规程》（CJJ 122）
>
> 《民用建筑电气设计规范》（JGJ 16）

【条款解读】

本条款列举了《公共场所设计卫生规范 第3部分：人工游泳场所》相关内容所涉及的4个规范性文件，包括：《体育场所开放条件与技术要求 第1部分：游泳场所》（GB 19079.1）、《公共场所设计卫生规范 第1部分：总则》（GB 37489.1）、《游泳池给水排水工程技术规程》（CJJ 122）、《民用建筑电气设计规范》（JGJ 16）。在规范性引用文件条款列举的清单中均未注明引用文件的日期，因此所列文件的最新版本包括所有的修改单的引用内容依然适用本标准。引用条款包括：

1. 人工游泳场所的设计首先应符合 GB 19079.1 和 CJJ 122 的要求；同时应符合 GB 37489.1 的要求。

2. 在安全防护上必须符合 JGJ 16 的要求。

第三节 术语和定义

【标准条款】

3.1 人工游泳场所

人工建造的、向社会公众开放的、进行游泳活动的各类室内外水面（域）及其设施设备。

【条款解读】

《体育场所开放条件与技术要求　第1部分:游泳场所》(GB 19079.1—2013)"3.1 游泳池"的定义为:人工建造的供人们在水中进行各种游泳竞赛、训练、休闲健身的不同形状的水池。《游泳池给水排水工程技术规程》(CJJ 122—2017)"2.1.1 游泳池"的定义为:人工建造的供人们在水中进行游泳、健身、戏水、休闲等各种活动的不同形状、不同水深的水池,是竞赛游泳池、热身游泳池、公共游泳池、专用游泳池、健身池、私人游泳池、休闲游泳池、文艺演出池、放松池和水上游乐池的总称。《游泳场所卫生规范》(卫监督发〔2007〕第205号)"第三条　用语含义"中游泳场所规定:能够满足人们进行游泳健身、训练、比赛、娱乐等项活动的室内外水面(域)及其设施设备。本规范游泳场所的范围不仅是游泳池,还包括水处理等游泳池配套的设施设备,以满足人工建造、对公众开放、进行游泳活动的游泳场所才能被称为人工游泳场所。

随着社会发展,很多沿海、沿湖、沿河区域划出一片区域向社会公众开放进行游泳活动,这类游泳场所水质均为天然水质,未经过人工处理,不属于人工游泳场所的范畴。

第四节　基本要求

【标准条款】

4.1 应符合 GB 19079.1 和 CJJ 122 的要求。

4.2 应符合 GB 37489.1 的要求。

【条款解读】

就建筑类别而言,游泳场所属于体育建筑。《游泳池给水排水工程技术规程》(CJJ 122)和《体育场所开放条件与技术要求　第1部分:游泳场所》(GB 19079.1)是各类游泳场所设计必须共同遵守的通用规则,适用于新建、改建和扩建的游泳场所设计。故游泳场所的设计首先应符合 CJJ 122 和 GB 19079.1 的要求,再根据卫生特征进行相应的设计。

《公共场所设计卫生规范　第1部分:总则》(GB 37489.1)是各类公共场

所设计卫生必须共同遵守的通用规则,适用于新建、改建、扩建公共场所建筑设计。故游泳场所的设计首先应符合 GB 37489.1 的要求,再根据游泳场所特点进行相应的设计。

第五节 总体布局与功能分区

【标准条款】

> 5.1 人工游泳场所应设置游泳池、更衣室、淋浴室、浸脚消毒池、公共卫生间、水处理机房和消毒剂专用库房。按更衣室、淋浴室、浸脚消毒池、游泳池的顺序合理布局。水处理机房和消毒剂专用库房不得与游泳池、更衣室、淋浴室连通。

【条款解读】

本条款对人工游泳场所的布局提出了要求。《游泳场所卫生规范》(卫监督发〔2007〕第 205 号)"第六条 人工游泳场所设施与布局"要求:人工建造游泳场所应设置游泳池及急救室、更衣室、淋浴室、公共卫生间、水质循环净化消毒设备控制室及库房。并按更衣室、强制淋浴室和浸脚池、游泳池的顺序合理布局,相互间的比例适当,符合安全、卫生的使用要求。《游泳场所卫生规范》(卫监督发〔2007〕第 205 号)中对淋浴的要求是"强制淋浴",强制淋浴是指泳客在进入游泳池前强制进行身体清洗而在通道上设置的淋浴装置,是清除泳客身体上污染物的有效措施。强制淋浴在设计上必须体现强制的作用,保证每位泳客在进入游泳池前对身体进行清洁。然而在实际过程中,由于强制淋浴存在感应时间滞后、强制淋浴时间少的问题,达不到预期强制清洁身体的效果。故本条款取消了"强制淋浴"的表述,改为"按更衣室、淋浴室、浸脚消毒池、游泳池的顺序合理布局"。在合理布局的同时,游泳场所经营单位还应有相应的管理措施,确保游客从更衣室出发,依次经过淋浴室、浸脚消毒池,最后进入游泳池。

游泳池水消毒剂及其消毒过程中产生的有毒有害物质均会对人体健康产生危害,并发生急性中毒。近年来,国内发生多起游泳场所消毒剂泄漏危害泳客健康的事件。为避免上述事件,消毒剂应在专用库房内存放,池水处理机房和消毒剂专用库房不得与更衣室、淋浴室等泳客停留区域连通。

【标准条款】

> 5.2 人工游泳场所不宜设置在地下室。

【条款解读】

本条款为推荐性条款。

游泳场所内由于消毒剂的挥发及高温、高湿带来的环境污染,其空气质量往往很差。如通风不良会造成空气污浊,污染物浓度增加。同时在自然采光的条件下救生员对于溺水者的辨识性强于人工采光,泳客的安全更有保障。故建议将游泳场所设置在地上。

然而随着社会经济的发展,很多会所在地下室设置游泳池。如将游泳场所设置在地下,应充分利用自然采光和通风条件,通过采光天窗、通风窗、机械通风及人工照明等方式改善地下游泳场所环境条件,以满足《公共场所卫生指标及限值要求》(GB 37488)中室内游泳馆的自然采光系数不宜低于 1/4、游泳池区域的水面水平照度不应低于 200lx 的要求。

第六节　单体

一、游泳池

【标准条款】

> 6.1.1 游泳池人均面积不应小于 2.5m²。

【条款解读】

本条款限定了游泳池人均面积。《体育场所开放条件与技术要求　第 1 部分:游泳场所》(GB 19079.1)"7.3 安全管理"要求:游泳池内人均面积应不小于 2.5m²。WHO《游泳池、按摩池水环境指导准则》也提出了游泳池人均面积的要求。

游泳池水质取决于两方面因素：

1. 泳客的密度。

2. 游泳池水处理能力。

本条款出于卫生和安全的角度，针对泳客的密度提出了具体要求，要求游泳池人均面积不应小于 2.5m²。

【标准条款】

6.1.2 儿童池不应与成人池连通，儿童池和成人池应分别设置连续循环供水系统。

【条款解读】

《游泳场所卫生标准》（GB 9667）3.3.7 要求：人工游泳池内设置儿童涉水池时不应与成人游泳池连通，并应有连续供水系统。《游泳池给水排水工程技术规程》（CJJ 122—2017）"4.1 一般规定"要求：不同使用要求的游泳池应设置各自独立的池水循环净化处理系统。《体育场所开放条件与技术要求　第 1 部分：游泳场所》（GB 19079.1—2013）"5 场地、设施设备条件"要求：游泳池应配置池水循环、净化、消毒处理设备，水处理设备应符合 CJJ 122 的要求。

相对于成人，儿童更易受水中病原微生物的侵袭。欧美等发达国家要求儿童游泳池采用直流式供水系统，池水不能循环使用。考虑到我国国情，尚无法推广这一做法，故采用儿童池、成人池不连通并分设水处理系统的方式。同时，建议游泳场所经营者缩短儿童池池水循环周期短，以更好地保护儿童。

【标准条款】

6.1.3 设有深、浅不同分区的游泳池应设置明显的水深度、深浅水区警示标识，或者在游泳池内设置明显的深、浅水隔离带。

【条款解读】

本条款规定了防溺水的要求。《游泳场所卫生规范》（卫监督发〔2007〕第 205 号）"第六条　人工游泳场所设施与布局"要求：设有深、浅不同分区的游泳池应有明显的水深度、深浅水区警示标识，或者在游泳池池内设置标志明显的深、浅水隔离带。故本条款借鉴《游泳场所卫生规范》（卫监督发〔2007〕第205号）的要求，对游泳池深、浅水区的划分和警示标识提出了要求。

二、更衣室

【标准条款】

6.2.1 更衣室通道应宽敞、保持空气流通。

【条款解读】

更衣室通道宽敞，保持空气流通。由于更衣室湿度大，可通过增加空气的流通来降低更衣室的湿度。

【标准条款】

6.2.2 更衣室墙壁及天花板采用防水、防霉、无毒材料覆涂。地面应使用防滑、防渗水、易于清洗消毒的材料，地面应有一定坡度且有排水系统。

【条款解读】

本条款规定了更衣室材料的要求。更衣室是湿度较大的区域，出于日常维护和使用寿命的考虑，其墙壁及天花板应采用防水、防霉、无毒材料覆涂。其地面使用防滑、防渗水材料，可防止泳客滑倒。地面设置一定坡度和排水系统便于排水，避免积水。

【标准条款】

6.2.3 应按其规模设置更衣柜，一客一用。最多接待泳客数计算方法见式1。

$$A=S/2.5 \qquad (1)$$

式中：A——最多接待泳客数；

S——游泳池池水面积，单位为平方米（m^2）。

【条款解读】

本条款规定了更衣柜数量的要求。最多接待泳客数计算公式 A=S/2.5，是根据人工泳池内人均游泳面积不低于 $2.5m^2$ 来核定游泳场所的最大接待人数；

并要求游泳场所更衣柜应按一客一用的标准设置,数量不超过最大接待人数,从硬件设施上控制泳客人数。

【标准条款】

6.2.4 更衣柜宜采用光滑、防霉、防透水材料制造。

【条款解读】

本条款为推荐性条款。

本条款规定了更衣柜材质的要求。由于更衣室湿度大,要求更衣柜采用防霉、防透水材料便于日常清洗。

三、淋浴室

【标准条款】

6.3.1 应分设男、女淋浴室,每20人～30人应设一个淋浴喷头。

【条款解读】

本条款规定了淋浴室男、女分室和淋浴喷头数量的要求。《游泳场所卫生标准》(GB 9667—1996)中要求:淋浴室每30～40人设一个淋浴喷头。随着生活水平提高,人们对舒适度的要求也越来越高,《游泳场所卫生规范》(卫监督发〔2007〕第205号)中要求淋浴室每20～30人设一个淋浴喷头。本条款根据目前游泳场所的实际情况,在保证便捷性和舒适度的前提下,设置足够的淋浴喷头,其淋浴喷头数量与可容纳游泳人数的数量相适应。

【标准条款】

6.3.2 宜设淋浴隔断。

【条款解读】

本条款为推荐性条款。

本条款规定了设淋浴隔断的要求。本条款的设置的目的:第一,出于卫生角度,避免淋浴时溅出的水和洗发沐浴液影响周边的人;第二,保护个人隐私。

【标准条款】

6.3.3 墙壁及天花板应使用耐腐、耐热、防潮、防水材料;天花板应有防止水蒸汽结露措施;地面应耐腐、防渗、防滑,便于清洁消毒,地面应有一定坡度且有排水系统。

【条款解读】

本条款规定了淋浴室建筑材料的要求。《沐浴场所卫生规范》(卫监督发〔2007〕221 号)"第二章场所卫生要求第六条场所设置与布局"要求:"浴区四壁及天顶应当用无毒、耐腐、耐热、防潮、防水材料。天顶应有相应措施,防止水蒸汽结露。浴区地面应防渗、防滑、无毒、耐酸、耐碱,便于清洁消毒和污水排放,地面坡度应不小于 2%,地面最低处应设置地漏,地漏应当有箅盖"。

由于淋浴室高温高湿的特点,淋浴室墙壁及天花板使用耐腐、耐热、防潮、防水材料,有利于淋浴室保持清洁,便于日常清洗。考虑到天花板防止水蒸汽结露的措施未做好,会滴冷水,造成泳客不适感,故天花板应有防止水蒸汽结露措施。同时采取措施防止泳客滑倒,如地面应使用防渗、防滑材料;地面设置一定坡度和排水系统等。

【标准条款】

6.3.4 淋浴室相邻区域应设公共卫生间,公共卫生间地坪应低于淋浴室。

【条款解读】

本条款规定了淋浴室地坪的要求。《沐浴场所卫生规范》(卫监督发〔2007〕221 号)"第六条 场所设置与布局"要求:"沐浴场所应配备相应的水冲式便器,在浴区内应当设置公共卫生间。公共卫生间的设计应符合卫生要求。"《游泳场所卫生规范》(卫监督发〔2007〕第 205 号)"第八条 公共卫生间"要求:"在游泳场所淋浴室的区域内应配备相应的水冲式公共卫生间。公共卫生间地面应低于淋浴室"。

为了方便顾客的卫生需求,在邻近浴室的区域应配备公共卫生间。若卫生间的地面较高,卫生间的污废水可能会流到浴室中,造成浴室污染,所以公共卫生间地坪应低于浴室。

四、浸脚消毒池

【标准条款】

　　6.4 淋浴室通往游泳池通道上应设置强制通过式浸脚消毒池,其宽度应与走道同宽,长度不小于 2m,深度不小于 20cm。浸脚消毒池应具备给水排水条件。

【条款解读】

本条款规定了浸脚消毒池的要求。《游泳场所卫生规范》（卫监督发〔2007〕第 205 号）"第六条　人工游泳场所设施与布局"要求:淋浴室通往游泳池通道上应设强制通过式浸脚消毒池,池长不小于 2m,宽度应与走道相同,深度 20cm。《体育场所开放条件与技术要求　第 1 部分:游泳场所》（GB 19079.1—2013）"5 场地、设施设备条件"要求:更衣室与游泳池之间应设置强制通过式浸脚消毒池,消毒池长度应不小于 2m,宽度应与走道相同,有效水深应不小于 0.15m;消毒池水的游离性余氯含量应保持在 5～10ml/L。《游泳池给水排水工程技术规程》（CJJ 122—2017）"12.1 浸脚消毒池"要求:池长不应小于 2.0m,池宽应与入口通道相同,池两端地面应以不小于 1% 坡度坡向浸脚消毒池;池深不应小于 0.2m,池内消毒液有效深度不应小于 0.15m;池内消毒液的含氯浓度应保持在 5～10mg/L;浸脚消毒池应设置冷热水补水管及排水设施。

设置强制通过式浸脚消毒池是指为了泳客进入游泳池前强制进行脚消毒而在通道上设置消毒池,能有效防止脚癣等传染病菌污染游泳池水。强制通过式浸脚消毒池在设计上必须体现强制的作用,保证每位泳客在进入游泳池前对脚部进行洗净消毒,确保泳客必须强制通过,不得绕行或跳越通过,同时保证泳客有足够的浸脚时间和浸脚效果。

强制通过式浸脚消毒池应符合下列要求:

1. 消毒池的有效深度不得小于 20cm。

2. 池长不得小于 2m,池宽应与通道宽度相同。

3. 浸脚池水的游离性余氯,应保持在 5～10mg/L。

4. 浸脚消毒池池水 4h 至少更换 1 次。

五、清洗消毒间

【标准条款】

6.5.1 提供毛巾、浴巾、拖鞋等公共用品用具且自行清洗消毒的,应设专用的清洗消毒间。清洗消毒间内应有毛巾、浴巾、拖鞋等专用清洗消毒池。

【条款解读】

本条款规定了供毛巾、浴巾、拖鞋等公共用品用具的消毒要求。《游泳场所卫生规范》(卫监督发〔2007〕第 205 号)"第十四条 公共用品用具消毒"要求:游泳场所提供游泳者使用的公共用品用具(包括拖鞋、茶具等)应一客一换一消毒。消毒后的饮用具应存放于保洁柜。《游泳场所卫生规范》(卫监督发〔2007〕第 205 号)"附录"中"三、公共用品用具消毒"要求:拖鞋应设置专用的拖鞋洗消间或区域。《沐浴场所卫生规范》(卫监督发〔2007〕第 221 号)"第八条 消毒设施"要求:对浴巾、毛巾、浴衣裤等公用棉织品自行清洗消毒的沐浴场所应设置专用的清洗消毒间,配备足够的清洗消毒设施或消毒药物及容器,配备毛巾、浴巾、垫巾、浴衣裤等专用密闭保洁柜且标记明显。

本条款要求棉织品、拖鞋应在不同的清洗消毒专间内清洗消毒,经清洗消毒后的各类用品用具应达到公共用品用具卫生标准的规定并存放备用。

【标准条款】

6.5.2 提供杯具且自行清洗消毒的,应设置专用的清洗消毒间。采用物理法消毒的,消毒间内应有清洗水池和消毒柜。采用化学法消毒的,消毒间内应设杯具专用的去污池、消毒池、清洗池。消毒池的容量、深度应能满足浸泡消毒的需要。

【条款解读】

本条款规定杯具清洗消毒间的设置要求,提供杯具且自行清洗消毒的,应设置专用的清洗消毒间。《住宿业卫生规范》(卫监督发〔2007〕221 号)"第七条 清洗消毒专间"有"住宿场所宜设立一定数量的独立清洗消毒间,清洗消毒间面积应能满足饮具、用具等清洗消毒保洁的需要;饮具宜用热力法消毒,采用化学法消毒饮具的住宿场所,消毒间内至少应设有3个饮具专用清洗消毒池,并有相应的消毒剂配比容器,应配备已消毒饮具(茶杯、口杯、酒杯等)专用存放保洁设施,其结构应密闭并易于清洁"的规定;《住宿业卫生规范》(卫监督发〔2007〕221号)"第二十一条 公共用品用具清洗消毒"有"清洗消毒应按规程操作,做到先清洗后消毒"的具体要求。

目前杯具常用的消毒方法有物理法及化学法,消毒间的设置应配合相应的消毒方法,杯具的消毒首选物理法,采用物理法消毒的消毒间内应设置清洗水池,在合适的位置设置消毒柜。采用化学法消毒的,消毒间内至少应设杯具专用的去污池、消毒池、清洗池3个杯具专用池,消毒池的容量、深度应能满足浸泡消毒的需要。消毒间应设有效的排气措施,且蒸汽或异味不应窜入客房。

六、消毒剂专用库房

【标准条款】

6.6.1 应独立设置,并应靠近建筑物内的次要通道和水处理机房的加药间。

【条款解读】

本条款规定了消毒剂专用库房的设置要求。《游泳池给水排水工程技术规程》(CJJ 122—2017)"14.5.1 化学药品储存间"要求:化学药品储存间应独立设置,并应靠近建筑物内的次要通道和设备机房内的加药间。

游泳池所使用的消毒剂具有腐蚀性和毒性,为防止发生安全事故,应设置专用的储存房间。为减少消毒剂在建筑内运输时对泳客的危害,消毒剂专用库房应靠近次要通道和加药间。

【标准条款】

6.6.2 墙面、地面、门窗应采用耐腐蚀、易清洗的材料。

【条款解读】

本条款规定了消毒剂专用库房的材料要求。加药间的消毒剂及各种化学药品都具有不同程度的腐蚀性和毒性,为防止泄漏造成危害,本条对消毒剂专用库房的墙面、地面、门窗要求采用耐腐蚀、易清洗的材料,便于库房的日常维护,延长库房的使用寿命。

【标准条款】

　　6.6.3 应设给水和排水设施,并应设冲淋洗眼设施。

【条款解读】

　　本条款规定了消毒剂专用库房的安全要求。加药间的消毒剂及各种化学药品都具有不同程度的腐蚀性。房间应设置给水和排水设施,方便消毒剂、化学药品溶液配制,同时也便于专用库房的清洗及冲洗废水的排放。

　　设置冲淋洗眼设施是防止工作人员的眼睛或者身体接触消毒剂、化学药品溶液的时候,可对眼睛和身体进行紧急冲洗或者冲淋。

第七节　游泳池水处理设施

【标准条款】

　　7.1 应安装游泳池补水计量专用水表。

【条款解读】

　　本条款规定了安装补水计量专用水表的要求。由于游泳池的经营单位在日常运营过程中为了节水,减少对游泳池的补水量,从而影响水质的卫生安全。为保证游泳池的水质,监督人员可通过游泳池补水计量专用水表的用水量来测算游泳池是否按照规定换水,从而督促游泳池的运营单位落实游泳池的补水量。游泳池的补水量可参照 WHO 规定的不少于 30L/ 人的要求补充新水。

【标准条款】

　　7.2 宜安装水表远程监控在线记录装置。

【条款解读】

本条款为推荐性条款。

安装水表远程监控在线记录装置便于远程监管游泳池的补水情况，及时掌握游泳池是否按照规定换水，故本标准提倡安装水表远程监控在线记录装置。

【标准条款】

7.3 池水循环周期不应超过 4h。

【条款解读】

本条款规定了池水循环周期的要求。《游泳池给水排水工程技术规程》（CJJ 122-2017）"4.4 循环周期"要求：池水循环净化周期，应根据水池类型、使用对象、游泳负荷、池水容积、消毒剂品种、池水净化设备的效率和设备运行时间等因素确定；公共类游泳池的成人游泳池、多用途池、多功能池的循环周期为 3～4h；儿童游泳池的循环周期为 1～2h。WHO《游泳池、按摩池水环境指导准则》（2006 年版）确定了不同游泳池水循环周期的最低要求，以确保游泳池水循环效果，降低游泳池水的浑浊度。

池水循环周期是指将整个池子的体积水量，通过池水净化系统进行净化处理后再返回到池内的时间，亦称周转率、循环速率。池水循环净化周期的长短影响着池水水质，当然它也取决于游泳负荷的多少、池水体积的大小、水流分配恰当与否和过滤设备的效率。池水循环周期越短，其水净化处理就越频繁，水质越有保证。在条件允许的情况下可缩短循环周期，提高泳池水质。

【标准条款】

7.4 应设余氯、浑浊度、pH、氧化还原电位等指标的水质在线监控装置。循环给水管上的监控点应设在循环水泵之后过滤设备工艺之前；循环回水管上的监控点应设在絮凝剂投加点之前。

【条款解读】

本条款规定了安装水质在线监控装置的要求。《游泳场所卫生规范》（卫监督发〔2007〕第 205 号）"第六条 人工游泳场所设施与布局"要求：游泳场所应配备余氯、pH 值、水温度计等水质检测设备。《游泳池给水排水工程技规程》(CJJ 122-2017)"10.2 监测、检测项目"要求：采用氯消毒时，应对 pH 值、氧化还原电位（ORP）、游离性余氯、浑浊度、水温进行在线监测；采用臭氧消毒时，应增加臭氧的监测参数；采用无氯消毒剂时，应增加臭氧、过氧化氢的监测参数。取样点位置应符合下列规定：循环给水管上应设在循环水泵之后过滤设备工艺之前；循环回水管上应设在絮凝剂投加点之前。

游泳场所应配备余氯、浑浊度、pH、氧化还原电位（ORP）等水质在线监控装置，根据监测结果调整加药量。

【标准条款】

7.5 应设加氯机，加氯机应有压力稳定且不间断的水源，其运行和停止应与循环水泵的运行和停止设联锁装置。

【条款解读】

本条款规定了游泳池加氯的要求。《游泳场所卫生规范》(卫监督发〔2007〕第 205 号)"附录"要求：加氯机至少设置一套备用。

目前我国游泳场所主要有三种水质消毒方式，分别为含氯消毒剂消毒、臭氧消毒和紫外线消毒。臭氧和紫外线无持续消毒功能。采用此两种消毒方式时，还应配置长效消毒方式的消毒工艺。考虑到我国国情，目前以含氯消毒剂消毒效果最为有效。要求采用臭氧、紫外线或其他消毒方法消毒时，还应辅助氯消毒，对其他消毒方式进行有效地补充。

为了防止池水循环净化处理系统之循环水因故障停止运行，消毒剂继续向系统投加，造成池内消毒剂含量超过规定，给泳客造成伤害。故本款规定消毒剂投加泵与池水循环水泵连锁，做到两者能同时停止和同时运转。

【标准条款】

7.6 消毒剂投入口位置应设在游泳池水质净化过滤装置出水口与游泳池给水口之间。

【条款解读】

本条款规定了消毒剂投入口位置的要求。消毒剂投加点应采取有效混合措施，使进入游泳池前消毒剂与循环水完全混合均匀。本条款结合实际情况，根据游泳池水处理的工艺流程，在水质净化过滤装置后、游泳池给水口前投加消毒剂，其消毒效果的持续时间最长，从而达到消毒目的。

消毒剂在水中的消毒效果与消毒剂的投入口位置和投加量密切相关，如投入口位置设置在净化过滤装置前，影响其消毒效果，水质有可能无法满足卫生要求。同时在投加消毒剂时严禁采用将含氯消毒剂直接注入游泳池内的投加方式。

【标准条款】

7.7 循环净化设备不得与淋浴用水、饮用水管道连通。

【条款解读】

由于淋浴用水和饮用水均属于生活饮用水系统，而《城镇给水排水技术规范》（GB 50788—2012）中"3.4 输配管网"规定：供水管网严禁与非生活饮用水管道连通。故规定循环净化设备不得与淋浴用水、饮用水管道连通。

【标准条款】

7.8 放置、加注净化、消毒剂区域应设在游泳池下风侧并设置警示标识。

【条款解读】

《工业企业设计卫生标准》（GBZ 1—2010）中"6 工作场所基本卫生要求"规定：工作场所毒物的发生源应布置在工作地点的自然通风或进风口的下风侧。

放置、加注净化、消毒剂不规范，易产生有毒有害气体。因此为确保游泳场所环境质量，故提出该要求。

【标准条款】

7.9 游泳池水处理机房应设与池水净化消毒加热相配套的检测报警装置，并设明确标识。

【条款解读】

《工业企业设计卫生标准》（GBZ 1—2010）中"6 工作场所基本卫生要求"规定：在有可能发生急性职业中毒的工作场所，根据自动报警装置技术发展水平设计自动报警或检测装置。《沐浴场所卫生规范》（卫监督发〔2007〕221号）"第六条 场所设置与布局"规定：使用燃气或存在其他可能产生一氧化碳气体的沐浴场所应配备一氧化碳报警装置。

由于在对游泳池水进行净化消毒时,会产生氯气、臭氧等有毒有害物质,使用燃煤或燃气设备对游泳池水加热时,可能会产生一氧化碳、二氧化碳、二氧化硫等有害气体。一旦泄漏,对人体健康产生危害。应根据有害气体种类设置氯气、臭氧、一氧化碳、二氧化碳、二氧化硫等相应的检测报警装置。考虑到游泳场所与沐浴场所的池水加热装置类似,故要求设置与池水加热相配套的检测报警装置。

【标准条款】

7.10 应设毛发过滤装置。

【条款解读】

本条款规定了设置毛发过滤装置的要求。《游泳池给水排水工程技术规程》(CJJ 122—2017)"5 池水净化"中"5.3 毛发聚集器"要求:池水在进入净化过滤设备之前,应经毛发聚集器对池水进行预过滤。

由于毛发、杂物(如胶布、泳衣脱落的纤维)、泳客脱落的饰物(如戒指、耳环)等进入水泵会对叶轮造成损伤堵塞,并且杂物被吸附在毛发聚集器中的过滤筒或网框的表面,会造成循环水量减少,从而影响过滤设备的效率和出水水质。因此,毛发过滤装置是水净化系统的过滤工序中不可缺少的专用装置。故采用过滤筒时,孔眼直径不应大于3.0mm;采用网框时,网眼不应大于15目。同时过滤筒(网框)的材质应耐腐蚀、不变形。

第八节 暖通空调

【标准条款】

8.1 室内游泳池、淋浴间应设机械通风和除湿设施。

【条款解读】

本条款规定了室内游泳池的通风要求。《游泳场所卫生规范》(卫监督发〔2007〕第205号）"第六条 人工游泳场所设施与布局"要求：室内游泳池应设有机械通风设施。《游泳场所卫生规范》（卫监督发〔2007〕第205号）"第九条 通风、照明与水质"要求：室内游泳场所应保持良好通风，机械通风设施正常运转。使用集中空调通风系统的游泳场所，其空调通风系统应符合国家相关规定。《体育场所开放条件与技术要求 第1部分：游泳场所》（GB 19079.1—2013）"6 卫生、环境管理要求"要求：室内游泳场所应有通风设施。

游泳场所内由于消毒剂的挥发及高温、高湿的环境，如通风不良，就会造成空气污浊，污染物浓度增加，需要足够的通风量来改善游泳场所的空气品质。同时由于游泳池水面有大量的水汽蒸发，排除室内余湿和余热所需的空气量比一般建筑要多，在充分利用自然通风的同时，应采用机械除湿设施来降低游泳场所的湿度。

设置集中空调通风系统的游泳馆，其集中空调通风系统的设置应满足《公共场所设计卫生规范 第1部分：总则》中的要求。

【标准条款】

> 8.2 更衣室应设供暖设施和通风设施。

【条款解读】

本条款规定了更衣室供暖和通风的要求。本条款是依据《游泳场所卫生规范》（卫监督发〔2007〕第205号）"第六条 人工游泳场所设施与布局"要求：更衣室保持空气流通。《沐浴场所卫生规范》（卫监督发〔2007〕第221号）"第六条 场所设置与布局"要求：更衣室应设有冷暖调温和换气设备，保持空气流通。

由于泳客离开游泳池时全身表皮血管扩张，若更衣室气温低易受凉感冒，故更衣室应设置冬季采暖设施。更衣室设置通风系统主要是为了控制空气中的湿度，改善室内空气品质。

【标准条款】

> 8.3 消毒剂专用库房、游泳池水处理机房、使用燃煤或燃气设备的区域，应设机械排风和事故排风装置，事故排风换气次数不应低于12次/h。

【条款解读】

本条款规定了设置机械排风和事故排风装置的要求。《游泳池给水排水工程技术规程》(CJJ 122—2017)"14.1 一般规定"要求：消毒设备与加药间、化学药品库应有独立的分隔和进排风系统。《工业企业设计卫生标准》(GBZ 1—2010)"6 工作场所基本卫生要求"要求：事故通风宜由经常使用的通风系统和事故通风系统共同保证，但在发生事故时，必须保证能提供足够的通风量。事故通风的风量宜根据工艺设计要求通过计算确定，但换气次数不宜＜12次/h。

考虑到池水消毒剂专用库房、游泳池水处理机房、使用燃煤或燃气设备，可能泄漏有毒有害气体，造成急性中毒。因此，应设置事故排风装置，且换气次数不应低于12次/h。事故排风设备的控制开关设置在室内、室外便于操作的地点。

【标准条款】

8.4 风管及其配件应采用防腐材料或采取相应的防腐措施。

【条款解读】

本条款规定了风管及其配件防腐的要求。由于消毒剂的挥发及高温、高湿的环境，游泳场所的空调设备及其配件除了会与水汽接触外，易受到氯离子的腐蚀，普通风管及其配件容易被腐蚀，因此应采用防腐蚀材料制作风管，如带有耐腐蚀涂膜的散热翅片、无机玻璃钢风管、耐腐蚀能力较好的彩钢板制作的风管等。除有色金属、不锈钢管、不锈钢板、镀锌钢管、镀锌钢板和铝板外，金属管道的外表面防腐，宜采用涂漆，涂层类别应能耐受环境大气的腐蚀。

第九节　照明

【标准条款】

9.1 开放夜场应设应急照明灯。

【条款解读】

夜间开放的游泳场所对应急照明有较高的要求。《游泳场所卫生规范》（卫监督发〔2007〕第205号）"第九条 通风、照明与水质"要求：室内游泳场所开放夜场应当配备足够的应急照明灯。

应急照明对于提高泳客的疏散速度是至关重要的，从安全角度考虑，夜场应设置应急照明灯。应急照明控制器、应急照明集中电源、应急照明配电箱和灯具应选择符合现行国家标准《消防应急照明和疏散指示系统》（GB 17945—2010）规定和有关市场准入制度的产品。应急照明灯具的蓄电池电源宜优先选择安全性高、不含重金属等对环境有害物质的蓄电池。应急照明灯的设置应保证为人员在疏散路径及相关区域的疏散提供最基本的照度。

第十节 电气

【标准条款】

10.1 应符合 JGJ 16 的要求。

【条款解读】

本条款规定了人工游泳场所的电气在设计上首先必须遵循《民用建筑电气设计规范》（JGJ 16—2008）的基本原则和应达到的基本要求。首先必须贯彻执行国家的技术经济政策，做到安全可靠、经济合理、技术先进、整体美观、维护管理方便。同时应选择符合国家现行标准的产品，严禁使用已被国家淘汰的产品。

由于游泳场所的特殊性，在安全防护上必须符合《民用建筑电气设计规范》（JGJ 16—2008）中第十二章"接地和特殊场所的安全防护"规定的游泳池安全防护的要求。

【标准条款】

10.2 应采用耐腐蚀材料制作的密闭灯具或带防水灯头的开敞式灯具，各部件应有防腐蚀或防水措施。

【条款解读】

《建筑照明设计标准》(GB 50034—2013)中"3 基本规定"要求:潮湿场所应采用相应防护等级的防水灯具,并应满足相关 IP 等级要求;有腐蚀性气体或蒸气场所,应采用防腐蚀密闭式的灯具。

由于游泳场所内十分潮湿,当光源点燃时由于温度升高,在灯具内产生正压,而光源熄灭后,由于灯具冷却,内部产生负压,将潮气吸入,容易使灯具内积水。因此,本条款规定应采用相应要求的灯具。

【标准条款】

10.3 应设漏电保护开关。

【条款解读】

《用电安全导则》(GB/T 13869—2017)中"7 特殊场所和特殊环境条件用电安全的一般原则"要求:在浴场(室)、蒸汽房、游泳池等潮湿的公共场所,应有特殊的用电安全措施,保证在任何情况下人体不触及用电产品的带电部分,并当用电产品发生漏电、过载、短路或人员触电时能自动切断电源。

游泳池十分潮湿,为确保顾客和工作人员的用电安全,应有特殊的用电安全措施,保证在任何情况下人体不触及用电产品的带电部分,并当用电产品发生漏电、过载、短路或人员触电时能自动切断电源。

第五章

《公共场所设计卫生规范 第 4 部分：沐浴场所》

（GB 37489.4—2019）

第一节 范围

【标准条款】

> GB 37489 的本部分规定了新建、扩建、改建沐浴场所的基本要求及总体布局与功能分区、单体、暖通空调、给水排水、电气的设计卫生要求。
>
> 本部分适用于公共浴室，其他沐浴场所可参照使用。
>
> 本部分不适用于婴幼儿沐浴场所。

【条款解读】

GB 37489 分为 5 个部分。GB 37489.4（以下简称"本标准"）是沐浴场所，针对基本要求、总体布局与功能分区、单体、暖通空调、给水排水、电气等沐浴场所健康风险的关键控制点，提出了沐浴场所适用的设计卫生要求。本标准应在满足 GB 37489.1 的前提下使用。

本标准在使用过程中应注意：

1. 适用于新建、改建、扩建的沐浴场所，已建的沐浴场所不强制要求执行本部分，建议其经营者通过改建达到本标准的要求。

2. 适用于《公共场所卫生管理条例》中的公共浴室。浴场（含会馆、会所、俱乐部所设的浴场）、桑拿中心（含宾馆、饭店、酒店、娱乐城对外开放的桑拿部和水吧 SPA）。

3. 本标准不适用于婴幼儿沐浴场所。

第二节　规范性引用文件

【标准条款】

下列文件对于本文件的应用是必不可少的。凡是注日期的引用文件,仅注日期的版本适用于本文件。凡是不注日期的引用文件,其最新版本(包括所有的修改单)适用于本文件。

GB 37489.1　公共场所设计卫生规范　第 1 部分:总则

JGJ 16　民用建筑电气设计规范

【条款解读】

本条款列举了《公共场所设计卫生规范　第 4 部分:沐浴场所》相关内容所涉及的 2 个规范性文件:《公共场所设计卫生规范　第 1 部分:总则》(GB 37489.1)和《民用建筑电气设计规范》(JGJ 16)。在规范性引用文件条款列举的清单中均未注明引用文件的日期,因此所列文件的最新版本包括所有的修改单的引用内容依然适用本标准。引用条款包括:

1. 沐浴场所的设计首先应符合 GB 37489.1 的要求。

2. 电气设计应符合 JGJ 16 的要求。

第三节　基本要求

【标准条款】

3.1 应符合 GB 37489.1 的要求。

【条款解读】

《公共场所设计卫生规范　第 1 部分:总则》(GB 37489.1)是各类公共场所设计卫生必须共同遵守的通用规则,适用于新建、改建、扩建公共场所建筑设计。故沐浴场所的设计首先应符合 GB 37489.1 的要求,再根据沐浴场所特点进行相应的设计。

第四节　总体布局与功能分区

【标准条款】

　　4.1 应设沐浴区、更衣室、休息室、公共卫生间、清洗消毒间、储藏间及其他辅助用房，合理布局，更衣室应与浴区相通。

【条款解读】

　　本条款规定了沐浴场所设置功能区域及相关布局要求。《沐浴场所卫生规范》（卫监督发〔2007〕221 号）"第六条　场所设置与布局"规定："沐浴场所应设有休息室、更衣室、沐浴区、公共卫生间、清洗消毒间、锅炉房或暖通设施控制室等房间""更衣室应与浴区相通"。

　　沐浴场所必须具备沐浴区、更衣室、休息室、公共卫生间、清洗消毒间、储藏间及其他辅助用房等功能区，这是保障沐浴场所卫生质量、浴客身体健康最基础的卫生设计。各功能区应合理布局，例如，更衣室、沐浴区、公共卫生间应分设男女区域，休息室单独设在堂口、大厅、房间等或与更衣室兼用。为方便浴客在进入浴区前、出浴区后都能及时更衣，更衣室应与浴区相通。

【标准条款】

　　4.2 设浴池的沐浴场所应设池水处理机房和消毒剂专用库房，不得与沐浴区、更衣室、休息室连通。

【条款解读】

　　本条款规定了浴池池水处理机房和消毒剂专用库房与其他功能区域的关系，其目的是避免水处理消毒剂对公共区域的干扰。水处理消毒剂若发生泄漏事故，其产生的有毒有害气体会影响到浴池、更衣室、休息室等功能区，发生急性中毒事件。为减少可能产生的健康危害事件，消毒剂应在专用库房内存放，池水处理设备和消毒剂专用库房，不得与沐浴区、更衣室、休息室连通。

【标准条款】

　　4.3 不宜设在地下。

【条款解读】

本条款为推荐性条款。

沐浴场所内由于高温、高湿的环境条件,其空气质量往往很差。如通风不良会造成空气污浊,污染物浓度增加。故建议将沐浴场所设置在地上。然而随着社会经济的发展,很多会所在地下室设置桑拿房、SPA 等形式的沐浴场所,这些地下沐浴场所应充分利用通风条件,通过通风窗、机械通风等方式改善地下沐浴场所环境条件。

第五节　单体

一、沐浴区

【标准条款】

5.1.1 应分设男、女淋浴区,相邻淋浴喷头间距不应小于0.9m。

【条款解读】

本条款规定了男、女淋浴区的设置和淋浴喷头间距的要求。《沐浴场所卫生规范》(卫监督发〔2007〕221 号)"第六条　场所设置与布局"规定:"更衣室、沐浴区、公共卫生间分设男女区域""浴区内应设置足够的淋浴喷头,相邻淋浴喷头间距不小于 0.9 米"。

为了保证浴客淋浴的便捷和舒适,避免或尽量减少相邻喷头使用者间的相互影响,沐浴区应设置足够数量的淋浴喷头,并且喷头间的间距应满足不小于 0.9m 的要求。

【标准条款】

5.1.2 宜设置淋浴隔断。

【条款解读】

本条款为推荐性条款。

本条款规定了设淋浴隔断的要求。本条款的设置目的:第一,出于卫生角度,避免淋浴时溅出的水和洗发沐浴液影响周边的人;第二,保护个人隐私。

【标准条款】

> 5.1.3 墙壁及天花板应使用耐腐、耐热、防潮、防水材料;天花板应有防止水蒸汽结露的相应措施;地面应耐腐、防渗、防滑,便于清洁消毒,地面应有一定坡度且有排水系统。

【条款解读】

本条款规定了沐浴区建筑材料的要求。《沐浴场所卫生规范》(卫监督发〔2007〕221号)"第六条 场所设置与布局"规定:"浴区四壁及天顶应当用无毒、耐腐、耐热、防潮、防水材料。天顶应有相应措施,防止水蒸汽结露。浴区地面应防渗、防滑、无毒、耐酸、耐碱,便于清洁消毒和污水排放,地面坡度应不小于2%,地面最低处应设置地漏,地漏应当有箅盖"。

由于沐浴区高温高湿的特点,沐浴区墙壁及天花板使用耐腐、耐热、防潮、防水材料,有利于淋浴室保持清洁,便于日常清洗。考虑到天花板防止水蒸汽结露的措施未做好,会滴冷水,造成浴客不适感,故天花板应有防止水蒸汽结露措施。同时采取措施防止浴客滑倒,如地面应使用防渗、防滑材料;地面设置一定坡度和排水系统等。

【标准条款】

> 5.1.4 淋浴区相邻区域应设公共卫生间,公共卫生间地坪应低于淋浴区。

【条款解读】

本条款规定了淋浴室地坪的要求。《沐浴场所卫生规范》(卫监督发〔2007〕221号)"第六条 场所设置与布局"规定:"沐浴场所应配备相应的水冲式便器,在浴区内应当设置公共卫生间。公共卫生间的设计应符合卫生要求。"《游泳场所卫生规范》(卫监督发〔2007〕第205号)"第八条 公共卫生间"规定:"在游泳场所淋浴室的区域内应配备相应的水冲式公共卫生间。公共卫生间地面应低于淋浴室"。

为了方便浴客的卫生需求,在邻近浴区的区域内应配备相应的公共卫生间。若卫生间的地面较高,卫生间的污废水可能会流到浴室中,造成浴室污染,所以公共卫生间地坪应低于浴室。

二、更衣室

【标准条款】

　　5.2.1 更衣室应配备与设计接待人数相匹配的密闭更衣柜、鞋架等更衣设备。更衣柜应按一客一用的标准设置。

【条款解读】

　　本条款规定了更衣室内衣柜、鞋架等更衣设备的配置要求。《沐浴场所卫生规范》(卫监督发〔2007〕221 号)"第六条　场所设置与布局"规定:"更衣室应与浴区相通,配备与设计接待量相匹配的密闭更衣柜、鞋架、座椅等更衣设施,设置流动水洗手及消毒设施,更衣柜应一客一柜"。

　　更衣柜、鞋架等更衣设备数量应与经营规模相适应,确保满足沐浴场所设计接待人数的需求,更衣柜按一客一用的标准设置。

【标准条款】

　　5.2.2 更衣柜宜采用光滑、防霉、防水材料。

【条款解读】

　　本条款规定了更衣柜材质的要求。《沐浴场所卫生规范》(卫监督发〔2007〕221 号)"第六条　场所设置与布局"规定:"更衣柜宜采用光滑、防水材料制造"。

　　为防止灰层堆积、高温高湿环境造成的衣柜霉变腐蚀,延长衣柜使用寿命,更衣柜宜采用光滑、防霉、防水材料制造,便于日常清洗。

【标准条款】

　　5.2.3 淋浴室与更衣室的使用面积之比,宜采用 1.0～0.9。

【条款解读】

　　本条款规定了淋浴室与更衣室使用面积的要求。《公共浴室给水排水设计规程》"5.2设备定额"规定："淋浴间与更衣间的使用面积之比,宜采用1.0～0.9"。

更衣室相对淋浴室面积过小,会造成更衣室拥挤不堪,降低浴客舒适度,或淋浴室不能充分使用,而造成浪费,为避免这种情况的发生,需保障更衣室的使用面积,其与淋浴室不宜差距过大。两者面积之比是一个经验数值,在这个比例下,淋浴室与更衣室的使用情况均较良好。

【标准条款】

5.2.4休息室或兼做休息室的更衣室,每个席位不小于0.125m²,走道宽度不小于1.5m。

【条款解读】

为控制休息室或兼做休息室的更衣室内人数,确保每位浴客都有足够的使用空间和舒适度,休息席位不小于0.125m²,走道宽度不小于1.5m。

【标准条款】

5.2.5更衣室地面应使用防滑、防水、易于清洗的材料,地面应有一定坡度且有排水系统。墙壁及天花板应使用防水、防霉、无毒材料覆涂。

【条款解读】

更衣室是湿度较大的区域,出于日常维护和使用寿命的考虑,其墙壁及天花板应采用防水、防霉、无毒材料覆涂。其地面使用防滑、防渗水材料,可防止浴客滑倒。地面设置一定坡度和排水系统便于排水,避免积水。

三、清洗消毒间

【标准条款】

5.3.1 提供毛巾、浴巾、浴衣裤、拖鞋、修脚工具等公共用品用具且自行清洗消毒的,应设置清洗消毒间。消毒间内应有毛巾、浴巾、浴衣裤、拖鞋、修脚工具专用清洗消毒池。

【条款解读】

本条款规定了毛巾、浴巾、浴衣裤、拖鞋、修脚工具等公共用品用具的消毒要求。《沐浴场所卫生规范》(卫监督发〔2007〕221号)"第八条 消毒设施"规定:"对浴巾、毛巾、浴衣裤等公用棉织品自行清洗消毒的沐浴场所应设置专用的清洗消毒间,专间内应有上下水,设有足够的清洗、消毒水池且标记明显,配备足够的清洗消毒设施或消毒药物及容器,配备毛巾、浴巾、垫巾、浴衣裤等专用密闭保洁柜且标记明显"。《沐浴场所卫生规范》(卫监督发〔2007〕221号)"第十七条 公共用品用具消毒"规定:"对浴巾、毛巾、浴衣裤等棉织品和公共饮具应在不同清洗消毒专间内清洗消毒,经清洗消毒后的各类用品用具应达到公共场所用品卫生标准的规定并保洁存放备用"。

本条款要求棉织品、拖鞋、修脚工具应在不同的清洗消毒专间内清洗消毒,经清洗消毒后的各类用品用具应达到公共用品用具卫生标准的规定并存放备用。

【标准条款】

> 5.3.2 提供杯具且自行清洗消毒的,应设置专用的清洗消毒间。采用物理法消毒的,消毒间内应有清洗水池和消毒柜。采用化学法消毒的,消毒间内应设杯具专用的去污池、消毒池、清洗池。消毒池的容量、深度应能满足浸泡消毒的需要。

【条款解读】

本条款规定杯具清洗消毒间的设置要求。《沐浴场所卫生规范》(卫监督发〔2007〕221号)"第八条 消毒设施"规定:"提供公用饮具的沐浴场所应设置专用的饮具清洗消毒间,专间内应有上下水,设有3个以上标记明显的水池,配备足够的消毒设备或消毒药物及容器,配备密闭饮具保洁柜并标记明显"。《沐浴场所卫生规范》(卫监督发〔2007〕221号)"第十七条 公共用品用具消毒"规定:"对浴巾、毛巾、浴衣裤等棉织品和公共饮具应在不同清洗消毒专间内清洗消毒,经清洗消毒后的各类用品用具应达到公共场所用品卫生标准的规定并保洁存放备用"。

目前杯具常用的消毒方法有物理法及化学法,消毒间的设置应配合相应的消毒方法,杯具的消毒首选物理法,采用物理法消毒的消毒间内应设置清洗水池,在合适的位置设置消毒柜。采用化学法消毒的,消毒间内至少应设杯具专用的去污池、消毒池、清洗池 3 个杯具专用池,消毒池的容量、深度应能满足浸泡消毒的需要。消毒间应设有效的排气措施,且蒸汽或异味不应窜入客房。

四、消毒剂专用库房

【标准条款】

5.4.1 应独立设置,并应靠近建筑物内的次要通道和水处理机房的加药间。

【条款解读】

本条款规定了消毒剂专用库房的设置要求。《游泳池给水排水工程技术规程》(CJJ 122—2017)"14.5.1 化学药品储存间"规定:化学药品储存间应独立设置,并应靠近建筑物内的次要通道和设备机房内的加药间。

浴池所使用的消毒剂具有腐蚀性和毒性,为防止发生安全事故,应设置专用的储存房间。为减少消毒剂在建筑内运输时对浴客的危害,消毒剂专用库房应靠近次要通道和加药间。

【标准条款】

5.4.2 墙面、地面、门窗应采用耐腐蚀、易清洗的材料。

【条款解读】

本条款规定了消毒剂专用库房的材料要求。加药间的消毒剂及各种化学药品都具有不同程度的腐蚀性和毒性,为防止泄漏造成危害,本条对消毒剂专用库房的墙面、地面、门窗要求采用耐腐蚀、易清洗的材料,便于库房的日常维护,延长库房的使用寿命。

【标准条款】

5.4.3 应设给水和排水设施,并应设冲淋洗眼设施。

【条款解读】

本条款规定了消毒剂专用库房的安全要求。加药间的消毒剂及各种化学药品都具有不同程度的腐蚀性。房间应设置给水和排水设施,方便消毒剂、化学药品溶液配制,同时也便于专用库房的清洗及冲洗废水的排放。

设置冲淋洗眼设施是防止工作人员的眼睛或者身体接触消毒剂、化学药品溶液的时候,可对眼睛和身体进行紧急冲洗或者冲淋。每个冲淋洗眼装置的服务半径不超过 15m。

第六节　暖通空调

【标准条款】

6.1 沐浴区应设机械通风和除湿设施。

【条款解读】

本条款规定了沐浴区的通风及风管配件要求。《沐浴场所卫生规范》(卫监督发〔2007〕221 号)"第十条　通风设施"规定:"沐浴场所应有良好的通风设施(新风、排风、除湿等),排气口应设置在主导风向的下风向,室内空气质量应符合国家有关卫生标准"。

沐浴场所内由于消毒剂的挥发及高温、高湿的环境,如通风不良,就会造成空气污浊,污染物浓度增加,需要足够的通风量来改善沐浴场所的空气品质。根据《民用建筑供暖通风与空气调节设计规范》(GB 50736—2012)的要求,采用机械通风时,淋浴区的换气次数 5～6 次 /h,池浴区的换气次数 6～8次 /h,桑拿或蒸汽浴区域换气次数 6～8 次 /h,洗浴单间或小于 5 个喷头的淋浴区换气次数 10 次 /h。同时由于浴池水面有大量的水汽蒸发,排除室内余湿和余热所需的空气量比一般建筑要多,故需采用除湿设施来降低沐浴场所的湿度。

【标准条款】

6.2 更衣室应设供暖设施和通风设施。

【条款解读】

本条款规定了更衣室的暖通空调设计。《沐浴场所卫生规范》(卫监督发

〔2007〕221 号）"第六条　场所设置与布局"规定："更衣室、浴区及堂口、大厅、房间等场所应设有冷暖调温和换气设备，保持空气流通"。《沐浴场所卫生规范》（卫监督发〔2007〕221 号）"第十条通风设施"规定："沐浴场所应有良好的通风设施（新风、排风、除湿等），排气口应设置在主导风向的下风向，室内空气质量应符合国家有关卫生标准"。

　　当浴客离开浴池时全身表皮血管扩张，若更衣室气温低易受凉感冒，故更衣室应设置冬季采暖设施。更衣室设置通风系统主要是为了控制空气中的湿度，改善室内空气品质。根据《民用建筑供暖通风与空气调节设计规范》（GB 50736—2012）的要求，采用机械通风的更衣室换气次数为 2～3 次/h。

【标准条款】

　　6.3 消毒剂专用库房、使用燃煤或燃气设备的区域，应设机械排风和有毒有害气体监测及报警装置，事故排风换气次数不应低于 12 次/h。

【条款解读】

　　本条款规定了设置机械排风和事故排风装置的要求。《沐浴场所卫生规范》（卫监督发〔2007〕221 号）"第六条　场所设置与布局"规定："使用燃气或存在其他可能产生一氧化碳气体的沐浴场所应配备一氧化碳报警装置。使用的锅炉应经质量技术监督部门许可。沐浴场所安装在室内的燃气热水器应当有强排风装置。池浴应配备池水循环净化消毒装置。"《工业企业设计卫生标准》（GBZ 1—2010）"6 工作场所基本卫生要求"规定："事故通风宜由经常使用的通风系统和事故通风系统共同保证，但在发生事故时，必须保证能提供足够的通风量。事故通风的风量宜根据工艺设计要求通过计算确定，但换气次数不宜< 12 次/h"。

　　消毒剂专用库房、使用燃煤或燃气设备的区域可能泄漏有毒有害气体，造成急性中毒。因此，应设置事故排风装置，且换气次数不应低于 12 次/h。事故排风设备的控制开关设置在室内、室外便于操作的地点。

【标准条款】

　　6.4 风管及其配件应采用防腐材料或采取相应的防腐措施。

【条款解读】

本条款规定了风管及其配件防腐的要求。由于消毒剂的挥发及高温、高湿的环境,沐浴场所的空调设备及其配件除了会与水汽接触外,易受到氯离子的腐蚀,普通风管及其配件容易被腐蚀,因此应采用防腐蚀材料制作风管,如带有耐腐蚀涂膜的散热翅片、无机玻璃钢风管、耐腐蚀能力较好的彩钢板制作的风管等。除有色金属、不锈钢管、不锈钢板、镀锌钢管、镀锌钢板和铝板外,金属管道的外表面防腐,宜采用涂漆,涂层类别应能耐受环境大气的腐蚀。

第七节　给水排水

【标准条款】

7.1 浴池池水处理设备不得与淋浴用水、饮用水管道连通。

【条款解读】

由于沐浴用水和饮用水均属于生活饮用水系统,《城镇给水排水技术规范》(GB 50788—2012)中"3.4 输配管网"规定:供水管网严禁与非生活饮用水管道连通。故规定浴池池水处理设备不得与淋浴用水、饮用水管道连通。

【标准条款】

7.2 应设毛发过滤装置。

【条款解读】

本条款规定了设置毛发过滤装置的要求。《游泳池给水排水工程技术规程》(CJJ 122—2017)"5 池水净化"中"5.3 毛发聚集器"规定:池水在进入净化过滤设备之前,应经毛发聚集器对池水进行预过滤。

由于毛发、杂物(如胶布、衣物脱落的纤维)、浴客脱落的饰物(如戒指、耳环)等进入水泵会对叶轮造成损伤堵塞,并且杂物被吸附在毛发聚集器中的过滤筒或网框的表面,会造成循环水量减少,从而影响过滤设备的效率和出水水质。因此,毛发过滤装置是水净化系统的过滤工序中不可缺少的专用装置。

故采用过滤筒时,孔眼直径不应大于3.0mm;采用网框时,网眼不应大于15目。同时过滤筒（网框）的材质应耐腐蚀、不变形。

第八节 电气

【标准条款】

8.1 应符合JGJ 16的要求。

【条款解读】

本条款规定了沐浴场所的电气在设计上首先必须遵循《民用建筑电气设计规范》(JGJ 16—2008)的基本原则和应达到的基本要求。首先必须贯彻执行国家的技术经济政策,做到安全可靠、经济合理、技术先进、整体美观、维护管理方便。同时应选择符合国家现行标准的产品,严禁使用已被国家淘汰的产品。

由于沐浴场所的特殊性,在安全防护上必须符合《民用建筑电气设计规范》(JGJ 16—2008)中第十二章"接地和特殊场所的安全防护"规定的游泳池安全防护的要求。

【标准条款】

8.2 应采用耐腐蚀材料制作的密闭灯具或带防水灯头的开敞式灯具,各部件应有防腐蚀或防水措施。

【条款解读】

《建筑照明设计标准》(GB 50034—2013)中"3 基本规定"规定:潮湿场所应采用相应防护等级的防水灯具,并应满足相关IP等级要求;有腐蚀性气体或蒸汽场所,应采用防腐蚀密闭式的灯具。

由于沐浴场所内十分潮湿,当光源点燃时由于温度升高,在灯具内产生正压,而光源熄灭后,由于灯具冷却,内部产生负压,将潮气吸入,容易使灯具内积水。因此,本条款规定应采用相应要求的灯具。

【标准条款】

8.3 应设漏电保护开关。

【条款解读】

《用电安全导则》(GB/T 13869—2017)中"7 特殊场所和特殊环境条件用电安全的一般原则"规定：在浴场(室)、蒸汽房、游泳池等潮湿的公共场所，应有特殊的用电安全措施，保证在任何情况下人体不触及用电产品的带电部分，并当用电产品发生漏电、过载、短路或人员触电时能自动切断电源。

沐浴场所十分潮湿，为确保顾客和工作人员的用电安全，应有特殊的用电安全措施，保证在任何情况下人体不触及用电产品的带电部分，并当用电产品发生漏电、过载、短路或人员触电时能自动切断电源。

第六章

《公共场所设计卫生规范 第5部分：美容美发场所》
（GB 37489.5—2019）

第一节 范围

【标准条款】

GB 37489 的本部分规定了新建、扩建、改建美容美发场所的基本要求及总体布局与功能分区、单体、暖通空调、排水、电气的设计卫生要求。

本部分适用于美容店、理（美）发店。

不适用于医疗美容场所。

【条款解读】

本标准在使用过程中应注意：

1. 适用于新建、改建、扩建的美容美发场所，已建的公共场所不强制要求执行本部分，建议其经营者通过改建达到本标准的要求。

2. 适用范围按照《公共场所卫生管理条例》中的分类方式进行描述，包括美容店、理（美）发店。其他美容美发场所可参照使用。

3. 医疗美容行为属于医疗机构管理的范畴，不适用于医疗美容场所。

第二节 规范性引用文件

【标准条款】

> 下列文件对于本文件的应用是必不可少的。凡是注日期的引用文件,仅注日期的版本适用于本文件。凡是不注日期的引用文件,其最新版本(包括所有的修改单)适用于本文件。
>
> GB 37489.1 公共场所设计卫生规范 第 1 部分:总则
>
> JGJ 16 民用建筑电气设计规范

【条款解读】

本条款列出了本标准中规范性引用其他文件的文件清单,包括《公共场所设计卫生规范 第 1 部分:总则》(GB 37489.1)、《民用建筑电气设计规范》(JGJ 16)。上述文件经过本标准的引用后,其引用部分成为本标准的一部分。引用条款包括:

1. 应符合 GB 37489.1 的要求。

2. 电气设计应符合 JGJ 16 的要求。

第三节 基本要求

【标准条款】

> 应符合 37489.1《公共场所设计卫生规范 第 1 部分:总则》的要求。

【条款解读】

本标准是《公共场所设计卫生规范》的分则,均应在满足 37489.1《公共场所设计卫生规范第 1 部分:总则》的前提下使用。

《公共场所设计卫生规范 第 1 部分:总则》(GB 37489.1)是各类公共场所设计卫生必须共同遵守的通用规则,适用于新建、改建、扩建公共场所建筑设计。故美容美发场所的设计首先应符合 GB 37489.1 的要求,再根据美容美发场所特点进行相应的设计。

第四节　总体布局与功能分区

【标准条款】

> 4.1 应设美容区、美发区、清洗消毒间(区)、储藏间(区)、更衣室(柜)等功能区域,合理布局。
>
> 4.2 兼有美容和美发服务的场所,美容、美发操作区域应分隔设置。
>
> 4.3 经营面积在 50m^2 以上的美发场所,应设单独的烫、染工作间;经营面积小于 50m^2 的美发场所,应设单独的烫、染工作区。
>
> 4.4 美容场所和经营面积在 50m^2 以上的美发场所,应设公共用品用具清洗消毒间;50m^2 以下的美发场所应设公共用品用具清洗消毒区。
>
> 4.5 美容场所和经营面积在 50m^2 以上的美发场所,应设储藏间;50m^2 以下的美发场所应设储藏区。

【条款解读】

本条款规定了美容美发场所总体布局与功能分区的卫生要求,借鉴了《美容美发场所卫生规范》(卫监督发〔2007〕221 号)"第五条　场所设置与布局"的卫生要求确定的,规定了功能区域的面积和布局要求。

第五节　单体

一、美容、美发区

【标准条款】

> 5.1.1 美容场所经营面积应不小于30m^2,美发场所经营面积应不小

于 $10m^2$。

5.1.2 每个美容床位服务面积不宜小于 $3m^2$,床间距不宜小于 $1m$;每个美发座位服务面积不宜小于 $2.5m^2$,座椅间距不宜小于 $1.5m$。

【条款解读】

本条款规定了美容美发场所经营面积和服务面积的卫生要求。《美容美发场所卫生规范》(卫监督发〔2007〕221号)"第五条　场所设置与布局"规定:美容场所经营面积应不小于30平方米,美发场所经营面积应不小于10平方米。《美容美发行业经营管理技术规范》(SB/T 10437—2007)"4.1 经营服务场所"规定:每个美容床位服务面积宜在 $3m^2$ 以上,床间距 $1m$ 以上;每个美发座位服务面积宜在 $2.5m^2$ 以上,座椅间距 $1.5m$ 以上。

在进行美容美发服务的过程中,可能需要顾客采取卧姿、坐姿进行操作,因此在经营面积上为保障舒适度和便于操作,需要满足一定的面积要求。

【标准条款】

5.1.3 美发场所应设流动水洗发设备,洗发设备和座位比应不小于 $1:5$。

【条款解读】

本条款规定了美容美发场所洗发设备的卫生要求。《美容美发场所卫生规范》(卫监督发〔2007〕221号)"第五条　场所设置与布局"规定:美发场所应当设置流水式洗发设施,且洗发设施和座位比不小于 $1:5$。

流动水洗发设备能够有效地去除头发上的污物和洗发泡沫。流动水洗发设备和座位的比例不应小于 $1:5$,以减少顾客的等待时间。

二、清洗消毒间(区)

【标准条款】

5.2.1 应设美容美发工具清洗消毒间(区)。

【条款解读】

美容美发工具应由美容美发场所经营单位自行进行清洗消毒，不应委托处理。故美容美发场所应根据经营面积大小设置美容美发工具清洗消毒间（区），配备相应的清洗消毒设施。

【标准条款】

> 5.2.2 提供毛巾、面巾、床单、被罩、按摩服、拖鞋等公共用品用具且自行清洗消毒的，应设置清洗消毒间（区）。清洗消毒间（区）内应有毛巾、面巾、床单、被罩、按摩服、拖鞋等专用清洗消毒池。

【条款解读】

本条款规定了供毛巾、浴巾、拖鞋等公共用品用具的消毒要求。《美容美发场所卫生规范》（卫监督发〔2007〕221号）"第十一条　公共用品用具消毒"规定：毛巾、面巾、床单、被罩、美容用具等公共用品用具应一客一换一消毒。《沐浴场所卫生规范》（卫监督发〔2007〕221号）"第八条　消毒设施"要求："对浴巾、毛巾、浴衣裤等公用棉织品自行清洗消毒的沐浴场所应设置专用的清洗消毒间，专间内应有上下水，设有足够的清洗、消毒水池且标记明显，配备足够的清洗消毒设施或消毒药物及容器，配备毛巾、浴巾、垫巾、浴衣裤等专用密闭保洁柜且标记明显"。《沐浴场所卫生规范》（卫监督发〔2007〕221号）"第十七条　公共用品用具消毒"要求："对浴巾、毛巾、浴衣裤等棉织品和公共饮具应在不同清洗消毒专间内清洗消毒，经清洗消毒后的各类用品用具应达到公共场所用品卫生标准的规定并保洁存放备用"。本条款借鉴了上述规范的要求。

棉织品、拖鞋应在不同的清洗消毒专间内清洗消毒，经清洗消毒后的各类用品用具应达到公共用品用具卫生标准的规定并存放备用。

【标准条款】

> 5.2.3 提供杯具且自行清洗消毒的，应设置专用的清洗消毒间。采用物理法消毒的，消毒间内应有清洗水池和消毒柜。采用化学法消毒的，消毒间内应设杯具专用的去污池、消毒池、清洗池。消毒池的容量、深度应能满足浸泡消毒的需要。

【条款解读】

本条款规定了杯具清洗消毒间的设置要求。《美容美发场所卫生规范》（卫监督发〔2007〕221号）"第十二条 公用饮具消毒"规定：公用饮具应一客一换一消毒，消毒后贮存于专用保洁柜内备用，已消毒和未消毒饮具应分开存放。《沐浴场所卫生规范》（卫监督发〔2007〕221号）"第八条 消毒设施"要求："提供公用饮具的沐浴场所应设置专用的饮具清洗消毒间，专间内应有上下水，设有3个以上标记明显的水池，配备足够的消毒设备或消毒药物及容器，配备密闭饮具保洁柜并标记明显"。本条款借鉴了上述规范的要求。

目前杯具常用的消毒方法有物理法及化学法，消毒间的设置应配合相应的消毒方法，杯具的消毒首选物理法，采用物理法消毒的消毒间内应设置清洗水池，在合适的位置设置消毒柜。采用化学法消毒的，消毒间内至少应设杯具专用的去污池、消毒池、清洗池3个杯具专用池，消毒池的容量、深度应能满足浸泡消毒的需要。消毒间应设有效的排气措施，且蒸汽或异味不应窜入客房。

第六节　暖通空调

【标准条款】

6.1 烫、染工作间（区）应设机械通风设施。

6.2 洗发等潮湿区域应设机械通风设施。

【条款解读】

本条款规定了美容美发场所机械通风的要求。

《美容美发场所卫生规范》（卫监督发〔2007〕221号）"第五条 场所设置与布局"规定：烫、染工作间（区）应有机械通风设施。《美容美发场所卫生规范》（卫监督发〔2007〕221号）"第六条 设施要求"规定：美容美发场所的通风设施应完备，空气流向合理。本条款借鉴了上述规范的要求。

美容美发的烫、染工作会产生氨、TVOC等有毒有害气体，洗发等区域会产生大量潮湿的气体，影响顾客和工作人员的健康，可以通过机械通风排出上述气体。

【标准条款】

6.3 使用燃煤或燃气设备的区域，应设机械通风装置和有毒有害气体监测及报警装置。

【条款解读】

本条款规定了设置机械排风的要求。《美容美发场所卫生规范》（卫监督发〔2007〕221号）"第六条 设施要求"规定：使用燃煤或液化气供应热水的，应使用强排式通风装置。

美容美发场所使用燃煤或燃气的热水器可能会产生一氧化碳、二氧化碳、二氧化硫等气体。应设置机械通风装置，并根据燃料种类设置一氧化碳、二氧化碳、二氧化硫等相应气体检测报警装置。

【标准条款】

6.4 风管及其配件应采用防腐材料或采取相应的防腐措施。

【条款解读】

本条款规定了风管及其配件防腐的要求。由于消毒剂的挥发及高温、高湿的环境，美容美发场所的空调设备及其配件除了会与水汽接触外，易受到氯离子的腐蚀，普通风管及其配件容易被腐蚀，因此应采用防腐蚀材料制作风管，如带有耐腐蚀涂膜的散热翅片、无机玻璃钢风管、耐腐蚀能力较好的彩钢板制作的风管等。除有色金属、不锈钢管、不锈钢板、镀锌钢管、镀锌钢板和铝板外，金属管道的外表面防腐，宜采用涂漆，涂层类别应能耐受环境大气的腐蚀。

第七节 排水

【标准条款】

应设毛发过滤装置。

【条款解读】

美容美发会产生大量的毛发,可能会堵塞排水管道,会产生臭味并造成病媒生物的滋生。故应设置有毛发过滤装置,可采用毛发过滤网或毛发过滤器。

第八节　电气

【标准条款】

8.1 应符合 JGJ 16 的要求。

【条款解读】

本条款规定了美容美发场所的电气设计首先必须遵循《民用建筑电气设计规范》(JGJ 16)的基本原则和应达到的基本要求。首先必须贯彻执行国家的技术经济政策,做到安全可靠、经济合理、技术先进、整体美观、维护管理方便。同时应选择符合国家现行标准的产品,严禁使用已被国家淘汰的产品。

由于游泳场所的特殊性,在安全防护上必须符合《民用建筑电气设计规范》(JGJ 16—2008)中第十二章"接地和特殊场所的安全防护"的要求。尤其是洗发等潮湿区域,应重视由于人身电阻降低和身体接触地电位而增加电击危险的安全防护。

【标准条款】

8.2 应采用耐腐蚀材料制作的密闭灯具或带防水灯头的开敞式灯具,各部件应有防腐蚀或防水措施。

【条款解读】

《建筑照明设计标准》(GB 50034—2013)中"3 基本规定"要求:潮湿场所应采用相应防护等级的防水灯具,并应满足相关 IP 等级要求;有腐蚀性气体或蒸汽场所,应采用防腐蚀密闭式的灯具。

由于洗发区域内十分潮湿,当光源点燃时由于温度升高,在灯具内产生正压,而光源熄灭后,由于灯具冷却,内部产生负压,将潮气吸入,容易使灯具内积水。因此,本条款规定应采用相应要求的灯具。

【标准条款】

8.3 应设漏电保护开关。

【条款解读】

《用电安全导则》(GB/T 13869—2017)中"7 特殊场所和特殊环境条件用电安全的一般原则"要求:在浴场(室)、蒸汽房、游泳池等潮湿的公共场所,应有特殊的用电安全措施,保证在任何情况下人体不触及用电产品的带电部分,并当用电产品发生漏电、过载、短路或人员触电时能自动切断电源。

洗发区域十分潮湿,为确保顾客和工作人员的用电安全,应有特殊的用电安全措施,保证在任何情况下人体不触及用电产品的带电部分,并当用电产品发生漏电、过载、短路或人员触电时能自动切断电源。

第七章

《公共场所卫生管理规范》
（GB 37487—2019）

第一节 范围

【标准条款】

本标准规定了公共场所基本卫生要求、卫生管理和从业人员卫生等管理环节的基本要求和准则。

本标准适用于宾馆、旅店、招待所、公共浴室、美容店、理发店、影剧院、音乐厅、录像厅（室）、游艺厅（室）、舞厅、体育场（馆）、游泳场（馆）、商场（店）、书店、图书馆、博物馆、美术馆、展览馆、候诊室、候车（机、船）室与公共交通工具等公共场所。其他公共场所参照执行。

【条款解读】

现行《公共场所卫生管理条例》纳入管理范围的公共场所为 7 大类 28 种，即宾馆、旅店、招待所、饭馆、车马店、咖啡馆、酒吧、茶座、公共浴室、美容店、理发店、影剧院、音乐厅、录像厅（室）、游艺厅（室）、舞厅、体育场（馆）、游泳场（馆）、公园、商场（店）、书店、图书馆、博物馆、美术馆、展览馆、候诊室、候车（机、船）室与公共交通工具等。2012 年《国务院关于第六批取消和调整行政审批项目的决定》取消了体育场（馆）、公园、公共交通工具的卫生行政许可，但卫生部门仍应依法予以监督管理。2016 年《国务院关于整合调整餐饮服务场所的公共场所卫生许可证和食品经营许可证的决定》将饭馆、咖啡馆、酒吧、茶座管理职责调整为食品药品监督管理主管部门管理。本条款依据现阶段社会经济发展现状和国务院相关文件规定，确定将 7 类 22 种公共场所纳入适用范围,其他公共场所可参照执行本标准。

在适用范围中,明确本标准基本要求和准则是针对公共场所的基本卫生要求、卫生管理和从业人员卫生3个管理环节作出相关规定。其中,基本卫生要求包括:物品配置、物品储存、公共用品用具、通风换气、空调设施、生活饮用水、游泳池水和沐浴用水、卫生健康相关产品、卫生专间、公共用品用具清洗消毒、卫生清扫工具、工作车管理、外送清洗管理、病媒生物防治、环境清扫保洁、标志标识等16项管理内容;卫生管理环节包括:卫生管理组织、卫生管理制度、操作规程、证件管理、档案管理、传染病和危害健康事故管理、卫生检测等7项管理内容;从业人员卫生包括:从业人员健康管理、从业人员培训、从业人员个人卫生等3项内容,本标准正文、附录相关条款对上述26项管理环节作出了规定。

第二节　规范性引用文件

【标准条款】

　　下列文件对于本文件的应用是必不可少的。凡是注日期的引用文件,仅注日期的版本适用于本文件。凡是不注日期的引用文件,其最新版本(包括所有的修改单)适用于本文件。

GB 5749　生活饮用水卫生标准

GB 17051　二次供水设施卫生规范

GB 37488　公共场所卫生指标及限值要求

WS 394　公共场所集中空调通风系统卫生规范

生活饮用水集中式供水单位卫生规范　原卫生部(卫法监发〔2001〕161号)

【条款解读】

本条款列举了《公共场所卫生管理规范》相关内容所涉及的5个规范性文件,包括:《生活饮用水卫生标准》(GB 5749—2006)、《公共场所卫生指标及限值要求》(GB 37488—2019)、《二次供水设施卫生规范》(GB 17051—1997)、《公共场所集中空调通风系统卫生规范》(WS 394—2012)(卫生部　卫通〔2012〕16号)、《生活饮用水集中式供水单位卫生规范》(卫生部　卫法监发〔2001〕161号)。在规范性引用文件条款列举的清单中均未注明引用文件的日期,因此所列文件的最新版本包括所有的修改单的引用内容依然适用本标准。引用条款包括:

(1)卫生相关产品管理:公共场所配置的卫生相关产品中供顾客使用的洗发液、沐浴液、烫发剂、染发剂、美容护肤类化妆品等标签标识应符合5296.3—2008。

(2)公共用品用具清洗消毒效果:公共场所应严格执行公共用品用具换洗消毒规定,清洗消毒后的公共用品用具应符合 GB 37488 要求。

采用外送清洗方式的公共场所,洗涤后的公共用品应符合 GB 37488 要求。

(3)通风换气管理:人群密度高、自然通风条件不良、营业期间不便于采用自然通风方式的场所应安装机械排风系统或设施,营业期间保持正常使用,新风量应符合 GB 37488 要求。

热水器应具有强排风功能,燃烧产生的气体应直接排到室外,保证场所空气质量符合 GB 37488 要求。

(4)空调设施管理:使用集中空调的场所,卫生指标及卫生管理应符合 GB 37488 和 WS 394 要求。

(5)生活饮用水管理:自建供水设施使用单位应有专人负责卫生管理,水源卫生防护和供水过程卫生管理应符合《生活饮用水集中式供水单位卫生规范》,水质符合《生活饮用水卫生标准》(GB 5749)要求。

二次供水设施使用单位应有专人负责卫生管理,设施的设计、管理和水质应符合《二次供水设施卫生规范》(GB 17051)要求。

公共交通工具上提供的生活饮用水水质应符合《生活饮用水卫生标准》(GB 5749)要求。

采用分质供水方式的公共场所,制水工艺应符合卫生要求,水质符合《生活饮用水卫生标准》(GB 5749)和相应的标准规定。

(6)游泳池水、沐浴用水:人工游泳场所、沐浴场所使用的原水及补充用水水质应符合《生活饮用水卫生标准》(GB 5749)要求。

人工游泳场所池水循环净化、消毒、补水等设施设备应正常运行,每日补充足量新水,发生故障时应及时检修,游泳池水质应符合 GB 37488 要求。

沐浴场所浴池水应循环净化处理,循环净化装置应正常运行,营业期间每日补充足量新水,池水水质符合 GB 37488 要求。

第三节 术语和定义

【标准条款】

3.1 公共用品用具 public articles

公共场所经营者提供给顾客重复使用的床单、枕套、被套、毛巾、浴巾、浴衣、杯具、洁具、拖鞋、美容美发工具、修脚工具以及其他重复使用且与皮肤、黏膜等接触的物品。

3.2 工作车 work handcart

宾馆、旅店、招待所等住宿场所经营单位在卫生清扫时用于清洁物品放置和临时保洁,存放一次性用品、布草类物品、耗损品,回收污染物品和废弃物的车辆。

【条款解读】

对《公共场所卫生管理规范》文本内容涉及的 2 条术语的含义进行解释。公共用品用具、工作车的概念是根据现行《公共场所卫生管理条例》和条例《实施细则》等规范性文件、相关公共场所文献资料、卫生监督工作实践及实际应用的需要作出的界定。公共用品用具定义侧重于强调在住宿场所、沐浴场所、美发美容场所中提供顾客重复使用常见物品用具,这类用品用具污染程度高且与人体皮肤、黏膜密切接触,存在成为接触传播类传染性疾病传播途径的卫生安全风险,消费者高度关注。工作车的定义是从住宿场所实际应用出发,对涉及卫生管理的相关属性进行客观描述。

第四节　基本卫生要求

一、物品配置

【标准条款】

> 4.1.1 公共场所配置的卫生相关产品(包括:消毒产品、涉水产品、杀虫剂、灭鼠剂、避孕套和供顾客使用的洗发液、沐浴液、烫发剂、染发剂、美容护肤类化妆品等)应执行进货验收制度,保证产品质量,标签标识规范。

【条款解读】

《公共场所卫生管理条例实施细则》第八条第七项要求公共场所经营单位采购公共卫生用品进货应进行索证管理,罚则第三十七条第五项规定"未按照规定索取公共卫生用品检验合格证明和其他相关资料的"予以相关行政处罚,事实上公共场所提供的符合公共卫生用品概念内涵的物品种类很多,有些用品与人群健康关联度不高,如住宿场所部分提供的一次性牙刷、牙膏、梳子、浴帽、拖鞋、卫生纸等。本条款规定,公共场所在经营服务中配置的卫生相关产品,即消毒产品、涉水产品、杀虫剂、灭鼠剂、避孕套和供顾客使用的洗发液、沐浴液、烫发剂、染发剂、美容护肤类化妆品等应执行索证管理相关制度。采购相关产品时应做到进货验收,配置使用的涉水产品应为取得卫生许可批件的产品;消毒产品生产企业应取得卫生许可证,产品应经过卫生安全评价;杀虫剂、灭鼠剂、化妆品等应为合法合规产品,相关产品的质量应符合相应的标准,有检验合格证明、产品合格证等保证产品质量的资料。从商场、超市、专营商店、网购等流通渠道购买的相关产品,开具的进货发票、购货凭证资料可作为索证管理资料,相关资料应存档备查或溯源。

【标准条款】

> 4.1.2 采购、出入库宜有记录,做到先进先出,索证、验收、出入库记录等资料保存2年。

【条款解读】

本条款为推荐性条款。

公共场所采购配置消毒产品、涉水产品、杀虫剂、灭鼠剂、避孕套和供顾客使用的洗发液、沐浴液、烫发剂、染发剂、美容护肤类化妆品等卫生相关产品，应按《公共场所卫生管理条例实施细则》相关规定做好出入库管理工作，采购入库的产品应进行登记，包括产品名称、供货单位、进货数量、采购日期、产品使用期限，以及产品合法合规证明资料、保证产品质量的证明材料等。产品出库应做到先进先出或按照产品使用期限合理安排，并做好记录。进货验收、索证、出入库管理资料保管期限遵循条例《公共场所卫生管理条例实施细则》的规定不少于两年，相关资料应归档管理。

【标准条款】

4.1.3 公共用品用具的配备数量应能满足经营需要。常见公共用品用具配备基本要求见附录 A。

【条款解读】

公共场所配置的公共用品用具数量属于公共场所经营单位基本卫生条件，立足于卫生监督实践的工作需要，保证重复使用的物品能切实落实一客一换和清洗消毒的相关规定，要求公共用品用具的配置数量必须满足经营运转需要，并在标准附录 A 中对常见用品用具配置数量按不同场所、不同种类用品用具分别作出规定。

二、物品储存

【标准条款】

4.2.1 公共用品用具应存放在储藏间或场所内符合卫生要求的区域。

【条款解读】

公共场所公共用品用具管理是经营单位重要的卫生管理环节，公共用品用具的储存关系清洁物品保洁、二次污染的防范，也影响经营场所的卫生状况。《公共场所设计卫生规范（第 1 部分：总则）》（GB 37489.1—2019）在基本要求中 6.2.1 条款规定：公共场所"应根据需求分类别设置储藏间（区）"。2007

年实施的 4 项专项卫生规范中,已对住宿场所、沐浴场所、理发美容场所、游泳场所公共用品用具储藏要求作出相关规定,本条款对公共用品用具的存放作出原则性规定。

【标准条款】

4.2.2 物品应分类、分架存放,距墙壁、地面 10cm 以上。

【条款解读】

在公共场所中,住宿场所、沐浴场所、理发美容场所、游泳场所等都会根据经营需要配置公共用品用具、卫生相关产品、经营性耗损品等物品,如宾馆、旅店等住宿场所配置的床上卧具(床单、枕套、被套)、客用化妆品(洗发液、沐浴液)、消毒剂、一次性耗损品(牙具、牙膏、梳子、拖鞋、浴帽等),沐浴场所提供顾客重复使用的毛巾、浴衣(裤)、茶具、洗发液、沐浴液,理发美容场所为顾客服务的理发美容工具、毛巾、烫发剂、染发剂和美容护肤产品,游泳场所供顾客重复使用的拖鞋、消毒剂、净水剂等,这些物品储藏应该符合防尘、防潮、防交叉污染、防病媒生物的基本管理要求。

【标准条款】

4.2.3 清洗消毒过的公共用品用具应分类存放于保洁设施内。

【条款解读】

经过清洗消毒的公共用品用具存放应采取必要卫生防护措施防止二次污染,保证提供消费者使用的公共用品用具符合《公共场所卫生指标及限值要求》(GB 37488—2019)。2007 年实施的 4 项专项卫生规范中,已对住宿场所、沐浴场所、理发美容场所、游泳场所公共用品用具存放管理作出相关规定,本条款明确了公共用品用具保洁存放的要求。

【标准条款】

4.2.4 消毒剂、杀虫剂、灭鼠剂等有毒有害物品应储存于阴凉干燥通风处,专间存放或设置专柜,有专人负责管理。

【条款解读】

消毒剂、杀虫剂、灭鼠剂等有毒有害物品管理不当,可能危害消费者、从业人员身体健康,甚至存在造成健康危害事件的风险。《住宿场所卫生规范》规定:"有毒有害物品应有专间或专柜存放,上锁、专人管理,并有物品使用登记";《游泳场所卫生规范》规定:消毒药剂和急救药物应有专人负责管理,专间或专柜存放且密闭上锁,并严格执行使用登记制度。按药品有效期分类存放,并及时清理过期药品。本条款要求对有毒有害物品储藏加强管理,明确要求设置专间或专柜、有固定的管理人员,存放地点应符合阴凉干燥通风的卫生要求。

三、公共用品用具

【标准条款】

4.3.1 公共场所应严格执行公共用品用具换洗消毒规定,清洗消毒后的公共用品用具应符合 GB 37488 要求。

【条款解读】

住宿、沐浴、理发美容等公共场所普遍设有提供顾客重复使用的公共用品用具,如床单、被套、毛巾、杯具、拖鞋、理发美容工具、修脚工具等,这类物品更换、清洗、消毒管理不仅影响场所的卫生质量,一旦被致病微生物污染还有可能成为接触传播类传染病的传播途径,危害人群健康。《公共场所卫生管理条例实施细则》第十四条规定:"公共场所经营者提供给顾客使用的用品用具应当保证卫生安全,可以反复使用的用品用具应当一客一换,按照有关卫生标准和要求清洗、消毒、保洁。"本条款对公共用品用具管理提出原则性的管理要求。

【标准条款】

4.3.2 公共场所常见公共用品换洗消毒管理基本要求见附录 B。

【条款解读】

本标准的术语定义中,对公共用品用具内涵作为专用术语进行了界定,实际工作中公共用品与公共用具的属性及管理有所区别,本标准将床单、枕套、被套、毛巾、浴巾、浴衣等棉纺织品作为公共用品进行管理,而将茶杯、拖鞋、理发美容工具、修脚工具、立体观影眼镜等其他材质的物品作为公共用具进行管理。

【标准条款】

4.3.3 公共场所可重复使用的杯具、拖鞋、美容美发工具、修脚工具等公共用具应每客用后清洗消毒,未经清洗消毒的用具不得供顾客使用。

【条款解读】

公共场所提供顾客重复使用的杯具、拖鞋、面盆、脸脚盆、理发美容工具、修脚工具等公共用具,包括住宿场所客房卫生间脸池、浴缸、坐便器等卫生洁具,在1996年相关场所卫生标准中已作出每客用后清洗消毒的规定,本条款对相关管理要求予以沿用,并与现行《公共场所卫生管理条例》及其实施细则的相关规定保持一致。

【标准条款】

4.3.4 公共用品用具存放、运输应有效防止交叉污染和二次污染,已清洗消毒的用品用具存放容器和污染物品回收容器应分开专用,有标志标识。

【条款解读】

经过清洗消毒的公共用品用具在存放、运输过程中如不采取有效的卫生防护措施极易导致交叉污染、二次污染,从而致使提供消费者使用的公共用品用具卫生质量不能符合《公共场所卫生指标及限值要求》(GB 37488)的规定。本条款明确要求公共用品用具存放、运输过程应采取卫生防护措施,防止二次污染、交叉污染,规定洁净物品的存放设施与污染物品的回收设施应专用,并以标志标识予以区分。

四、通风换气

【标准条款】

4.4.1 公共场所应充分利用门窗进行自然通风,保持室内空气清新、无异味。

【条款解读】

公共场所充分进行通风换气,是利用空气流动性和稀释能力降低室内环境空气污染物、消除致病微生物危害的基本措施,能有效保证公共场所空气质量卫生安全。

【标准条款】

4.4.2 使用集中空调的场所,空调运行期间新风系统、排风系统或设施应正常使用。

4.4.3 人群密度高、自然通风条件不良、营业期间不便于采用自然通风方式的场所应安装机械排风系统或设施,营业期间保持正常使用,新风量应符合 GB 37488 要求。

【条款解读】

现阶段我国大多数公共场所人群密度高,自然通风条件差,沐浴场所、设置空调设施的场所营业期间不便采取自然通风方式,容易导致场所内空气污染物聚集,呼吸道传染病流行期间有可能成为空气传播性疾病重要的传播途径。《公共场所卫生管理条例实施细则》第十一条第一款规定:"公共场所经营者应当保持公共场所空气流通,室内空气质量应当符合国家卫生标准和要求"。本条款规定这类场所为保证经营过程中的空气质量符合卫生标准必须安装机械通风设施并保持正常使用。

【标准条款】

4.4.4 使用燃气热水器提供热水的场所,热水器、燃气瓶设置地点宜与使用热水的房间隔室安装。

4.4.5 使用燃气热水器的公共场所浴室应具有强排风功能,燃烧产生的气体应直接排到室外,保证场所空气质量符合 GB 37488 要求。

【条款解读】

现阶段我国公共场所经营活动中,仍有相当一部分理发店、美容店和小旅店使用燃气热水器提供热水,满足消费者洗浴、洗发服务需要。由于燃气热水器使用过程中产生大量的一氧化碳等燃烧污染物,同时还存在燃气泄漏的风险隐患,一旦管理不到位不仅室内空气质量不能保证符合卫生标准要求,还有可能导致一氧化碳中毒等健康危害事件的发生,严重威胁消费者的健康安全。本条款规定,使用燃气热水器的场所应采取防止健康危害的措施,场所空气质量应符合《公共场所卫生指标及限值要求》(GB 37488—2019)。

4.4.4 条款,关于热水器、燃气瓶隔室安装的要求为推荐性条款。

【标准条款】

4.4.6 公共场所禁止吸烟,禁烟管理应符合国家相关法律法规的规定。

《公共场所卫生管理条例实施细则》第十八条规定: 室内公共场所禁止吸烟,公共场所经营者应当设置醒目的禁止吸烟警语和标志,室外公共场所设置的吸烟区不得位于行人必经的通道上,公共场所不得设置自动售烟机,公共场所经营者应当开展吸烟危害健康的宣传,并配备专(兼)职人员对吸烟者进行劝阻。国内多数省市通过地方立法,规定了公共场所禁烟管理的相关要求。本条款规定:公共场所的禁烟管理应符合国家相关法律法规的规定。

五、空调设施

【标准条款】

4.5.1 使用集中空调的场所,卫生指标及卫生管理应符合 GB 37488 和 WS 394 要求。

【条款解读】

《公共场所卫生管理条例实施细则》第十一条第二款规定:"公共场所采用集中空调通风系统的,应当符合公共场所集中空调通风系统相关卫生规范和规定的要求"。《公共场所卫生指标及限值要求》(GB 37488—2019)对空调设施使用场所夏季、冬季室内温度和相对湿度指标的标准限值作出规定,同时规定公共场所集中空调通风系统运行指标(包括新风量、送风质量、风管内表面积尘和微生物、冷却水和冷凝水等)应符合 WS 394-2012 的要求。2012 年,卫生部发布关于公共场所集中空调管理的 3 项卫生行业标准,《公共场所集中空调通风系统卫生规范》(WS 394—2012)规定了公共场所集中空调通风系统的设计、质量、检验和管理等卫生要求,其中集中空调系统卫生档案、集中空调系统检查和维护、中空调系统部件清洗(包括正常情况和出现异常情况时的清洗要求)、预防空气传播性疾病应急预案、空气传播性疾病暴发流行时运行管理等卫生管理环节的要求应依据本条款的规定得到严格执行。

【标准条款】

4.5.2 使用壁挂式、吸顶式、柜式、窗式等分散式空调设施的场所,宜设置与经营规模相适应的机械通风系统或设施,营业期间正常使用。

4.5.3 分散式空调设施室内机组的滤网和散流罩应定期保洁,不得有积尘。

【条款解读】

空调设施是公共场所普遍使用的调节场所内微小气候、提高夏冬季环境舒适度的常见设备,除集中式空调系统外还包括壁挂式、吸顶式、柜式、窗式等分散式空调设备。空调设施使用季节,公共场所经营单位不便开展有效的自然通风,容易导致新风量不足,造成空气质量达不到《公共场所卫生指标及限值要求》规定,甚至存在成为呼吸道传染病的传播流行途径的卫生安全风险。本条款规定,公共场所配置使用分散式空调设施应当配备与经营规模匹配的机械通风设备,加强经营场所在空调运行季节的通风换气和空调部件清洗保洁,有效保证场所内新风量和空气质量指标符合卫生标准,切实维护消费者健康权益。4.5.2 条款,机械通风设备配备要求为推荐性条款。

六、生活饮用水

【标准条款】

4.6.1 宜使用集中式供水单位供应的生活饮用水。

【条款解读】

本条款为推荐性条款。

生活饮用水卫生不仅与人群健康密切相关,而且是公共场所基本卫生条件之一。《公共场所卫生管理条例》第三条规定:公共场所水质应符合国家卫生标准和要求。《公共场所卫生管理条例实施细则》第十二条规定:"公共场所经营者提供给顾客使用的生活饮用水应当符合国家生活饮用水卫生标准要求"。《公共场所卫生指标及限值要求》(GB 37488—2019)规定:公共场所提供的生活饮用水应符合《生活饮用水卫生标准》(GB 5749—2006)。从生活饮用水供水单位制水工艺、管理体系、供水过程管理等方面分析,市政集中式供水单位的管理符合卫生规范要求,供水水质稳定,能够充分保证水质符合生活饮用水卫生标准。因此公共场所原则上要求尽可能使用市政集中式供水单位供应的生活饮用水。

【标准条款】

4.6.2 自建供水设施使用单位应有专人负责卫生管理,水源卫生防护和供水过程卫生管理应符合《生活饮用水集中式供水单位卫生规范》,水质符合 GB 5749,有日常管理记录和水质年度检测合格报告。

【条款解读】

现阶段我国部分公共场所经营单位因为供水条件限制或经营运行成本考虑,仍会使用自建供水设施提供的生活饮用水。《生活饮用水卫生监督管理办法》明确将单位自建供水设施纳入集中式供水的管理范畴,第二十九条对集中式供水用语含义解释为:由水源集中取水,经统一净化处理和消毒后,由输水管网送至用户的供水方式(包括公共供水和单位自建设施供水)。因此,公共场所自建供水设施的管理应符合《生活饮用水集中式供水单位卫生规范》的相关管理要求,保证供水水质符合《生活饮用水卫生标准》(GB 5749—2006)。

【标准条款】

4.6.3 二次供水设施使用单位应有专人负责卫生管理,设施的设计、管理和水质应符合 GB 17051 要求,有日常管理记录和水质年度检测合格报告。

【条款解读】

《二次供水设施卫生规范》(GB 17051)对二次供水设施卫生要求、设计卫生要求、水质卫生标准、日常使用卫生要求均有具体的规定。本条款要求公共场所二次供水的管理应符合卫生规范的规定,保证供水水质卫生安全。

【标准条款】

4.6.4 公共交通工具上提供的生活饮用水水质应符合 GB 5749 要求。

【条款解读】

本标准的适用范围包括公共交通工具。1991 年颁布实施的《公共场所卫生管理条例实施细则》（卫生部令第 11 号） 第二十七条："公共交通工具" 系指国内运送旅客的飞机、火车、轮船。1996 年《公共交通工具卫生标准》（GB 9673—1996）卫生要求中规定：火车、轮船、飞机上的饮水水质应符合 GB 5749 要求。公共交通工具上饮用水蓄水设施应执行二次供水设施的相关管理规定。本条款对原标准的相关规定予以沿用。

【标准条款】

4.6.5 采用分质供水方式的公共场所，制水工艺应符合卫生要求，水质符合 GB 5749 和相应的标准规定，使用的水质处理器应取得卫生许可批件，做好设备、管道日常管理和维护工作。

【条款解读】

随着我国社会经济发展，分质供水方式已应用于大型高档酒店等公共场所。这种供水方式通常是以集中式供水单位供应的生活饮用水为原水，经过深度净化处理达到饮用净水标准，供消费者直接饮用。《卫生部关于分质供水卫生许可证发放问题的批复》（卫监督发〔2005〕191 号）明确分质供水是集中式供水的一种形式，属于供水单位卫生许可范围，并要求依据《生活饮用水卫生规范》和其他相关法律法规予以卫生管理。《饮用净水水质标准》（CJ 94—1999）对水质指标及限值要求作出了规定。设置分质供水系统提供管道直饮水的公共场所经营单位应保证制水工艺和日常管理符合卫生要求，供水水质不仅应符合《生活饮用水卫生标准》（GB 5749—2006）要求，水质相关指标还应符合《饮用净水水质标准》规定，保证消费者饮用水卫生安全。

七、游泳池水、沐浴用水

【标准条款】

4.7.1 人工游泳场所、沐浴场所使用的原水水质应符合 GB 5749 要求。

【条款解读】

《公共场所卫生管理条例》及其实施细则均明确规定,公共场所提供给消费者使用的生活饮用水应当符合国家生活饮用水卫生标准要求。人工游泳场所、沐浴场所在经营活动中提供的游泳池水、洗浴用水与消费者密切接触,其卫生属性应符合生活用水的内涵。因此本条款规定人工游泳场所、沐浴场所使用的原水应按照生活饮用水纳入管理,水质应符合《生活饮用水卫生标准》(GB 5749—2006)。

【标准条款】

4.7.2 人工游泳场所池水循环净化、消毒、补水等设施设备应正常运行,每日补充足量新水,发生故障时应及时检修,游泳池水质应符合 GB 37488。儿童池营业期间应持续供给新水。

【条款解读】

人工游泳场所为保证经营过程中游泳池水质符合卫生标准要求,必须配置水质循环净化、消毒等设施设备。《公共场所设计卫生规范 第3部分:人工游泳场所》(GB 37489.3—2019)规定:游泳池水处理设施应安装补水计量专用水表、水质在线监控装置、毛发过滤装置、水质加氯设备,要求池水循环周期不超过4h;规定儿童池、成人池分别设置连续循环净水系统。《公共场所卫生管理条例实施细则》第十五条规定:公共场所经营者应当建立卫生设施设备维护制度,定期检查卫生设施设备,确保其正常运行,不得擅自拆除、改造或者挪作他用。在卫生监督执法中,卫生监督机构应按照本条款规定核查游泳场所池水循环净化、消毒、补水等设施设备运行情况,并督促经营单位严格执行相关规定,保证游泳池水质符合《公共场所卫生指标及限值要求》(GB 37488—2019)。

【标准条款】

4.7.3 游泳场所设置的强制通过式浸脚消毒池应正常使用,池水4h更换一次,游离性余氯含量应保持5mg/L～10mg/L。

【条款解读】

强制通过式浸脚消毒池是游泳场所基本卫生设施之一。《公共场所设计卫

生规范 第3部分:人工游泳场所》(GB 37489.3—2019)规定:淋浴室通往游泳池通道上应设置强制通过式浸脚消毒池,其宽度应与走道同宽,长度不小于2m,深度不小于20cm,具备给排水条件。原公共场所卫生标准《游泳场所卫生标准》(GB 9667—1996)规定:浸脚消毒池水的余氯含量应保持5～10mg/L,需4h更换一次。本条款对原标准的相关规定予以沿用,卫生监督机构在监督检查中应核查设施是否使用、是否做到强制性通过、消毒液深度是否达到要求、有无换水记录、余氯含量是否符合规定,督促经营单位严格执行相关管理规定。

【标准条款】

4.7.4 沐浴场所淋浴水、浴池水供应管道、设备、设施等系统的运行应避免产生死水区、滞水区,淋浴喷头、热水龙头应保持清洁。

【条款解读】

沐浴场所为保证经营服务需要,淋浴用水、浴池水(包括,冷水和热水)通常会采取蓄水设施蓄水再通过管道输送到浴场内洗浴设备共消费者使用。《二次供水设施卫生规范》(GB 17051—1997)规定:水箱的容积设计不得超过用48h的用水量。参照这一管理要求,为保证用水水质,防止致病微生物滋生繁殖,原则上要求蓄水设施容积应与实际服务能力相匹配,水箱容积宜控制在24h的用水量,力争做到日用日清。蓄水设施进水口、出水口设置的位置应合理,运行过程中不产生滞水区、死水区,充分保证用水水质的卫生安全。经营单位在日常管理过程中还应对淋浴喷头、热水龙头等洗浴服务设备进行定期清洗保洁,保持良好的卫生状况。

【标准条款】

4.7.5 沐浴场所浴池水应循环净化处理,循环净化装置应正常运行,营业期间每日补充足量新水,池水水质符合 GB 37488 要求。

【条款解读】

《公共场所卫生管理条例实施细则》第十二条规定:"游泳场(馆)和公共浴室水质应当符合国家卫生标准和要求"。1996年公共场所卫生标准《公共浴室卫生标准》(GB 9665—1996),对浴池的设置、清洗消毒管理和浴池水补充、换水作出了规定,对池水循环净化管理未作要求。针对我国现阶段沐浴场所的实际经营服务状况和消费者洗浴习惯,保持与《公共场所设计卫生规范 第4部分:沐浴场所》(GB 37489.4—2019)"设浴池的沐浴场所应设池水处理机房"的要求协调一致,本条款对沐浴场所浴池水循环净化、新水补充、池水水质管理作出原则性规定。本标准主要针对公共场所共性管理环节作出规定,涉及相关场所特定管理环节的要求只作出原则性规定,沐浴场所浴池管理的具体要求(包括每日换水、补水次数、补水量、浴池清洗消毒等)应按照2007年卫生部、商务部颁布的《沐浴场所卫生规范》中对相关管理环节的要求进行管理。关于浴池水的消毒,由于沐浴场所浴区空间密闭狭小、高温高湿、通风条件差,采用消毒剂消毒时逸散到空气中的消毒剂不仅产生强烈异味还存在导致健康危害的风险,《公共场所卫生指标及限值要求》(GB 37488—2019)对浴池水也未规定与水质消毒有关的卫生指标(包括微生物指标、消毒剂余量指标),因此本条款对浴池水水质消毒管理未作规定。当沐浴用水按照《公共场所卫生指标及限值要求》(GB 37488—2019)检出嗜肺军团菌时,卫生监督机构应责令经营单位在疾病预防控制机构指导下按照传染性疾病预防控制的相关要求对供水系统和场所环境进行全面、系统性消毒,及时消除危害人群健康的风险因素。

八、卫生相关产品

【标准条款】

> 4.8.1 公共场所配置、使用的消毒产品、涉水产品、杀虫剂、灭鼠剂、避孕套、洗发液、沐浴液、烫发剂、染发剂和美容护肤类化妆品等产品质量应符合国家相关规定,不得配置、使用过期产品、劣质产品。
>
> 4.8.2 美容店、美发店等场所供顾客使用的唇膏、眉笔等美容用品应个人专用,不得共用、混用。

【条款解读】

公共场所配置、使用的物品种类较多,其中消毒产品、涉水产品、杀虫剂、灭鼠剂、避孕套、洗发液、沐浴液、烫发剂、染发剂和美容护肤类化妆品等与人群健康关联度较高。公共场所配置使用这类产品应按照《公共场所卫生管理条例》及其实施细则相关规定进行索证管理,生产企业及产品应合法合规,消毒产品、涉水产品、化妆品应取得行政主管部门的许可,产品质量符合国家相关标准规定,有出厂检验合格证明。对美容店、美发店等场所供顾客使用的唇膏、眉笔的管理,1996 年公共场所卫生标准《理发店、美容店卫生标准》(GB 9666—1996)规定"美容用唇膏、眉笔等应做到一次性使用",本条款对相关管理要求予以沿用和完善。

九、卫生专间

【标准条款】

4.9.1 公共用具清洗消毒间要求:

a)应做到专间专用,不得擅自停用或更改房间用途,在清洗消毒间内不得从事与清洗消毒无关的活动;

b)清洗、消毒、保洁设施应正常使用,并保持整洁;

c)有清洗消毒操作规程,配备消毒剂定量配制容器(化学法消毒)、洗消器材和工具;

d)不得放置饮水机、制冰机、清扫工具、个人生活用品、杂物及其他无关物品。

【条款解读】

公共用具清洗消毒间是公共场所提供消费者重复使用的公共用具严格执行每客用后换洗消毒规定的基本条件。《公共场所卫生管理条例实施细则》第十五条:"公共场所经营者应当根据经营规模、项目设置清洗、消毒、保洁、盥洗等设施设备和公共卫生间。公共场所经营者应当建立卫生设施设备维护制度,定期检查卫生设施设备,确保其正常运行,不得擅自拆除、改造或者挪作他用。"《公共场所设计卫生规范》(GB 37489.1～5—2019)对住宿场所、沐浴场所、游泳场所、美容美发场所等公共场所消毒间的设置作出了规定。2007 年颁布的《住宿场所卫生规范》《沐浴场所卫生规范》《美容美发场所卫生规范》和《游泳场所卫生规范》对消毒间设置、管理环节作出了规定,但对每类场所的管理要求不统一。本条款从公共用具消毒间专间专用、设施使用、洗消器材、操作规程等方面作出了规定。在公共场所卫生监督执法过程中,应按照本条款的规定核查公共用具清洗消毒间相关环节的管理情况,作为经营单位卫生信誉度评价环节的扣分依据。对不符合本条款规定的行为,应按照《公共场所卫生管理条例实施细则》第十四条"公共场所经营者提供给顾客使用的用品用具应当保证卫生安全,可以反复使用的用品用具应当一客一换,按照有关卫生标准和要求清洗、消毒、保洁",并依据第三十六条第二项规定"未按照规定对顾客用品用具进行清洗、消毒、保洁的,给予警告,并可处以二千元以下罚款"予以行政处罚。

【标准条款】

4.9.2 清洁物品储藏间(备用品库房)要求:

a)公共场所应根据场所种类、规模合理设置清洁物品储藏间,或在场所内清洁区域设置清洁物品储藏区,数量和规模应能满足经营需要;

b)公共用品宜与一次性拖鞋、牙刷、牙膏、肥皂、卫生纸、洗发液、沐浴液等耗损品分间存放;

c)不得放置污染物品、清扫工具、个人生活用品、杂物及其他无关物品;

d)环境应保持整洁,通风良好,室内无霉斑和积尘,设置病媒生物防治设施并正常使用,无病媒生物滋生。

【条款解读】

公共场所为有效防止清洗消毒后公共用品二次污染,保证提供消费者使用的公共用品符合卫生标准,储存过程中必须采取必要的污染防范措施。1996年公共场所卫生标准对清洁物品储藏间、公共用品用具储存环节未作规定,2007年颁布的《住宿场所卫生规范》《沐浴场所卫生规范》《美容美发场所卫生规范》和《游泳场所卫生规范》对相关环节提出了管理要求。从现阶段公共场所经营单位管理的实际情况出发,原则上要求大中型住宿场所必须设置清洁物品储藏间(备用品库房),有条件的经营单位公共用品与一次性耗损品最好做到在不同的储藏间分别存放。沐浴场所、美容美发场所应根据经营规模和服务需要设置清洁物品储藏间或在场所内清洁区域设置清洁物品储存区。《公共场所设计卫生规范 第1部分:总则》(GB 37489.1—2019)规定:公共场所"应根据需求分类别设置储藏间(区),储藏间(区)应分设清洁物品、污染物品专间(区)"。本条款要求公共场所设置的公共用品储藏间(区)规模应能满足经营需要,加强日常管理保持良好的卫生状况,专间专用,不放置有可能导致公共用品二次污染的无关物品。卫生监督机构在卫生监督执法中应按照本条款的规定核查清洁物品储藏间的管理情况,对违反相关规定的行为应依据《公共场所卫生管理条例实施细则》第三十六条第二项规定,按照公共用品保洁不符合卫生标准、规范的规定予以行政处罚。4.9.2b)条款,公共用品与一次性耗损品分间存放的规定为推荐性条款。

【标准条款】

4.9.3 公共用品洗涤房间(洗衣房)要求:

a)公共用品洗涤房间应专室专用,保持环境整洁;

b)公共用品的洗涤、消毒、烘干设备和洗手、更衣、通风、照明、保洁设施应正常使用,做好日常维护工作;

c)公共用品洗涤应做到分类清洗,清洁用品应及时存放到保洁设施内,清洁物品和污染物品的存放容器应严格分开,运输过程应有效防止交叉污染、二次污染。

【条款解读】

在法定公共场所中,大中型住宿场所通常设有公共用品洗涤房间(洗衣房),对床单、枕套、被套、毛巾、浴巾等公共用品自行开展清洗消毒。1996年公共场所卫生标准对公共用品洗涤房间(洗衣房)管理未作规定。2007年卫生部、商务部颁布的《住宿场所卫生规范》对洗衣房的设置和管理作明确了具体要求。《公共场所设计卫生规范 第2部分:住宿场所》(GB 37489.2—2019)对洗衣房的平面布置作出了规定。本条款从卫生管理角度对公共用品洗涤房间(洗衣房)专用属性、环境卫生、设施设备使用和维护、分类清洗、污染环节防范等作出了相关规定。

【标准条款】

4.9.4 烫染发间(区)要求:

a)烫染发操作应在烫染发工作间(区)内进行;

b)烫染发工作间(区)内机械排风设施应保持正常使用。

【条款解读】

为消费者提供烫发、染发服务是美容美发场所普遍的经营服务项目。目前市场常见的烫发、染发产品中基本都含有氨类物质,在烫染发服务操作过程中氨类物质逸散到空气中可导致人群健康损害。《公共场所卫生指标及限值要求》(GB 37488—2019)规定:理发店、美容店室内空气中氨浓度不应大于0.5mg/m³。《公共场所设计卫生规范 第5部分:美容美发场所》(GB 37489.5)规定:美容场所和经营面积50m²以上的美发场所应设烫、染工作间,经营面积50m²以下的美发场所应设烫、染工作区。1996年公共场所卫生标准《理发店、美容店卫生标准》(GB 9666—1996)对烫染发工作间、工作区的设置、机械通风的要求作出了规定。本条款明确了烫染发间(区)的卫生管理要求,规定烫染发操作必须在专间(区)内进行,机械通风设施保持正常使用。

【标准条款】

4.9.5 卫生间要求:

a) 公共卫生间应及时清扫保洁,做到无积水、无积垢、无异味,上下水系统、洗手设施、机械排风设施应定期维护,保证正常使用;

b) 公共卫生间设置座式便器的应提供一次性衬垫;

c) 住宿场所客房卫生间应使用专用清扫工具对相应的洁具(脸池、浴缸、座便器)进行清扫,并采用合适的方法对洁具表面进行消毒,消毒效果应符合卫生要求;

d) 应根据物品、用具的污染程度合理清扫,有效防止交叉污染、二次污染。

【条款解读】

卫生间及相应的卫生设施是公共场所为满足经营服务需要常设的一类功能房间。《公共场所卫生管理条例实施细则》第十五条规定:"公共场所经营者应当根据经营规模、项目设置清洗、消毒、保洁、盥洗等设施设备和公共卫生间。公共场所经营者应当建立卫生设施设备维护制度,定期检查卫生设施设备,确保其正常运行,不得擅自拆除、改造或者挪作他用。公共场所设置的卫生间,应当有单独通风排气设施,保持清洁无异味"。2007年颁布的《住宿场所卫生规范》《沐浴场所卫生规范》《美容美发场所卫生规范》和《游泳场所卫生规范》对公共卫生间的管理提出了相关要求。1996年公共场所卫生标准《旅店业卫生标准》(GB 9663—1996)规定:"旅店的公共卫生间(盥洗间和厕所)应该每日清扫、消毒。做到并保持无积水、无积粪、无蚊蝇、无异味";"客房内卫生间的洗漱池、浴盆和抽水恭桶应每日清洗消毒"。为严格执行卫生法规规定,进一步提高公共场所的卫生管理水平,有效提升公共场所卫生状况,保持标准文本与 1996 年公共场所卫生标准的延续性,本条款对公共场所卫生间环境保洁、卫生设施使用维护、住宿场所客房卫生间清扫等管理环节的要求予以沿用、完善。

十、公共用品用具清洗消毒

【标准条款】

4.10.1 公共用品用具消毒应选择合适的方法,清洗消毒过程规范,保证消毒效果。

【条款解读】

《公共场所卫生管理条例实施细则》第十四条规定:"公共场所经营者提供给顾客使用的用品用具应当保证卫生安全,可以反复使用的用品用具应当一客一换,按照有关卫生标准和要求清洗、消毒、保洁。"公共用品用具不仅种类多、材质不尽相同,而且健康危害的风险度也不一样。公共场所经营单位在开展公共用品用具预防性消毒过程中,应针对相关物品具体的属性和卫生特征合理选择消毒方法。对接触破损皮肤、破损黏膜或在服务过程中有可能导致皮肤、黏破损的物品(如修脚工具、理发美容工具、洁耳工具等),应采取高水平消毒。对杯具、布草类物品(包括床单、枕套、被套、毛巾、浴巾等)、脸盆、脚盆、拖鞋及卫生间洁具表面应遵循中低水平消毒原则。消毒产品的选择应充分考虑消毒对象的性质,注意消毒剂的氧化性、漂白性、腐蚀性及高温消毒柜对消毒物品的影响。

【标准条款】

4.10.2 采用化学方法消毒,消毒池的容量、深度应能满足浸泡消毒的需要,保证消毒液有效浓度和浸泡时间,消毒后的用具应充分冲洗。

【条款解读】

杯具、脸盆、脚盆、拖鞋、美容碗、面磨棒等公共用具适宜采用化学方法浸泡消毒,卫生间脸池、浴缸、坐便器等卫生洁具可采用消毒剂进行擦拭消毒、喷洒消毒。使用的消毒产品应合法、有效,国产消毒产品应取得《卫生安全评价报告》,生产企业应取得"消毒产品生产企业卫生许可证",进口消毒产品应取得卫生许可批件或卫生安全评价报告。在消毒操作中应注意消毒剂含量应按照产品的使用说明准确配置,消毒前应将物品清洗干净,浸泡消毒时物品应完全浸泡在消毒液中,擦拭、喷洒消毒应保证消毒剂均匀覆盖消毒物品表面,物品消毒后应将残余消毒剂冲洗干净。操作过程应采取必要的个人防护措施。

【标准条款】

> 4.10.3 采用消毒柜消毒应按照使用说明操作;采用蒸汽、煮沸方法消毒应保证消毒时间、消毒温度。

【条款解读】

杯具、毛巾、浴巾、浴衣、枕套、被套、床单等耐热耐湿用品的消毒宜采用蒸汽、煮沸等物理消毒方法消毒。采用煮沸消毒,应将待消毒物品完全浸没水中并加盖,加热至水沸腾后维持 15min 以上。在消毒操作中应注意:物品消毒前应先充分清洗,消毒时间应从水沸腾时开始计算,中途加入物品应重新计时,海拔超过 1500m 的地区,应适当延长煮沸时间,煮沸消毒用水宜使用软水。采用流通蒸汽消毒,应利用流动蒸汽发生器、蒸锅、蒸笼等使水沸腾后产生水蒸气,作用 15～30min。在消毒操作中应注意:消毒作用时间应从水沸腾后有蒸汽产生时算起,消毒物品应清洁干燥,垂直放置,物品之间留有一定空隙,海拔 1500 米以上的地区,应适当延长消毒时间。杯具、理发美容工具、修脚工具、洁耳工具适用消毒柜消毒,其中,红外消毒柜适用于玻璃、金属等耐高温材质用品的消毒,如茶具、饮具、漱口杯具等;紫外线、臭氧消毒柜适用于不耐高温、湿热用具的消毒,如理发美容工具、修脚工具、洁耳工具等。在消毒操作中应使用合法、有效的消毒产品,按照产品的使用说明或指导手册操作。

【标准条款】

> 4.10.4 清洗消毒后的公共用品用具应采取保洁措施,防止二次污染。

【条款解读】

公共场所为保证提供消费者使用的公共用品用具符合卫生标准要求,清洗消毒后的用品用具应采取必要的保洁措施防止运输、储存过程中受到交又污染、二次污染。本标准 4.2 条"物品储存"、4.3 条"公共用品用具"相关条款已对公共用品用具污染防范环节作出具体管理规定,本条款为保证公共用品用具清洗消毒管理内容的完整性再次明确公共用品用具保洁措施管理要求。

【标准条款】

> 4.10.5 公共用品用具清洗消毒过程应有记录,包括消毒时间、人员、方法和消毒物品的种类、数量等。

【条款解读】

公共用品用具清洗消毒是公共场所卫生管理工作重要环节,也是卫生监督机构监督执法检查的重点环节。因此,公共场所经营单位不仅应制定公共用品用具清洗消毒管理的卫生制度和清洗消毒操作规程,还要依据本条款的规定开展公共用品用具清洗消毒过程管理,做好相关记录。卫生监督机构在卫生行政执法和卫生信誉度评价中应核查相关管理资料,并依据《公共场所卫生管理条例实施细则》第十四条对提供消费者重复使用的公共用品用具管理要求和第三十六条行政处罚规定进行管理。

十一、卫生清扫工具

【标准条款】

> 4.11.1 公共场所应配备吸尘器、拖把、抹布等用于卫生清扫的工具、设施、设备,数量充足,能满足清扫保洁工作需要。

【条款解读】

公共场所经营单位在日常卫生管理中,必须按照《公共场所卫生管理条例实施细则》第十五条"应当根据经营规模、项目设置清洗、消毒、保洁、盥洗等设施设备"规定,配备环境清扫保洁工具,包括:吸尘器、扫地机、拖把、抹布等,开展经常性卫生清扫保洁工作,保持场所良好的卫生状况。卫生清扫工具、设施、设备配备数量必须充分满足卫生清扫保洁工作需要。

【标准条款】

4.11.2 卫生间清扫应配备专用工具、抹布和用于洁具(脸池、浴缸、座便器)消毒的器材,并分别具有相应的存放容器。工具种类和抹布数量应与台面、墙面、地面、洁具(脸池、浴缸、座便器)清扫相对应,工具、抹布的用途明确。

【条款解读】

公共场所卫生间相对于场所内其他功能区域污染程度高,卫生状况差。住宿场所卫生间清扫过程中的交叉污染问题已成为社会公众、新闻媒体关注的热点。2007年颁布的《住宿场所卫生规范》规定:"清洁客房、卫生间的工具应分开,面盆、浴缸、坐便器、地面、台面等清洁用抹布或清洗刷应分设"。本条款对卫生间清扫过程中交叉污染防治措施作出明确规定,要求卫生间清扫必须使用专用工具并有与工具相对应的存放容器(包括:用于卫生洁具清扫保洁的脸池刷、浴缸刷、恭桶刷、淋浴房洁布和对应的抹布等),卫生间清扫工具、抹布的用途明确,种类和数量应按照清扫部位、卫生洁具不同的污染状况分别设置。

【标准条款】

4.11.3 应合理设置清扫工具存放房间或区域。卫生间清扫工具、抹布和存放容器应有明确的用途标示,清扫过程应有效防止交叉污染,不得混用、乱用。

【条款解读】

公共场所为保持良好的卫生状况应在场所内设置清扫工具存放房间或区域,达到物品摆放整齐有序的管理要求。公共用品用具清洗消毒间、清洁物品储藏间的管理规定应严格执行,卫生清扫工具不得放置在功能房间。卫生间清扫工具应采取措施,加强管理,防止卫生清扫过程中交叉污染。2007年颁布的《住宿场所卫生规范》规定:"清洁浴盆、脸盆、抽水马桶的工具应分开存放,标志明显"。本条款明确了卫生清扫工具存放管理、卫生间清扫工具交叉污染防治措施的具体管理要求。

十二、工作车管理

【标准条款】

4.12.1 住宿场所宜配备工作车,配置数量与场所经营规模相适应。

4.12.2 客户数量 50 间以上的住宿场所应配备工作车,按每层楼或第 20 间客房设置 1 辆的比例配置。

【条款解读】

在住宿场所日常管理中,大中型住宿场所经营单位通常配有一定数量的工作车,保证客房清扫整理、更换公共用品用具(床单、枕套、被套、毛巾、茶杯)、配置一次性拖鞋、牙刷、牙膏、肥皂、卫生纸、洗发液、沐浴液等耗损品和卫生间清扫保洁、卫生洁具消毒等工作需要。本条款对住宿场所工作车的配备作出原则性规定,要求工作车配备的数量应能满足经营服务需要。4.12.1 条款,住宿场所配备工作车的管理要求为推荐性条款。

【标准条款】

4.12.3 工作车内清洁的公共用品用具与一次性拖鞋、牙刷、牙膏、肥皂、卫生纸、洗发液、沐浴液等耗损品应分类、分层存放。

4.12.4 使用过的公共用品用具(床单、枕套、被套、毛巾、杯具、拖鞋等)和废弃物应配置专用存放设施。

4.12.5 工作车应采取卫生防护措施,合理设置清扫工具存放容器、抹布的存放位置,有效防止交叉污染、二次污染。

【条款解读】

工作车作为住宿场所常用卫生设施,在客房清扫服务的实际工作中既是洁净公共用品用具的存放运输设备,也是一次性耗损品、回收污染品、废弃物、卫生清扫工具的存放、携带设施。工作车在使用过程中必须采取有效的卫生防护措施,防范交叉污染、二次污染,保证公共用品用具卫生质量符合卫生标准要求。2007 年施行的《住宿场所卫生规范》中已对工作车管理环节作出相关规定,从卫生监督工作实践的实际需要出发,并保持与现行专项卫生规范协调一致,本条款对工作车使用过程中卫生防护措施作出了具体管理规定。

十三、外送清洗管理

【标准条款】

4.13.1 公共场所不具备床单、枕套、被套、毛巾、浴巾、浴衣等用品清洗消毒条件的,应选择为社会提供洗涤服务的单位进行清洗消毒。

【条款解读】

现行卫生法规纳入卫生管理的公共场所中,住宿场所、沐浴场所、美发美容场所普遍配置床单、枕套、被套、毛巾、浴巾、浴衣等公共用品以满足经营服务需要。从目前的卫生监督实践看,相当一部分经营单位由于场所规模、经营成本的原因,无法具备符合规范管理要求的清洗消毒场所、设施,不能保证公共用品清洗消毒效果达到卫生标准要求。本条款规定,公共场所经营单位可以选择为社会提供洗涤服务的单位进行公共用品清洗消毒,以达到节约经营成本、保证公共用品清洗消毒质量的目的。

【标准条款】

4.13.2 应选择持有工商营业执照、配备专业洗涤烘干设备、洗涤操作规程符合卫生要求的单位洗涤公共用品。

4.13.3 应与洗涤服务单位签订洗涤合同,建立外送管理台账,有交接验收记录。

4.13.4 洗涤后的公共用品应符合 GB 37488 要求,储存、运输应有保洁措施。

【条款解读】

为保证公共用品清洗消毒效果符合卫生标准要求,本标准将公共用品外送清洗方式纳入卫生管理环节。2007 年卫生部、商务部颁布实施的专项卫生规范中已对相关管理环节提出了管理要求,《住宿场所卫生规范》《美容美发场所卫生规范》规定:"公共用品如需外洗的,应选择清洗消毒条件合格的承洗单位,作好物品送洗与接收记录,并索要承洗单位物品清洗消毒记录"。为保持与现行专项卫生规范协调一致,满足卫生监督实践工作需要,本条款对公共场所外送清洗的卫生管理环节作出规定,要求洗涤服务单位应持有工商营业执照、配备专业设备、洗涤过程规范、洗涤效果达标、污染防范措施严密,同时要求送洗单位应建立管理台账。

十四、病媒生物防治

【标准条款】

4.14.1 提倡使用物理方法防治,应根据当地病媒生物特点采取相应防治措施,消除病媒生物滋生地,定期对场所内病媒生物防治设施进行检查维护,保证正常使用。

【条款解读】

控制病媒生物密度,防止相关传染性疾病的传播是公共场所卫生管理的重要内容。《公共场所卫生管理条例实施细则》第十六条规定:"公共场所经营者应当配备安全、有效的预防控制蚊、蝇、蟑螂、鼠和其他病媒生物的设施设备及废弃物存放专用设施设备,并保证相关设施设备的正常使用,及时清运废弃物"。《公共场所设计卫生规范 第 1 部分:总则》(GB 37489.1)在病媒生物防治设计环节作出了相关规定,1996 年公共场所卫生标准中《旅店业卫生标准》(GB 9663—1996)、《公共交通等候室卫生标准》(GB 9672—1996)、《公共交通工具卫生标准》(GB 9673—1996)已提出病媒生物防治的相关要求。本条款对病媒生物防治的管理作出原则性规定。

【标准条款】

4.14.2 公共场所应配备垃圾桶(箱)、垃圾房、垃圾车等废弃物存放设施,数量充足,使用坚固、防水、防腐、防火材料制作,内壁光滑,便于清洗。废弃物收集、存放、运输设施应采取加盖、装门等密闭措施,能防止不良气味溢散和病媒生物侵入。

【条款解读】

废弃物储存、运输设施的管理是消除病媒生物滋生环境,有效控制病媒生物滋生的重要措施。2007 年 4 项行业卫生规范中对相关管理环节均作出了规定,《住宿场所卫生规范》第十七条:"住宿场所室内应设有废弃物收集容器,有条件的场所宜设置废弃物分类收集容器;废弃物收集容器应使用坚固、防水防火材料制成,内壁光滑易于清洗。废弃物收集容器应密闭加盖,防止不良气味溢散及病媒生物侵入;住宿场所宜在室外适当地点设置废弃物临时集中存放设施,其结构应密闭,防止病媒生物进入、孳生及废弃物污染环境"。本条款对专项卫生规范中的管理要求予以引用、完善,明确了废弃物储运设施配置数量、制作材料、防治效果的具体要求。

十五、环境清扫保洁

【标准条款】

4.15.1 公共场所应开展经常性卫生清扫,保持场所环境整洁。

4.15.2 公共场所卫生清扫应采取湿式清扫或其他合适的清扫方式,避免扬尘。

4.15.3 公共场所内物品摆放应整齐有序,无乱堆乱放情形。

4.15.4 地面无积尘、积水、污物,墙壁、天花板无蛛网、霉斑、脱落等情形。

4.15.5 室内物品无积尘和不洁物。

4.15.6 室内空气清新,无霉味、烟味和其他异味。

【条款解读】

开展经常性卫生清扫,保持经营场所环境整洁、舒适,是公共场所卫生管理的基础性要求和卫生管理水平的重要体现。这既是公共场所卫生管理工作的客观需要,也是保证各类场所卫生质量的必然要求。在 1996 年公共场所卫生标准和 2007 年颁布的《住宿场所卫生规范》《沐浴场所卫生规范》《美容美发场所卫生规范》《游泳场所卫生规范》等 4 项行业卫生规范中已对相应管理环节作出了规定。本条款对环境清扫保洁的方式、效果提出了明确的管理要求,细化、完善了相关规定。

十六、标志标识

【标准条款】

4.16.1 公共场所应在场所醒目位置设置禁烟标志,符合国家控烟管理机构的相关规定。

4.16.2 住宿场所配备的脸盆、脚盆应有标识,明确标示用途。

4.16.3 沐浴场所应在前厅吧台、更衣室入口等醒目处设置"禁止性病、传染性皮肤病患者沐浴"警示性标志,标志符合固定耐用的要求。

4.16.4 游泳场所应在入口、更衣等醒目处设置"禁止甲型病毒性肝炎、戊型病毒性肝炎、性病、传染性皮肤病、重症沙眼、急性结膜炎、中耳炎、肠道传染病、心脏病、精神病患者、酗酒者及其他不宜人群游泳"的警示性标志,标志符合固定耐用的要求。

4.16.5 美发场所应设置头癣、皮肤病患者专用工具,独立存放,存放容器标示"头癣、皮肤病患者专用工具"字样。

4.16.6 清洗消毒间、清洁物品储藏间、公共卫生间、烫染发间、洗衣房等功能房间宜设置固定标牌,明确房间用途。

4.16.7 清洗消毒设施(消毒柜除外)、清洁物品存放设施、污染物品回收设施、有毒有害物品存放设施等应有相应的标识,明确用途。

4.16.8 客房卫生间清扫工具及其相应的存放容器应有标志标识,明确用途。

4.16.9 经过清洗消毒的公共用品用具宜采用适当的方式进行标示,使其与污染物品易于区别。

【条款解读】

在公共场所卫生监督工作实践中,卫生管理相关环节的标志标识是体现经营单位规范化管理程度的评价依据之一。在1996年公共场所卫生标准中,已对沐浴场所禁浴标志、游泳场所禁泳标志、美发场所头癣专用工具标识、住宿场所脸脚盆标识等管理环节作出规定。本条款对上述管理要求进行了沿用、细化,增加了功能房间标牌、清洗消毒设施标识、卫生间清扫工具标识等管理要求,同时对已清洗消毒的公共用品用具标示作出规定。本条4.16.6、4.16.9款为推荐性条款。

第五节　卫生管理

一、卫生管理组织

【标准条款】

> 5.1.1 公共场所法定代表人或负责人是经营场所卫生安全第一责任人,应掌握相关卫生法律法规并熟悉本场所的卫生管理要求。
>
> 5.1.2 公共场所应设立卫生管理部门或配备专(兼)职卫生管理人员,具体负责本公共场所的卫生管理工作。

【条款解读】

建立健全公共场所经营单位卫生管理组织是保证公共场所卫生管理符合卫生法规、卫生标准的重要措施。《公共场所卫生管理条例实施细则》第七条明确规定:"公共场所的法定代表人或者负责人是其经营场所卫生安全的第一责任人。公共场所经营者应当设立卫生管理部门或者配备专(兼)职卫生管理人员,具体负责本公共场所的卫生工作,建立健全卫生管理制度和卫生管理档案。"在 2007 年颁布的《住宿场所卫生规范》《沐浴场所卫生规范》《美容美发场所卫生规范》《游泳场所卫生规范》等 4 项行业卫生规范中也有相关的规定。本条款沿用了相关管理规定,以保证文本结构的完整性,满足卫生监督实践的实际工作需要。

二、卫生管理制度

【标准条款】

> 5.2.1 公共场所应根据卫生法律法规、卫生标准、卫生规范的要求和本单位实际情况建立健全卫生管理制度,并对制度执行情况进行经常性检查。
>
> 5.2.2 卫生管理制度宜包括:
>
> 环境卫生清扫保洁制度
>
> 空气质量、微小气候、水质、采光、照明、噪声、公共用品用具、集

中空调通风系统等定期检测制度；

　　公共场所禁烟管理制度；

　　公共用品用具更换、清洗、消毒管理制度；

　　卫生设施设备使用、维护管理制度；

　　集中空调、分散式空调管理制度；

　　从业人员健康检查、培训、个人卫生制度；

　　卫生相关产品配置、索证、验收制度；

　　生活饮用水、二次供水设施管理制度；

　　游泳场所、沐浴场所水质管理制度；

　　卫生间卫生管理制度；

　　日常卫生检查及奖惩制度；

　　传染病、健康危害事故应急处置和报告制度。

【条款解读】

　　建立健全卫生管理制度是保证公共场所经营单位按照卫生法规、卫生标准、卫生规范开展卫生管理工作的重要手段，只有制度健全，管理规范，公共场所才能保持良好的卫生状况，保证卫生质量指标符合卫生标准。《公共场所卫生管理条例实施细则》第七条明确规定："公共场所经营者应当设立卫生管理部门或者配备专（兼）职卫生管理人员，具体负责本公共场所的卫生工作，建立健全卫生管理制度和卫生管理档案。"在 1996 年公共场所卫生标准和 2007 年颁布的《住宿场所卫生规范》《沐浴场所卫生规范》《美容美发场所卫生规范》《游泳场所卫生规范》等 4 项行业卫生规范中已作出了相关规定。本条款沿用、完善了相关规定。本条 5.2.2 款为推荐性条款。

　　三、操作规程

【标准条款】

　　5.3.1 公共场所应根据经营特点制定相应的卫生操作规程，对环境清扫保洁、卫生设施设备运行、维护管理、物品的采购储存、公共用品用具清洗消毒等内容规定明确的工作程序和要求。

> 5.3.2 公共场所应组织从业人员学习卫生操作规程,保证从业人员掌握本岗位的卫生操作要求,并在工作中严格执行。

【条款解读】

公共场所许多卫生管理环节涉及具体的操作,依据相关卫生标准、卫生规范的管理要求,制定符合公共场所经营单位实际工作需要的统一的操作流程,不仅有利于相关管理环节的规范化管理,也是提高公共场所卫生质量的重要保证。2007年颁布的《住宿场所卫生规范》《沐浴场所卫生规范》《美容美发场所卫生规范》《游泳场所卫生规范》等4项行业卫生规范中已对卫生操作管理要求作出了相关规定,本条款明确环境清扫保洁、卫生设施设备运行、维护管理、物品的配置储存、公共用品用具清洗消毒等环节应制定操作规程并在工作中严格执行。

四、证件管理

【标准条款】

> 5.4.1 公共场所卫生许可证应在场所内醒目位置公示,经营项目与许可范围一致。
>
> 5.4.2 实行卫生监督量化分级管理的公共场所应在场所内醒目位置公示卫生信誉度等级。
>
> 5.4.3 从业人员健康合格证明齐全、有效,宜随身携带或在场所内集中保管,便于查对。

【条款解读】

《公共场所卫生管理条例》规定:法定公共场所经营单位应取得卫生许可证方可营业;公共场所从业人员应取得健康证上岗。《公共场所卫生管理条例实施细则》第二十五条:公共场所卫生许可证应当在经营场所醒目位置公示;第三十条:县级以上地方人民政府卫生行政部门应当根据卫生监督量化评价的结果确定公共场所的卫生信誉度等级和日常监督频次。公共场所卫生信誉度等级应当在公共场所醒目位置公示。本条款对公共场所卫生许可证公示、卫生信誉等级公示和从业人员健康证管理作出规定。

五、档案管理

【标准条款】

5.5.1 公共场所应建立卫生管理档案，下列内容应归档管理：

卫生管理组织、岗位职责和卫生管理制度；

卫生许可证、从业人员健康合格证明和卫生知识培训材料等管理资料；

空气质量、微小气候、水质、采光、照明、噪声、公共用品用具、集中空调通风系统等检测报告；

公共用品用具更换、清洗、消毒记录和集中空调通风系统清洗、消毒记录；

公共场所健康危害事故应急预案及事故处置情况记录；

卫生设施设备运行、维护、维修记录；

卫生相关产品配置、索证、验收、出入库记录等资料；

日常卫生检查记录和卫生质量投诉处理记录；

选址、设计、竣工验收资料；

其他应归档管理的资料。

5.5.2 档案宜专人管理，妥善保管，各类归档管理的资料有相关人员签名。

【条款解读】

《公共场所卫生管理条例实施细则》第八条：公共场所卫生管理档案应当主要包括下列内容：

（一）卫生管理部门、人员设置情况及卫生管理制度。

（二）空气、微小气候（湿度、温度、风速）、水质、采光、照明、噪声的检测情况。

（三）顾客用品用具的清洗、消毒、更换及检测情况。

（四）卫生设施的使用、维护、检查情况。

（五）集中空调通风系统的清洗、消毒情况。

（六）安排从业人员健康检查情况和培训考核情况。

（七）公共卫生用品进货索证管理情况。

（八）公共场所危害健康事故应急预案或者方案。

（九）省、自治区、直辖市卫生行政部门要求记录的其他情况。公共场所卫生管理档案应当有专人管理，分类记录，至少保存两年。2007 年颁布的《住宿场所卫生规范》《沐浴场所卫生规范》《美容美发场所卫生规范》《游泳场所卫生规范》等 4 项行业卫生规范中已对档案管理作出相关规定。本条款对档案管理的相关规定予以沿用、完善，列举了应归档管理的十项资料。本条 5.5.2 款为推荐性条款。

六、传染病和健康危害事故管理

【标准条款】

5.6.1 公共场所应执行各项卫生管理制度，场所内卫生设施应正常使用，卫生质量符合卫生要求；

5.6.2 定期检查各项卫生制度、操作规程落实情况，及时消除健康危害隐患，防止传染病传播流行和健康危害事故的发生。

5.6.3 公共场所发生传染病和健康危害事故，经营者应按卫生法律法规要求及时报告。

5.6.4 公共场所应制定传染病、健康危害事故应急预案，发生传染性疾病流行和危害健康事故时，应立即处置，防止危害扩大。

5.6.5 公共场所从业人员有传染性疾病感染症状时，应脱离工作岗位，排除传染性疾病后方可重新上岗。

5.6.6 公共场所应在相关场所内放置安全套或设置安全套发售设施。

【条款解读】

防止传染性疾病通过公共场所途径传播流行，消除公共场所危害健康事故隐患，是公共场所卫生法规立法宗旨。《公共场所卫生管理条例实施细则》第二十条："公共场所经营者应当制订公共场所危害健康事故应急预案或者方案，定期检查公共场所各项卫生制度、措施的落实情况，及时消除危害公众健康的隐患"；第二十一条："公共场所发生危害健康事故的，经营者应当立即处置，防止危害扩大，并及时向县级人民政府卫生行政部门报告。"本条款对公共场所传染病和危害健康事故预防、管理、控制、报告等环节作出相关规定。

七、卫生检测

【标准条款】

5.7.1 公共场所应按照卫生法律法规、卫生标准、卫生规范的规定对场所的空气质量、微小气候、水质、采光、照明、噪声、公共用品用具和集中空调通风系统等进行卫生检测，每年不少于一次。

5.7.2 公共场所应在醒目位置如实公示检测结果并及时更新。

【条款解读】

《公共场所卫生管理条例》第三条：公共场所的下列项目应符合国家卫生标准和要求：

（一）空气、微小气候（湿度、温度、风速）。

（二）水质。

（三）采光、照明。

（四）噪声。

（五）顾客用具和卫生设施。

《公共场所卫生管理条例实施细则》第十九条："公共场所经营者应当按照卫生标准、规范的要求对公共场所的空气、微小气候、水质、采光、照明、噪声、顾客用品用具等进行卫生检测，检测每年不得少于一次；检测结果不符合卫生标准、规范要求的应当及时整改。公共场所经营者应当在醒目位置如实公示检测结果。"本条款明确了公共场所每年应开展卫生检测的项目，增加了集中式空调通风系统的卫生检测管理，并要求检测结果公示应及时更新。

第六节　从业人员卫生

一、从业人员健康管理

【标准条款】

6.1 从业人员健康管理

公共场所应每年组织从业人员进行健康检查，从业人员取得健康合格证明后方可上岗。

　　患有痢疾、伤寒、甲型病毒性肝炎、戊型病毒性肝炎等消化道传染病，以及活动性肺结核和化脓性、渗出性皮肤病等疾病的人员，治愈前不得从事直接为顾客服务的工作。

【条款解读】

公共场所人群集聚，人群密度高，个体健康状况复杂，有可能成为空气传播类、接触传播类传染性疾病的传播流行途径。开展从业人员健康管理工作是公共场所经营单位日常卫生管理的常规性、基础性工作，《公共场所卫生管理条例》第七条："公共场所直接为顾客服务的人员，持有"健康合格证"方能从事本职工作。患有痢疾、伤寒、病毒性肝炎、活动期肺结核、化脓性或者渗出性皮肤病以及其他有碍公共卫生疾病的，治愈前不得从事直接为顾客服务的工作"；《公共场所卫生管理条例实施细则》："第十条　公共场所经营者应当组织从业人员每年进行健康检查，从业人员在取得有效健康合格证明后方可上岗，患有痢疾、伤寒、甲型病毒性肝炎、戊型病毒性肝炎等消化道传染病的人员，以及患有活动性肺结核、化脓性或者渗出性皮肤病等疾病的人员，治愈前不得从事直接为顾客服务的工作"。本条款对相关规定予以沿用、引用，与卫生法规的规定保持一致。

二、从业人员培训

【标准条款】

6.2.1 公共场所应组织从业人员参加公共场所卫生法律法规和卫生知识培训，经考核合格后方可上岗。应有相应的培训、考核资料和记录。

6.2.2 在岗从业人员宜每 2 年复训一次。

【条款解读】

开展从业人员卫生知识培训是公共场所经营单位日常卫生管理常规性工作，从业人员只有经过相关法律法规、卫生知识培训，才能理解执行岗位职责、做好相关工作的意义，掌握本岗位相关的卫生管理环节具体操作规程，知晓违反卫生法规、卫生规范行为的法律责任,从而提高做好公共场所卫生工作的自觉性。《公共场所卫生管理条例》第六条:"经营单位应当负责所经营的公共场所的卫生管理,建立卫生责任制度,对本单位的从业人员进行卫生知识的培训和考核工作";《公共场所卫生管理条例实施细则》第九条:"公共场所经营者应当建立卫生培训制度,组织从业人员学习相关卫生法律知识和公共场所卫生知识,并进行考核。对考核不合格的,不得安排上岗";第三十六条:"公共场所经营者有下列情形之一的,由县级以上地方人民政府卫生行政部门责令限期改正,给予警告,并可处以二千元以下罚款;逾期不改正,造成公共场所卫生质量不符合卫生标准和要求的,处以二千元以上二万元以下罚款;情节严重的,可以依法责令停业整顿,直至吊销卫生许可证:未按照规定组织从业人员进行相关卫生法律知识和公共场所卫生知识培训,或者安排未经相关卫生法律知识和公共场所卫生知识培训考核的从业人员上岗的"。本条款对相关规定予以沿用、引用,与卫生法规的规定保持一致。本条 6.2.2 款为推荐性条款。

三、从业人员个人卫生

【标准条款】

6.3.1 应保持良好的个人卫生。

6.3.2 宜备有 2 套以上工作服,着清洁工作服上岗。

6.3.3 美容、美发人员为顾客洁面(剃须)、美容服务时应戴口罩。

6.3.4 养成良好卫生习惯,做到勤洗手、勤换衣服、勤理发、勤洗澡。

6.3.5 美容、美发人员和足浴服务人员有下列情形时应洗手:

为顾客理发、美容、足浴服务前;

触摸耳、鼻、头发、口腔等人体部位后;

如厕及其他可能污染双手的活动后。

【条款解读】

公共场所从业人员个人卫生不仅是经营单位卫生管理水平的重要体现,也是防止传染性疾病通过公共场所途径传播的重要抓手。2007 年颁布的《住宿场所卫生规范》《沐浴场所卫生规范》《美容美发场所卫生规范》《游泳场所卫生规范》等 4 项行业卫生规范中已对从业人员个人卫生提出了管理要求。本条款对相关规定予以引用,细化、完善了从业人员个人卫生的管理要求。

第七节　规范性附录

一、常见公共用品用具配备基本要求

【标准条款】

A.1 公共用品

A.1.1 住宿场所床单、枕套、被套、毛巾、浴巾等公共用品宜按床位数 3 倍以上配置,枕芯、床罩、床垫配置数量应满足经营需要。

A.1.2 沐浴场所更衣室、休息厅(房间)的床上用品(床单、枕套、被套、垫巾等)宜按床位数 3 倍以上配置,为顾客提供的毛巾、浴巾、浴衣等公共用品宜按更衣柜数 2 倍以上配置。

A.1.3 美容、美发场所供顾客使用的毛巾能满足经营需要,宜按座位数或床位数 10 倍以上配置,不宜少于 20 条。美发用围布宜按座位数 2 倍以上配置。

A.2 公共用具

A.2.1 住宿场所杯具、拖鞋等公共用具宜按床位数 2 倍以上配置。

A.2.2 客房内无卫生间的应每床位配备一套脸盆、脚盆。

A.2.3 沐浴场所内杯具、拖鞋等顾客用具宜按更衣柜数 2 倍配置,修脚工具的配置数量宜按技师人员数的 2 倍以上配置。

A.2.4 美容美发工具的配置数量宜按美容美发师人员数的 2 倍以上配置,不宜少于 3 套。

A.2.5 美发场所应配备头癣、皮肤病患者专用理发工具,工具种类齐全。

A.2.6 其他为顾客提供杯具的公共场所,杯具数量宜按最大接待负荷的 2 倍配置。

A.2.7 影剧院立体观影眼镜宜按单场最大接待负荷的 2 倍配置。

【条款解读】

在法定公共场所经营活动中普遍提供可重复使用的不同种类的公共用品用具,如:住宿场所床单、枕套、被套、毛巾、浴巾、杯具、拖鞋、脸盆、脚盆;沐浴场所毛巾、浴巾、浴衣、杯具、拖鞋、修脚工具;美容、美发场所毛巾、围布、美容美发工具等。公共场所经营单位只有配置足够数量的各类公共用品用具才能落实卫生法规、卫生标准、卫生规范相关清洗消毒规定,应该达到使用一套、清洗消毒一套、备用一套的基本要求,充分满足经营运转需要。本条款明确了公共用品用具的配置要求,其中,A.2.2、A.2.5为强制性条款,其他为推荐性条款。

二、常见公共用品换洗消毒管理基本要求

【标准条款】

B.1 住宿场所

B.1.1 床单、枕套、被套等床上用品应保持整洁,一客一换,长住客至少一周一换。

B.1.2 床罩、枕芯、床垫等用品应定期更换清洗,保持整洁。

B.1.3 床单、枕套、被套、毛巾、浴巾、浴衣等公共用品应每客用后清洗消毒。

B.2 沐浴场所

B.2.1 床单、枕套、被套、垫巾等床上用品宜每天更换清洗消毒,保持整洁。

B.2.2 提供顾客使用的毛巾、浴巾、浴衣等公共用品每客用后应清洗消毒。

B.2.3 修脚、捏脚毛巾应专用。

B.3 美容美发场所

B.3.1 床单、枕套、被套、垫巾等床上用品宜每天更换清洗消毒,保持整洁。

B.3.2 提供顾客使用的毛巾每客用后应清洗消毒。

B.3.3 美发用围布宜每天清洗,保持整洁。

B.3.4 美容、美发、烫染发毛巾应易于区分,分类使用,不得混用。

B.4 公共交通工具

B.4.1 床单、枕套、被套、垫巾等公共用品宜每客更换或单程终点更换,保持整洁。

B.4.2 座位套、座垫等公共用品应定期更换,保持整洁。

【条款解读】

公共用品换洗消毒管理不同的场所、不同的用品要求不完全相同,如住宿场所的床单、枕套、被套等床上用品要求一客一换,每客用后清洗消毒,床罩、

枕芯、床垫等用品要求定期更换清洗,保持整洁;沐浴场所毛巾、浴巾、浴衣等公共用品每客用后要求清洗消毒,床单、枕套、被套、垫巾等床上用品要求每天更换清洗消毒,保持整洁。本条款列举了不同类别的场所、不同类别的公共用品具体的换洗消毒管理规定。本条 B.2.1、B.3.1、B.3.3、B.4.1 为推荐性条款。

第八节 标准实施的措施与建议

公共场所系列卫生标准的实施,标志着我国公共场所卫生管理步入新的阶段,对进一步强化法定公共场所的监督管理,促进公共场所卫生质量的显著提高,必将起到积极的推动作用,同时,公共场所卫生系列标准的实施,将更加有效的预防控制空气传播性、接触传播性疾病通过公共场所途径的传播流行,更加有效的预防公共场所危害健康事故的发生,为人民群众创造安全、卫生、舒适的公共场所环境,切实保障消费者的健康权益。为了保证《公共场所卫生管理规范》的实施,应着力抓好三方面的工作:

一、切实抓好贯彻培训,准确领会标准内涵

《公共场所卫生管理规范》(GB 37487)是在 1996 年颁布实施的公共场所卫生标准基础上编制起草,将 GB 9663～9673—1996、GB 16153—1996 旅店业卫生标准、文化娱乐场所卫生标准、公共浴室卫生标准、理发店美容店卫生标准、游泳场所卫生标准、体育场所卫生标准、图书馆博物馆美术馆展览馆卫生标准、商场(店)书店卫生标准、医院候诊室卫生标准、公共交通等候室卫生标准、公共交通工具卫生标准中经常性卫生要求的内容进行细化、完善,与原标准相比主要变化如下:一是依据《标准化工作导则 第 1 部分:标准的结构和编写》(GB/T 1.1—2009)调整了标准名称与结构;二是细化了公共场所经常性卫生要求;三是增加了卫生管理和从业人员卫生要求的内容,并将 2011 年《公共场所卫生管理条例实施细则》中涉及的卫生管理环节纳入标准的相关条款规定。与原标准相比 GB 37487 的形式和内容都有极大的变化,在标准实施过程中抓好宣传贯彻培训是新标准顺利执行的重要保证,通过广泛宣传让各级卫生监督机构、疾病预防控制机构、公共场所经营者和社会公众及时知晓新颁布的公共场所卫生标准的实施时间、主要变化和新的规定,通过不同层面的

扎实培训让各级卫生监督机构、疾病预防控制机构、公共场所经营者深刻理解并掌握新标准的内涵和相关卫生管理环节的具体规定,从而有效保证各级卫生监督机构、疾病预防控制机构及时、准确执行标准,切实推动公共场所经营者按照新的标准规定提升卫生设施、规范开展管理,实现新标准带来新面貌的实施效果。

二、正确处理《公共场所卫生管理规范》与 4 个专项卫生规范的相互关系

公共场所系列卫生标准的制修订,是根据目前我国社会经济发展和卫生监督管理工作的需要,针对现行《公共场所卫生标准》执行过程中存在的问题,对现行 12 个《公共场所卫生标准》的结构、内容进行调整、修改和完善,将 12 个公共场所分类卫生标准中的经常性卫生要求,归类整合为《公共场所卫生管理规范》,形成了新的公共场所卫生标准体系,为强化公共场所卫生监督管理和卫生信誉度等级评定提供有力的技术支撑。因此,以国家标准发布的《公共场所卫生管理规范》,是公共场所系列卫生标准的重要组成部分,其管理要求涵盖列入卫生法规调整范围的法定场所,对每类场所共性卫生管理环节都作出了原则性的规定,以充分满足各类场所卫生监督管理工作的需要。2007 年颁布的《住宿场所卫生规范》《沐浴场所卫生规范》《美发美容场所卫生规范》和《游泳场所卫生规范》,是根据 1996 年公共场所分类卫生标准中经常性卫生要求制定,是以部门规范性文件形式发布的专项卫生规范,是对 4 类场所部分卫生管理环节的细化、完善和补充。在标准实施过程中,《公共场所卫生管理规范》的各项规定作为原则性、共性的要求适用于各类公共场所,必须得到切实执行。4 类场所的部分卫生管理环节《公共场所卫生管理规范》未涉及或专项卫生管理规范相关规定更具体、更严格的应予以执行,从而更好地满足经营单位卫生管理和卫生行政部门卫生监督执法工作的需要。

三、强化卫生监督执法,推动《公共场所卫生管理规范》有效实施

《公共场所卫生管理规范》明确了公共场所物品配置贮存、公共用品用具管理、通风换气、空调设施、生活饮用水、游泳池水及沐浴用水、卫生相关产品、卫生专间、卫生清扫工具、工作车管理、外送清洗管理、病媒生物防治、环境清扫保洁、标志识别、卫生管理组织、卫生管理制度、操作规程、证件管理、传染病

和健康危害事故管理、档案管理、卫生质量检测评价、从业人员卫生等卫生管理环节的基本准则和管理要求,并对常见公共用品用具配备、常见公共用品换洗消毒管理作出了规定。新标准相关规定,既是 2011 年《公共场所卫生管理条例实施细则》的管理要求,更是现阶段强化公共场所卫生监督管理,满足社会经济发展和人民群众健康需求的实践工作需要。各级卫生行政部门应以新标准颁布实施为契机,着力强化卫生监督执法工作,依据新标准对各类公共场所相关卫生管理环节规定,切实加大公共场所卫生违法行为的查处力度,通过严格执法推动新标准的有效实施。

第八章

《公共场所卫生学评价规范》
（GB/T 37678—2019）

第一节　范围

【标准条款】

　　本标准规定了新建、改建、扩建和已营业公共场所卫生学评价的技术要求和方法。

　　本标准适用于宾馆、旅店、招待所、公共浴室、理发店、美容店、影剧院、录像厅（室）、游艺厅（室）、舞厅、音乐厅、体育场（馆）、游泳场（馆）、展览馆、博物馆、美术馆、图书馆、商场（店）、书店、候诊室、候车（机、船）室与公共交通工具等公共场所，其他公共场所参照执行。

【条款解读】

　　本标准规定的范围包括两部分内容，一部分是标准规定的卫生学评价技术要求和方法应用的不同阶段：既包含新建、改建、扩建，公共场所也包括已营业的公共场所日常卫生学评价；另一部分是公共场所的适用范围，现行《公共场所卫生管理条例》纳入管理范围的公共场所为 7 类 28 种，即宾馆、旅店、招待所、公共浴室、理发店、美容店、影剧院、录像厅（室）、游艺厅（室）、舞厅、音乐厅、体育场（馆）、游泳场（馆）、展览馆、博物馆、美术馆、图书馆、商场（店）、书店、候诊室、候车（机、船）室与公共交通工具等。2012 年《国务院关于第六批取消和调整行政审批项目的决定》取消了体育场（馆）、公园、公共交通工具的卫生行政许可，但卫生部门仍然应依法予以监督管理。2016 年《国务院关于整合调整餐饮服务场所的公共场所卫生许可证和食品经营许可证的决定》将饭馆、咖啡馆、酒吧、茶座管理职责调整为食品药品监督管理部门管理。本条

161

款依据现阶段社会经济发展现状和国务院相关文件规定,确定将 7 类 22 种公共场所纳入适用范围,公园、车马店、饭馆、咖啡馆、酒吧、茶座等 6 种场所未列入,明确其他公共场所可参照执行本标准,并与《公共场所卫生指标及限值要求》(GB 37488)等公共场所系列卫生标准一致。

第二节 规范性引用文件

【标准条款】

下列文件对于本文件的应用是必不可少的。凡是注日期的引用文件,仅注日期的版本适用于本文件。凡是不注日期的引用文件,其最新版本(包括所有的修改单)适用于本文件。

GB/T 18204 公共场所卫生检验方法

GB/T 18346 各类检查机构能力的通用要求

GB 37487 公共场所卫生管理规范

GB 37488 公共场所卫生指标及限值要求

GB 37489 公共场所设计卫生规范

WS 394 公共场所集中空调通风系统卫生规范

WS/T 395 公共场所集中空调通风系统卫生学评价规范

公共场所卫生管理条例

公共场所卫生管理条例实施细则

ISO/IEC 17020 合格评定 各类检查机构运作的基本准则(Conformity assessment Requirements for the operation of various types of bodies performing inspection)

【条款解读】

本条款列出了本标准中规范性引用其他文件清单:

1. 本标准依据公共场所相关卫生法规制定,包括《公共场所卫生管理条例》和《公共场所卫生管理条例实施细则》。

2. 卫生学评价和卫生检验活动一样纳入质量管理,应遵循《各类检查机构

能力的通用要求》(GB/T 18346)、《合格评定 各类检查机构运作的基本准则》
(ISO/IEC 17020)。

3. 本标准与公共场所其他卫生标准协调一致并相互引用，包括国家标准《公共场所卫生检验方法》(GB/T 18204.1～6)、《公共场所卫生管理规范》(GB 37487)、《公共场所卫生指标及限值要求》(GB 37488)、《公共场所设计卫生规范》(GB 37489.1～5)。

4. 本标准引用了行业标准《公共场所集中空调通风系统卫生规范》(WS 394)、《公共场所集中空调通风系统卫生学评价规范》(WS/T 395)。

第三节 术语和定义

【标准条款】

3.1 公共场所预防性卫生学评价 preventive health assessment for public places

对新建、改建和扩建公共场所建设项目在可行性研究、设计、施工、竣工验收阶段进行的综合性卫生学评价。

注：具体可分为公共场所建设项目卫生学预评价、设计卫生学评价、施工卫生学评价、竣工验收卫生学评价。

【条款解读】

公共场所卫生学评价按实施评价的时段主要分为两类，本条款对"公共场所预防性卫生学评价""公共场所经常性卫生学评价"这两类评价进行了定义。本标准将公共场所卫生学评价分为预防性、经常性公共场所卫生学评价，主要考虑到实际评价工作形式的实用性、阶段性、时效性、复杂和难易程度，以及项目审批、卫生许可、监督、执法行业管理部门、行业协会和经营者的实际需求。本标准的核心内容按预防性卫生学评价和经常性卫生学评价分别编写。

预防性卫生学评价指新建、改建、扩建和技术改造的建设项目，在可行性研究、设计、施工阶段进行的公共场所卫生学预评价，以及尚未营业、未实施日常卫生管理的竣工验收卫生学评价，具体可分为公共场所建设项目卫生学预

163

评价、设计卫生学预评价、施工卫生学预评价、竣工验收卫生学评价。

建设项目卫生学预评价、设计卫生学预评价、施工卫生学预评价由于项目尚未建成，只能依据可行性研究资料、设计资料、施工资料，通过项目分析、健康影响因素识别、现场卫生学调查，采用有效的评价方法，对照相关法规、标准[如《公共场所卫生指标及限值要求》(GB 37488)、《公共场所设计卫生规范》(GB 37489.1～5)]进行预评价。

竣工验收卫生学评价，项目已建成，可以依据《公共场所卫生指标及限值要求》(GB 37488)、《公共场所卫生检验方法》(GB/T 18204.1～6)进行现场检测，结合现场卫生学调查进行评价；由于日常卫生管理尚未实施，此类评价可不包括卫生管理内容，有条件使用类比法的也可根据类比对象进行卫生管理的预评价。

【标准条款】

3.2 公共场所经常性卫生学评价 regular health assessment for public places

对营业中的公共场所卫生状况、卫生设施运行效果和卫生管理进行的综合性卫生学评价。

【条款解读】

公共场所经常性卫生学评价是对正常营业中的公共场所的卫生学评价，也称为日常卫生学评价，通过现场卫生学调查和卫生检测，对其卫生状况、卫生设施运行效果和卫生管理进行的综合性卫生学评价。

进行经常性卫生学评价，由于卫生设施已在运行，卫生管理已经实施，应侧重于各类相关卫生指标的检测结果汇总分析、通过现场卫生学调查检查卫生设施设备运行（包括清洗、消毒）的记录及效果、卫生管理制度/从业人员体检等情况。

【标准条款】

3.3 建设项目 construction project

新建、改建和扩建的公共场所建设项目和技术改造项目。

【条款解读】

预防性卫生学评价中涉及"建设项目"，是指新建、改建、扩建的建设项目，包括新建的公共场所、改建和扩建的公共场所和进行涉及卫生设施改造的公共场所。

第四节　评价机构和人员

一、基本要求

【标准条款】

4.1.1 具有独立的法人资格。

【条款解读】

卫生学评价如同卫生检测，其结果对建设项目和运营中的公共场所影响深广，因此，出具卫生学评价报告的机构应当依法承担法律责任，故要求机构具备独立的法人资格。

【标准条款】

4.1.2 拥有固定的办公场所和相应的实验室。

【条款解读】

开展卫生学评价工作，必须具备相应的工作条件，如拥有固定的办公场所；有能力开展相应的卫生检测，是开展卫生学评价工作的基础，需要具备符合公共场所卫生检测需求的实验室，这都是开展公共场所卫生学评价的能力和基本条件。

2017年12月，国家卫生和计划生育委员会令（第18号）删除了《公共场所卫生管理条例实施细则》第三十四条第二款，即取消了"技术服务机构的专业技术能力由省级卫生行政部门组织考核"的规定，故本标准中对有关卫生学评价资质的不作更具体的规定。

二、人员要求

【标准条款】

4.2.1 有专职的评价技术负责人和评价质量负责人,技术负责人具有与公共场所卫生学评价工作相适应的高级专业技术职称和5年以上相关工作经验。

【条款解读】

卫生学评价如同卫生检测必须实施质量管理,建立健全质量管理体系,任命专职的评价技术负责人和质量负责人;根据卫生学评价工作的专业性要求和实际工作需要,明确技术负责人、质量负责人的专职要求;上述岗位须掌握公共卫生、卫生检验、卫生工程的基本知识,具备上述相关专业的高级专业技术职称;需要经过一定时间相关专业的历练和经验积累,故提出5年以上相关工作经验的要求。

【标准条款】

4.2.2 应有不少于5名与公共场所卫生学评价工作相适应的公共卫生、卫生检测、相关工程专业的技术人员并有相应的专业技术能力,其中中级专业技术职称及以上人员不少于专业人员总数的40%。

【条款解读】

卫生学评价团队、人员需要掌握卫生法规和相关标准、收集并分析相关技术资料、开展现场卫生学调查、识别和分析健康影响因素,熟悉卫生检验和现场检测、熟练掌握统计分析方法和卫生学评价方法,基本掌握暖通、饮水等卫生工程知识,具备开展现场卫生检测的能力和卫生评价工作经验,形成分工协作的专业团队,故此对人员专业、数量和技术职称提出必要的要求。

【标准条款】

4.2.3 专职评价人员不少于3人,外聘人员劳动合同及管理应符合质量管理体系要求,并具备相应的专业技术能力。

【条款解读】

卫生学评价专业性要求较高，评价人员需要实践历练和经验积累，没有一定数量的专职评价队伍，难以满足实际评价工作需求；一些评价服务机构采用外聘专家的方式来承接和完成卫生学评价任务，对外聘人员提出了具备相应的专业技术能力的要求而不仅仅是职称要求，同时要依法签订劳动合同，并按照质量管理体系要求规范管理。

【标准条款】

> 4.2.4 评价专业人员经过系统的公共场所卫生专业培训。

【条款解读】

从事卫生学评价的人员，必须掌握公共场所基本的卫生知识，及时学习和掌握公共场所卫生法规、卫生标准、技术规范、政策文件及其动态，因此需要进行系统的公共场所卫生专业培训，卫生专业培训宜建立相应的资料档案（如培训安排、培训讲义、授课老师、参加人员、考核结果等）。

三、质量管理体系要求

【标准条款】

> 4.3.1 检测检验能力应当获得省级以上检验检测机构资质认定。

【条款解读】

目前相关法律法规未明确公共场所卫生学评价的机构和人员资质认定、考核评估的具体规定，卫生检测检验能力是卫生学评价的基础，依照相关法规，相关机构的检测检验能力应当获得省级以上检验检测机构资质认定。

【标准条款】

> 4.3.2 应设立专门的质量管理部门，并建立完善的公共场所卫生学评价质量管理体系。

【条款解读】

卫生学评价和卫生检测检验活动一样需要实施质量管理,应遵循《各类检查机构能力的通用要求》(GB/T 18346)、《合格评定 各类检查机构运作的基本准则》(ISO/IEC 17020),应设立专门的质量管理部门,建立完善的公共场所卫生学评价质量管理体系,任命专职的评价技术负责人和质量负责人,实施卫生学评价全过程的质量管理。

第五节 预防性卫生学评价

一、评价目的

【标准条款】

> 5.1 评价目的
> 根据国家有关法律、法规、规章、卫生标准和卫生规范要求,在公共场所建设项目的设计、施工、竣工验收阶段,从卫生学角度论证公共场所建设项目在选址、布局、建筑装修材料、集中空调通风系统、室内空气质量、二次供水设施、生活饮用水、洗浴水、泳池水、病媒生物防治和净化消毒设施、客流控制和分流等方面规划设计的可行性,识别可能存在的影响公众健康的危害(影响)因素,评估疾病传播的健康风险,提出改进措施,为建设项目设计、验收、审批和卫生监督执法、卫生管理提供卫生技术依据。

【条款解读】

预防性卫生学评价的目的,是为建设项目设计、验收、审批和卫生监督执法、行业管理和场所自身卫生管理提供卫生技术依据,论证项目规划、设计、施工的可行性和合理性,识别可能存在的影响服务人群健康的危害(影响)因素,提出卫生改进措施和建议,以消除或减少潜在的健康(危害)影响,防范疾病传播的健康风险,保障顾客人群的健康。

不同阶段卫生学预评价的目的,有所不同,各有侧重:建设项目可行性研究阶段的卫生学预评价,主要是为建设项目设计提供卫生技术依据,论证项目规划、设计、施工在卫生方面的可行性和科学性,识别可能存在的影响公众健康的危害(影响)因素,提出科学的选址和布局、客流控制和分流等方面的规划,提出卫生改进措施和建议,避免设计和施工方案偏离相关卫生法规、标准、规范,指导设计和施工,充实建设项目可行性研究资料中的卫生篇章;设计卫生学预评价主要是为建设施工提供卫生技术依据,合理布局,完善卫生设施布设,完善施工方案,具体指导施工,避免项目因偏离相关卫生法规、设计卫生规范等标准而返工,造成损失和浪费;施工卫生学预评价可以及时补充、完善、修正设计方案中在卫生方面的缺失和偏离,科学选择建筑、装修材料,完善空调、饮水、用水和卫生间等卫生设施的建造,科学选用病媒生物防治、净化消毒设施和装置,避免施工过程的职业健康危害;保障工程项目竣工后符合相关卫生设计标准;开展竣工验收卫生学评价时,工程项目已竣工,可通过现场卫生学调查、现场采样和卫生检测检验,验证室内空气、饮水和用水卫生质量、空调、净化等卫生设施运行效果,以及建筑布局、清洁消毒间、卫生间等功能间的规范性,根据经营项目提出系统的卫生管理要求,保障场所正常营业后,相关卫生指标达到《公共场所卫生指标及限值》(GB 37488)要求,为建设项目卫生审批、卫生监督执法和卫生管理提供卫生技术依据。

二、评价依据

【标准条款】

5.2.1 相关卫生法规、标准和规范

《公共场所卫生管理条例》《公共场所卫生管理条例实施细则》、GB 37487、GB 37488、GB 37489、GB/T 18204、GB/T 18346、WS 394、WS/T 395、ISO/IEC 17020。

【条款解读】

预防性卫生学评价主要依据《公共场所卫生管理条例》《公共场所卫生管理条例实施细则》等相关卫生法规和相关标准、规范,在公共场所卫生方面依据的标准规范有:《公共场所卫生指标及限值要求》(GB 37488)、《公共场所设计卫生规范》(GB 37489.1～5)、《公共场所卫生管理规范》(GB 37487)、《公共场所卫

生检验方法》(GB/T 18204.1～6)、《公共场所集中空调通风系统卫生规范》(WS 394)、《公共场所集中空调通风系统卫生学评价规范》(WS/T 395);在评价质量控制与管理方面,应符合《各类检查机构能力的通用要求》(GB/T 18346)、《合格评定　各类检查机构运作的基本准则》(ISO/IEC 17020)的相关要求。

【标准条款】

5.2.2 相关技术资料

按照公共场所的类型,评价单位需要收集以下全部或部分技术资料:

建设项目立项的审批文件;

建设项目概况和可行性研究资料;

公共场所及其选址、总体布局与功能分区、建筑装修材料、集中空调通风设施、室内空气质量、二次供水设施、生活饮水、用水、泳池水、病媒生物防治和净化消毒设施、客流控制和分流设施等方面设计资料、设计说明及主要参数;

国内外文献资料;

其他相关文件和资料。

【条款解读】

预防性卫生学评价考虑到其复杂性和前瞻性,需要收集相关技术资料,这些资料既要对应评价目的,也与评价内容密切相关。需要收集的资料类别和内容因公共场所的类型、评价时段不同而有所差异,可能是以下清单的全部,也可能只需其中一部分:建设项目立项的审批文件,建设项目概况和可行性研究资料,公共场所及其选址、总体布局与功能分区、建筑装修材料、集中空调通风设施、室内空气质量、二次供水设施、生活饮用水、沐浴水、泳池水、病媒生物防治和净化消毒设施、客流控制和分流设施等方面设计资料、设计说明及主要参数,国内外文献资料和其他相关文件和资料。

建设项目立项的审批文件,用于说明该项目的合法性和可行性,这是开展该项目卫生学评价的前提;建设项目概况和可行性研究资料,可以从中查找与卫生相关的内容进行评价;第三项列出的资料的作用在下文 5.3.1 基本情况分析中详细表述,其中建筑装修材料的资料与室内空气质量关系密切,需要详细收集(包括种类、选材原则和采购索证、使用的部位等);对于一些较为复杂、特殊的公共场所建设项目,则需要收集国内外文献资料;与卫生学评价相关其实文件和资料也应该注意收集。

三、评价内容

由于评价目的不同,预防性卫生学评价和经常性卫生学评价评价内容有所差别,预防性卫生学评价内容包括基本情况分析、健康危害因素识别和分析、现场卫生学调查、卫生检测。

【标准条款】

> 5.3.1 基本情况分析
>
> 对所提供的技术资料按照 GB 37489 和其他相关标准的要求进行基本情况分析,重点包括:
>
> 建设项目选址、地理位置、周边环境状况、周边主要建筑及其相对位置和距离;
>
> 建设项目建筑面积、总体布局与功能分区;
>
> 建设项目用途、营业特征、服务人数;
>
> 集中空调通风系统规划设计情况;
>
> 二次供水设施、生活饮用水、泳池水的规划设计情况;
>
> 病媒生物防治设施的规划设计情况;
>
> 相关卫生设施设计种类、用途、位置和参数;
>
> 卫生设备、消毒设备、空气净化和净水设备的选型和参数。

【条款解读】

基本情况分析主要针对所提供的技术资料,按照《公共场所设计卫生规范》(GB 37489)和其他相关标准[如《公共场所集中空调通风系统卫生规范》(WS 394—2012)]的要求,进行分析,按评价的场所的类型和评价时段考虑分析的重点包括以下部分或全部内容:建设项目选址、地理位置、周边环境状况、周边主要建筑及其相对位置和距离,建设项目建筑面积、总体布局与功能分区,建设项目用途、营业特征、服务人数,集中空调通风系统规划设计情况,二次供水设施、生活饮用水、泳池水的规划设计情况,病媒生物防治设施的规划设计情况,相关卫生设施设计种类、用途、位置和参数,卫生设备、消毒设备、空

气净化和净水设备的选型和参数,各项内容解读如下:

公共场所及其选址:依据《公共场所设计卫生规范 第1部分:总则》(GB 37489.1—2019),选址应符合城市总体规划,不得设在自然疫源地,远离粉尘、有毒有害气体、放射性物质等污染源,与暴露垃圾堆、旱厕、粪坑等病媒生物滋生地的间距不应小于25m,具备给排水条件和电力供应的条件。

总体布局与功能分区:依据《公共场所设计卫生规范 第1部分:总则》(GB 37489.1—2019),要求总体布局明确,功能分区合理,人员、物资通道宜分开设置,不同类别场所应分区设置,并与锅炉房、空调机房、水泵房、厨房操作间等辅助用房保持适当的距离,应在公共区域设公共卫生间,卫生间、盥洗室、浴室、游泳池等不应设在餐厅、厨房、食品贮藏等有严格卫生要求用房的直接上层,各单体(清洗消毒间、储藏间、公共卫生间)也应符合上述标准。

建设项目用途、营业特征、服务人数:建设项目用途与涉及公共场所的分类,其营业特征(如营业时间、服务对象)有所差异,其卫生设施设置、用品用具配套、卫生管理要求和卫生指标的选择密切相关;服务人数决定了空调通风等卫生设施的配置(数量、参数)等;例如一个超市,如顾客人数超出设计的服务人数,人均新风量不足,势必影响室内空气卫生质量,严重时可能引发健康危害事故,同理,城市轨道交通一些车站在高峰期会进行限流,除了安全方面的考虑,也有卫生保障的影响因素。

采用集中空调通风系统的公共场所,暖通空调的规划设计,应符合《公共场所集中空调通风系统卫生规范》(WS 394—2012)的要求。例如,空调通风系统布设的地点、平面布局、服务人数、空调类型、气流形式、系统设计参数、冷却塔的类型和位置、空气净化消毒装置种类/用途/安装部位、周边环境现状及危害因素监测、温度/相对湿度/噪声/风量等设计参数、机房/风管/冷却塔/空气净化消毒装置/应急关闭回风的装置、控制集中空调通风系统分区域运行的装置、清洗消毒用的可开闭窗口、新风/排风/送回风等通风系统、空调水系统、运行工况、气流组织、空调管道材质和保温材料方面,均应符合上述标准。

依据《公共场所设计卫生规范 第1部分:总则》(GB 37489.1—2019),应设初效过滤器,采用初效过滤器不能满足要求时,应设中效过滤器;新风口应避免设在开放式冷却塔夏季最大频率风向的下风侧;新风口距离冷却塔、污染气体排放口和其他污染源的水平间距不宜小于10m;新风口应设防雨罩或防雨百叶窗等防水配件。新风应直接由风管通过送风口送入室内;回风口及吊装式空气处理机不得设于产生异味、粉尘、油烟的位置上方；排放有毒有害物的排风系统不得与集中空调通风系统相连通；冷凝水管道应采取防凝露措施，冷凝水排入污水系统时，应有空气隔断措施，冷凝水管不得与污水、废水、室内密闭雨水系统直接连接；冷却塔应通风良好，避免阳光直射集水池，远离热源。冷却塔应设持续净化消毒、加药装置。

没有采用集中空调通风系统的公共场所，依据《公共场所设计卫生规范　第 1 部分：总则》（GB 37489.1—2019），应充分利用自然通风。自然通风无法满足需求的场所应设机械通风装置，厨房、卫生间的竖向排风道应具有防火、防倒灌、防串味及均匀排气的功能。

二次供水设施依据《公共场所设计卫生规范　第 1 部分：总则》（GB 37489.1—2019），应符合《二次供水设施卫生规范》（GB 17051—1997）的要求，具体如下：设施周围应保持环境整洁，应有很好的排水条件，供水设施应运转正常；设施与饮水接触表面必须保证外观良好，光滑平整，不对饮水水质造成影响；通过设施所供给居民的饮水感官性状不应对人产生不良影响，不应含有危害人体健康的有毒有害物质，不引起肠道传染病发生或流行；饮用水箱或蓄水池应专用，不得渗漏，设置在建筑物内的水箱其顶部与屋顶的距离应大于80cm，水箱应有相应的透气管和罩，入孔位置和大小要满足水箱内部清洗消毒工作的需要，入孔或水箱入口应有盖（门），并高出水箱面 5cm 以上，并有上锁装置，水箱内外应设有爬梯。水箱必须安装在有排水条件的底盘上，泄水管应设在水箱的底部，溢水管与泄水管均不得与下水管道直接连通，水箱的材质和内壁涂料应无毒无害，不影响水的感观性状。水箱的容积设计不得超过用户 48h 的用水量；设施不得与市政供水管道直接连通，在特殊情况下需要连通时必须设置不承压水箱。设施管道不得与非饮用水管道连接，如必须连接时，应采取防污染的措施。设施管道不得与大便口（槽）、小便斗直接连接，须用冲洗水箱或用空气隔断冲洗阀；设施须有安装消毒器的位置，有条件的单位设施应设有消毒器；设计中使用的过滤、软化、净化、消毒设备、防腐涂料，必须有省级以上（含省级）卫生部门颁发的"产品卫生安全性评价报告"；蓄水池周围10m 以内不得有渗水坑和堆放的垃圾等污染源。水箱周围 2m 内不应有污水管线及污染物。

生活饮用水方面的规划设计，依据《公共场所设计卫生规范　第 1 部分：总则》（GB 37489.1—2019），生活饮用水水质应符合 GB 5749 的要求，分质供水水质应按其水处理工艺分别符合 CJ 94、《生活饮用水水质处理器卫生安全与功能评价规范》的要求；生活饮用水不得因管道产生虹吸、背压回流而受污染。

泳池水的规划设计，游泳池水质应符合《公共场所卫生指标及限制要求》(GB 37488)，依据《公共场所设计卫生规范　第 3 部分：人工游泳池》(GB 37489.3—2019)，应安装游泳池补水计量专用水表；宜安装水表远程监控在线记录装置；池水循环周期不应超过 4h；应设余氯、浑浊度、pH、氧化还原电位等指标的水质在线监控装置，循环给水管上的监控点应设在循环水泵之后过滤设备工艺之前，循环回水管上的监控点应设在絮凝剂投加点之前；人工游泳池其他方面的设计，参照《公共场所设计卫生规范　第 3 部分：人工游泳池》(GB 37489.3—2019)。

病媒生物防治设施的规划设计，依据《公共场所设计卫生规范　第 1 部分：总则》(GB 37489.1—2019)，应根据当地病媒生物的特点设相应的防治设施，并符合国家现行有关规定：针对病媒生物的防治，国家发布了一系列的标准，如：《病媒生物密度控制水平　鼠类》(GB/T 27770)、《病媒生物密度控制水平　蚊虫》(GB/T 27771)、《病媒生物密度控制水平　蝇类》(GB/T 27772)、《病媒生物密度控制水平　蜚蠊》(GB/T 27773) 等病媒生物密度控制水平系列标准；《病媒生物综合管理技术规范　城镇》(GB/T 27775)、《病媒生物综合管理技术规范　食品生产加工企业》(GB/T 27776)、《病媒生物综合管理技术规范　环境治理　鼠类》(GB/T 31712)、《病媒生物综合管理技术规范　环境治理　蚊虫》(GB/T 31717)、《病媒生物综合管理技术规范　化学防治　蝇类》(GB/T 31718)、《病媒生物综合管理技术规范　化学防治　蜚蠊》(GB/T 31719)、《病媒生物综合管理技术规范　医院》(GB/T 36786) 等病媒生物综合管理技术规范系列标准，公共场所的病媒生物防治设计应符合上述标准的要求，并契合所在地区病媒生物的特点。与外界直接相通并可开启的门窗应设易于拆卸、清洗的防蝇门帘、纱网或设空气风帘机；对防蚊蝇设施的要求。自动闭合的门、风幕机、垂帘都是利用物理屏障来隔绝病媒生物侵入公共场所内部，考虑到蚊虫的活动特性和飞行高度，六层以下房间应安装纱窗，六层及六层以上房间建议也安装纱窗，关于纱网的要求，现阶段尚未制定相应的卫生标准，轻工行业标准《窗纱》(QB/T 4285—2012) 适用于防止蚊虫与扬尘侵入、供建筑物和卫生设施上使用的窗纱；公共场所纱网的选用可参考该标准。机械通风装置的风口和下水道的出口、排气口应设防止鼠类进入的隔栅或网罩；对于防鼠装置的孔径，目前尚无标准要求，《病媒生物密度控制水

平　鼠类》（GB/T 27770—2011）"附录 A　防鼠设施要求"中要求"门缝小于6mm""没有堵死的孔洞,其缝隙不得超过6mm""1楼或地下室排风扇或通风口有金属网罩,网眼不得超过6mm"。在实际操作中,可以采用"防鼠装置的孔径不宜大于6mm"这一要求。

相关卫生设施设计种类、用途、位置和参数:依据《公共场所设计卫生规范　第1部分:总则》（GB 37489.1—2019）,隔声、吸声、隔振、减振设计应符合《民用建筑隔声设计规范》（GB 50118）的要求,并根据公共场所的类型按照《民用建筑隔声设计规范》（GB 50118）中的其他要求进行隔声、吸声、隔振、减震的设计,影剧院、录像厅（室）、舞厅等场所会产生较高的噪声,为了避免其对周边环境的影响,也应进行隔声设计。这些场所的天花板、墙壁应采取必要的隔声、吸声材料,例如多孔吸声材料、共振吸声材料、穿孔板组合吸声材料等,丝绒帷幕、地毯以及各种洞口空腔也有一定的吸声性能。同时也要注意门窗的隔声措施;应在公共区域设公共卫生间,公共卫生间的规模及便器的数量应符合《城市公共厕所卫生标准》（GB/T 17217）和《城市公共厕所设计标准》（CJJ 14）的要求,并应配置一定数量的无障碍便器,卫生间、盥洗室、浴室、游泳池等不应设在餐厅、厨房、食品贮藏等有严格卫生要求用房的直接上层,不应设通槽式水冲厕所,宜设蹲式便器,卫生间宜设流动冷热水洗手设备,洗手龙头、洗手液宜采用非接触式器具,大、小便的冲洗宜采用自动感应或脚踏开关冲便装置,便器及地漏均应设水封;清洗消毒间（区）依据《住宿业卫生规范》（卫监督发〔2007〕第221号）"第七条　清洗消毒专间"、《沐浴场所卫生规范》（卫监督发〔2007〕第221号）"第八条　消毒设施"、《美容美发场所卫生规范》（卫监督发〔2007〕第221号）"第六条　设施要求"、《游泳场所卫生规范》（卫监督发〔2007〕第205号）"附录　推荐的游泳场所、游泳池水清洗消毒方法"的卫生要求确定:自行对公共用品用具清洗消毒的场所应设清洗消毒间（区）,床单、枕套、被套、毛巾、浴巾、浴衣等棉织品可外送清洗消毒。采用外送清洗消毒的,应设外送物品的分类暂存区。暂存区不得设在清洁物品储藏间,清洗消毒间环境应便于保洁。地面、墙面应使用防水、防霉、可洗刷的材料。墙壁应铺贴瓷砖或光洁防水材料作为墙裙,不低于1.5m。适宜的地面坡度也利于排水,避免积水,坡度不小于2%;应根据需求分类别设置储藏间（区）,储藏间（区）应分设清洁物品、污染物品专间（区）;应设置工作车停放及操作空间;公共场所的采光设计应符合《建筑采光设计标准》（GB 50033）的要求,贯彻国家的法律法规和技术经济政策,充分利用天然光,创造良好光环境、节约能源、保护环境和构建绿色建筑。各场所的采光系数、室内天然光照度应符合《建筑采光设计标准》（GB 50033）"4 采光标准值"的要求，窗的不舒适眩光、室内各表面的反射比应符合《建筑采光设计标准》（GB 50033）"5 采光质量"的要求；公共场所的照明设计应符合《建筑照明设计标准》（GB 50034—2013）的要求，照明设计应按下列条件选择光源：灯具安装高度较低的房间宜采用细管直管形三基色荧光灯；商店营业厅的一般照明宜采用细管直管形三基色荧光灯、小功率陶瓷金属卤化物灯；重点照明宜采用小功率陶瓷金属卤化物灯、发光二极管灯；灯具安装高度较高的场所，应按使用要求，采用金属卤化物灯、高压钠灯或高频大功率细管直管荧光灯；旅馆建筑的客房宜采用发光二极管灯或紧凑型荧光灯；照明设计不应采用普通照明白炽灯，对电磁干扰有严格要求，且其他光源无法满足的特殊场所除外，照度均匀度、眩光限制、光源颜色、反射比应符合《建筑照明设计标准》（GB 50034—2013）"4 照明数量和质量"的要求，应充分利用自然采光，应进行合理的日照控制和利用，避免直射阳光引起的眩光，照明设备光谱宜接近自然光，光线均匀、不炫目、照度过渡合理，不得将含有紫外波段的光源作为照明使用。

卫生设备、消毒设备、空气净化和净水设备的选型和参数应结合各类公共场所的实际需求，服务人群特征和服务人员，以改善卫生指标为目标进行建设和配置。

【标准条款】

> 5.3.2 健康危害因素识别和分析
> 根据 5.3.1，甄别、分析与公共场所服务人群相关的物理性、化学性、生物性、放射性健康危害（影响）因素。

【条款解读】

按评价的场所的类型，依据《公共场所卫生指标及限值要求》（GB 37488），参考根据 5.3.1 基本情况分析的结果，甄别、分析与公共场所服务人群相关的物理性、化学性、生物性、放射性健康危害（影响）因素，预测、评估或类比分析危害（影响）因素（卫生指标）的强度和浓度。

例如，旅店业类的公共场所，依据《公共场所卫生指标及限值要求》（GB 37488），其健康危害（影响）因素有：

物理因素：室内温度、相对湿度、风速、热辐射、采光照明、噪声。

室内空气质量：新风量、CO、CO_2、PM_{10}、氨、甲醛、苯、甲苯、二甲苯、O_3、TVOC、氡、H_2S、细菌总数。

饮水和用水：生活饮用水相关指标、沐浴用水中的嗜肺军团菌。

集中空调系统：包括送风中细菌总数、真菌总数、β-溶血性链球菌、嗜肺军团菌（根据实际情况选测）、可吸入颗粒物（PM_{10}）；风管内表面细菌总数、真菌总数、积尘量；冷凝水和冷却水中嗜肺军团菌。

公共用品用具：外观、细菌总数、大肠菌群、金黄色葡萄球菌、真菌总数。

【标准条款】

> 5.3.3 现场卫生学调查
>
> 在公共场所新建、扩建、改建项目的各个阶段，在基本情况分析的基础上进行的现场调查包括：
>
> 设计阶段：建设项目周边环境现状及危害因素、可能对公共场所造成影响的环境污染源及其相对位置和距离、常年主导风向，建设项目的饮用水水源，二次供水、消毒、净化、病媒生物防治设施、集中空调通风系统、客流控制和分流等主要卫生设施；
>
> 施工、竣工验收阶段：建设项目布局、卫生设施、卫生防护设施和用品配置、种类、用途、参数、有效性和卫生安全性，卫生管理的组织、机构、制度和人员状况。

【条款解读】

在公共场所新建、改建、扩建项目的不同阶段，按预评价的场所的类型，在基本情况分析的基础上进行的现场调查应有针对性。

例如，在设计阶段，需要调查建设项目周边环境现状及危害因素、可能对公共场所造成影响的环境污染源及其相对位置和距离、常年主导风向，建设项目的饮用水水源，在调查基础上对集中空调通风系统、饮水和用水、消毒、净化、病媒生物防治等主要卫生设施的建造和选型（全部或部分）提出明确要求；必要时提出客流控制和分流通道等设施设计方案。

在施工、竣工验收阶段，对建设项目布局、卫生设施、卫生防护设施和用品配置、种类、用途、参数、有效性和卫生安全性（全部或部分）进行调查，竣工验收阶段还应对卫生管理的组织、机构、制度和人员状况提出意见。

5.3.4 卫生检测

在竣工验收阶段,根据健康危害因素识别和分析的结果,确定卫生检测参数,按照 GB 7488 进行检测,采样、检测方法按照 GB/T 18204 执行。

卫生检测分为现场卫生检测、采样后送实验室检测两种类型。

【条款解读】

开展竣工验收卫生学评价时,场所已建成,有条件进行采样和卫生检测,按照《公共场所卫生指标及限制要求》(GB 7488),结合健康危害因素识别和分析的结果,确定卫生检测参数,对可以现场检测的指标(有适宜的检验方法和仪器)直接进行现场检测,对微生物或不能现场检测的理化指标(项目),采样后送实验室检测;采样、检测方法均按照《公共场所卫生检验方法》(GB/T 18204.1～6)执行。

其他阶段进行的卫生学预评价,如运用类比方法,需要对类比场所进行检测后进行分析和评价,如采用类比法评价,类比场所的现场检测,按上述要求进行。

四、评价方法

5.4.1 评价方法的选择

根据公共场所的卫生学特点,预防性卫生学评价一般采用风险评估法、类比法、检查表分析法、现场调查法、检测检验法等方法进行定性和定量评价,应根据项目的不同评价要素与不同需要采用不同的方法进行评价,必要时也可采用其他评价方法。

【条款解读】

适宜的评价方法才能保障卫生学预评价的科学性、先进性、实用性和指导性。本标准参考《规划环境影响评价技术导则大纲》(HJ130)、《建设项目职业病危害预评价导则》(AQ/T 8009)、《建设项目职业病危害控制效果评价导则》

（AQ/T 8010）、《安全预评价导则》（AQ 8002）、《安全验收评价导则》（AQ 8002）等标准相关内容,结合公共场所的卫生学特点,对预防性卫生学评价列出风险评估法、类比法、检查表分析法、现场调查法、检测检验法等方法进行定性和定量评价,并对上述几种评价方法标准进行了定义。应根据项目的不同评价要素、按评价的时段、场所类别等不同需求,选用适宜的方法进行预评价,必要时也可采用其他评价方法。

相对于较成熟、规范的其他专业评价,卫生学评价刚刚起步,这方面法规、标准、技术规范尚未系统建立,本标准可以说是卫生学评价标准研制的一次尝试,因此,需要从其他较成熟、规范的专业评价学习和吸收。

目前,较成熟、规范的其他专业评价有环境影响评价(已制定了《中华人民共和国环境影响评价法》《环境影响评价技术导则》)、环境风险评价、劳动安全预评价(已制定了《劳动安全预评价管理办法》《安全预评价导则》),卫生系列中,有建设项目职业病危害预评价(已制定了《建设项目职业病危害预评价技术导则》《建设项目职业病危害控制效果评价导则》等)。

上述条款中所列出的风险评估法、类比法主要引自卫生部门的《建设项目职业病危害预评价技术导则》,检查表分析法、现场调查法、检测检验法主要引自《建设项目职业病危害控制效果评价导则》。

进行公共场所卫生学预防性时,应根据评价对象的卫生学特点、项目的评价要素、评价的时段、场所类别、评价目的等不同需求,选用适宜的方法进行评价,必要时也可采用其他评价方法。

其他的评价方法还有综合分析法、工程分析法、定量分析法、经验法等。

【标准条款】

5.4.2 风险评估法

根据公共场所公众健康危害因素的种类、理化和生物特性、浓度或强度、暴露和传播方式及接触人数、时间、频率,结合毒理学、流行病学、卫生防护等有关资料,按健康风险评估的准则,对拟评价建设项目发生公众健康危害的可能性和危害程度进行评估,按危害程度提出相关的预防控制措施,使其降低到可承受水平。

【条款解读】

本条款对风险评估法进行了定义,采用此评价方法的项目主要是公共场所存在较明显公众健康危害因素,或者发生健康危害事故评价时选用,其主要步骤是对拟评价建设项目发生公众健康危害的可能性和危害程度进行评估,按危害程度提出相关的预防控制措施,使其降低到可接受水平。

【标准条款】

> 5.4.3 类比法
>
> 通过对与拟评价项目相同或相似的公共场所建设项目进行卫生学调查与检测,结合拟评价项目的有关技术资料,综合统计分析,类推拟评价项目健康危害因素浓度或强度、人群健康影响和应采取的卫生技术措施。

【条款解读】

类比法是预评价较常用的方法,本条款对其进行了定义。

类比法是利用与拟建项目类型相同的现有项目的危害(影响)因素资料进行类推的识别方法。采用此法时,应重点关注识别对象与类比对象之间的相似性,如:

①工程一般特征的相似性,包括场所类型、卫生设施等;

②卫生设施的相似性,包括有害因素产生途径、浓度(强度)与防护措施等;

③环境特征的相似性,主要包括气象条件、地理条件等。

类比法的优点是通过对类比工程项目进行现场调查和实际检测后,可对危害(影响)因素进行直观定性和定量描述。缺点是识别对象与类比对象之间因可能存在差别,导致因素的种类和危害程度的差异。如遇到的评价项目多数为新技术、新材料的应用,很难在本地找到理想的类比对象。此外,在实际工作中,完全相同的类比对象是十分难找的。因此在进行类比定量识别时,应根据工程项目特征、规模和卫生管理以及其他因素等实际情况进行必要的修正。

例如,对某城市首项地铁工程建设项目进行可研、设计阶段预评价时,由于本地没能找到可类比的同类运营项目,这种情况下,可以寻找邻近城市、或气候条件相近的城市的运营项目(线路)作为类比对象,选择类比对象时还应考虑工程设计、主要卫生设施配置的相近性,通过对类比对象的系统的卫生学调查和现场卫生学检测,系统分析拟评价项目与类比项目设计和管理构想的异同,来进行预评价。

【标准条款】

5.4.4 检查表分析法

依据国家有关的卫生法律、法规、标准和规范，以及公共场所健康危害事故案例等，通过对拟评价项目的分析和研究，列出检查单元、检查部位、检查项目、检查内容、检查要求等编制成表，逐项检查符合情况，确定拟评价项目存在的问题、缺陷和潜在健康危害。必要时可诸项赋于分值进行量化分析。

【条款解读】

检查表分析法也是预评价较常用的方法，本条款对其进行了定义。

依据国家有关的卫生法律、法规、标准和规范，以及公共场所健康危害事故案例等，通过对拟评价项目的分析和研究，列出检查单元、检查部位、检查项目、检查内容、检查要求等编制成表，逐项检查符合情况，确定拟评价项目存在的问题、缺陷和潜在健康危害。

可行性研究、设计、施工阶段的预评价，可按照《公共场所设计卫生规范》（GB 37489.1～5—2019）和《公共场所卫生指标及限值要求》（GB 37488—2019）的相关内容列表，卫生管理要求可参照《公共场所卫生管理规范》（GB 37486—2019）相关内容列表；竣工验收阶段的预评价，可根据现场卫生学调查、卫生检测结果列表，按上述标准进行分析评价。

必要时可诸项赋予分值进行量化分析。

【标准条款】

5.4.5 现场调查法

采用现场卫生学调查方法，了解拟评价项目周边环境、场所营业过程中可能存在的公众健康危害因素及影响程度、卫生管理方案、卫生设施配置等情况。

【条款解读】

现场调查法通常应用于作为预评价选择的类比场所和经常性卫生学评价、已经营业的公共场所。

通过调查拟评价项目周边环境、分析其营业过程中可能存在的公众健康危害因素及影响程度、卫生管理方案、卫生设施配置等情况,进行分析、评价。

【标准条款】

5.4.6 检测检验法

依据国家相关标准和规范的要求,通过现场检测和实验室分析,对拟评价项目公众健康危害因素的浓度或强度以及卫生设施、净化消毒装置的效果进行评定。

【条款解读】

检测检验法通常应用于作为预评价选择的类比场所和经常性卫生学评价、已经营业的公共场所。

依据国家相关标准和规范的要求,特别是依照《公共场所卫生指标及限值要求》(GB 3748—2019)选择检测检验指标,按照《公共场所卫生检验方法》(GB/T 18204)进行现场采样、检测和实验室分析,通过检测检验结果对拟评价项目公众健康危害因素的浓度或强度以及卫生设施、净化消毒装置的效果进行评价。

五、评价步骤

【标准条款】

5.5 评价步骤

预防性卫生学评价主要步骤包括:评价方案设计、资料收集和分析、健康危害(影响)因素的识别和分析、现场卫生学调查、卫生采样和检测、评价方法选择、综合分析评价、报告编制、专家咨询、评审、报告修改完善、复核、签发。

【条款解读】

参考其他专业评价技术导则和多年来公共场所卫生学预评价的实践验证,提出各类型、不同阶段的预防性卫生学评价主要步骤包括以下全部或部分：评价方案设计、资料收集和分析、健康危害（影响）因素的识别和分析、现场卫生学调查、卫生采样和检测、评价方法选择、综合分析评价、报告编制、专家咨询（必要时）、专家评审、报告修改完善、复核、签发。

其中评价方案设计十分重要，是对评价工作的设想、规划、组织实施、分工协调的重要保障。

资料收集和分析、健康危害（影响）因素的识别和分析、现场卫生学调查、评价方法选择分别按本文上述要求进行。

卫生采样和检测按照《公共场所卫生检验方法》（GB/T 18204）进行。

综合分析从识别的健康危害（影响）因素入手，结合现场卫生学调查、检验检测结果（或类比场所的检验检测结果），按照《公共场所设计卫生规范》（GB 37489.1～5—2019）、《公共场所卫生指标及限值要求》（GB 37488—2019）和《公共场所卫生管理规范》（GB 37486—2019）的相对应的内容进行分析，作出评价。

对于特殊的评价项目，或技术上存在难点的评价内容和拟提出的措施建议（例如评价团队缺乏工程知识技能，不能研读空调、供水供电或其他设施建造和配置资料、拟提出建议措施的准确性和可行性等），则需要向相关专家咨询后予以明确。

评价工作初步完成后，是否需要进行专家评审，则根据评价目的、委托方需求或卫生监督部门的要求确定，如进行专家评审，应按照评审意见对评价报告进行修改完善。

评价报告编制后，应该由有资格的技术人员进行复核，按质量管理要求由有资格的负责人签发。

预评价报告的编制可参考附录一。

六、结论和建议

【标准条款】

5.6 结论和建议
预防性卫生学评价应对所评价的建设项目从卫生学角度提出明确的可行与否的结论，并针对发现的问题提出管理和技术建议、措施。

【条款解读】

评价的结论和建议,是预防性卫生学评价报告的核心,预防性卫生学评价应对所评价的建设项目从卫生学角度明确提出可行与否的结论,并针对发现的问题提出有针对性的管理和技术建议、措施;向公共场所的设计、建设单位和公共场所业主及其行业主管、卫生行政(卫生监督)部门提供规范、明晰的卫生评价结论、建议、措施,才能为项目立项审批、设计、施工、卫生行政决策审批和日常卫生管理提供科学的卫生技术依据,为全面改善、提高公共场所卫生水平、保障服务人群健康提供科学依据。

评价结论应依据充分、科学严谨、表述准确。依据充分是要求根据收集资料进行的项目工程分析、健康危害(影响)因素的识别和分析、现场卫生学调查结果、检验检测结果,进行综合分析评价后进行归纳;科学严谨是指所评价结论所依据的法规、标准和技术规范正确,资料研读和分析评估严谨,逻辑性强;表述准确是指根据评价目的和综合分析,准确而精炼地做出结论。

要注意避免生搬硬套法规、标准的条文,毫无根据的提出评价结论。

除了评价结论,还应该根据项目工程分析、现场卫生学调查、检验检测结果和综合分析评价过程中发现的卫生技术问题(比如设计、建筑装修材料选材、施工等硬件配置),以及卫生管理(软件构建)的缺失或漏洞等问题,有的放矢,分别提出改进的措施和建议,所提的建议措施,应该针对存在(或发现和预测可能发生的)问题,不能凭空臆想,生搬硬套法规、标准和规范条文;同时,要注重所提建议措施的科学性、准确性和可行性,如评价团队在知识、技术能力上无把握,需要和委托方的工程技术和管理人员进行深入交流,或者向该领域的专家请教、咨询。

措施和建议要分类编写,避免杂乱无章,可采用技术措施和管理措施分类提出的写法,便于被评价单位、相关岗位人员按岗位职责分别研读、理解、落实和执行。

七、报告编制

【标准条款】

5.7 报告编制
根据基本情况分析和现场卫生学调查、卫生检测结果,对公共场所建设项目从可行性研究、设计、施工、竣工验收的不同阶段,编制公共场所建设项目预防性卫生学评价报告。主要包括:评价项目名称和编号、任务来源、总则、项目背景、评价目的、评价依据、评价范围、评价内容、评价方法、项目分析、健康危害因素识别和分析、项目设计与主要卫生设施(效果)分析、卫生管理(效果)评估、评价结论和建议等部分,评价报告应清晰显示评价项目名称和编号、委托单位、评价机构、评价人员、复核人、签发人、评价时间等相关信息。

【条款解读】

参考其他专业评价技术导则,通过多年来各类公共场所卫生学预评价的实践验证,并依据质量管控的要求,预防性卫生学评价应根据基本情况分析和现场卫生学调查、卫生检测结果,对公共场所建设项目从可行性研究、设计、施工、竣工验收的不同阶段,编制公共场所建设项目预防性卫生学评价报告。

本条款规定了预防性卫生学评价报告应包括内容和相关信息,主要包括:评价项目名称、编号、任务来源、总则、项目背景、评价目的、评价依据、评价范围、评价内容、评价方法、项目分析、健康危害因素识别和分析、项目设计与主要卫生设施(效果)分析、卫生管理(效果)评估、评价结论和建议等部分,评价报告应清晰显示评价项目名称和编号、委托单位、评价机构、评价人员、复核人、签发人、评价时间等相关信息。

评价报告通常较检验报告内容、字数页码多,为方便查阅索引,建议编制目录和页码。

评价报告通常成为项目归档资料,要按照质量管理要求和相关规定,清晰显示评价项目名称和编号、委托单位、评价机构、评价人员、复核人、签发人、评价时间等相关信息。

预防性卫生学评价报告的格式可参考附件一:卫生学预评价报告参考格式。

第六节　经常性卫生学评价

一、评价目的

【标准条款】

> 6.1 评价目的
>
> 　　根据国家有关卫生法律、法规、标准和规范要求,在公共场所营业过程中,通过经常性卫生学评价,发现和分析存在的卫生问题,提出改进措施,为改善卫生服务质量和卫生监督执法、卫生管理提供科学依据。

【条款解读】

经常性卫生学评价,是对运营中的公共场所卫生状况、卫生设施运行效果以及卫生管理进行的综合性评价,相对预防性卫生学评价,由于场所已经正常营业,更侧重于正常营业状态下的现场卫生学调查、卫生现状状况检测、卫生设施运行效果以及卫生管理及效果等方面的评价,以发现和分析存在的卫生问题,提出改进措施,为改善卫生服务质量、保障消费人群健康、控制传染病传播和卫生监督执法、自身卫生管理提供科学依据。

二、评价依据

【标准条款】

> 6.2.1 有关卫生法规、标准和卫生规范。

【条款解读】

内容解读见本文 5.2.1。

【标准条款】

> 6.2.2 有关技术资料
>
> 公共场所卫生档案及卫生检测报告等相关资料。

【条款解读】

经常性卫生学评价依据的卫生法规、标准和规范与预防性卫生学评价一致，见本书相关章节。

进行经常性卫生学评价时，公共场所已经运营，需要收集公共场所卫生档案，参照 GB 37487 公共场所卫生管理规范，卫生档案内容主要有：

—— 卫生管理组织、岗位职责和卫生管理制度；

—— 卫生许可证、从业人员健康合格证明和卫生知识培训材料等管理资料；

—— 空气质量、微小气候、水质、采光、照明、噪声、公共用品用具、集中空调通风系统等检测报告；

—— 公共用品用具更换、清洗、消毒记录和集中空调通风系统清洗、消毒记录；

—— 公共场所健康危害事故应急预案及事故处置情况记录；

—— 卫生设施设备运行、维护、维修记录；

—— 卫生相关产品配置、索证、验收、出入库记录等资料；

—— 日常卫生检查记录和卫生质量投诉处理记录；

—— 选址、设计、竣工验收资料；

—— 其他应归档管理的资料。

卫生检测报告包括该场所竣工验收、复核和历年来的所有检验检测报告。

三、评价内容

【标准条款】

> 6.3.1 现场卫生学调查
>
> 　按照 GB 37487 和其他相关标准的要求，调查公共场所卫生管理和制度执行情况，生活饮用水、沐浴水、二次供水、消毒、净化、病媒生物防治、集中空调通风系统等卫生设施和卫生防护设施的运行情况，公共用品的配置和使用情况，卫生管理的实施情况。

【条款解读】

对运营中的公共场所进行经常性卫生学评价，现场卫生学调查是重要环节。现场卫生学调查应按照《公共场所卫生指标及限值要求》(GB 37488—2019)、《公共场所卫生管理规范》(GB 37487—2019)和《公共场所设计卫生规范》(GB 37489.1～5—2019)的要求,调查内容包括但不局限于:公共场所卫生管理组织和管理制度执行情况,生活饮用水、二次供水、消毒、净化、病媒生物防治、集中空调通风系统等卫生设施情况、运行情况和效果,公共用品的配置和使用、更换情况,卫生设施清洗清洁记录、卫生清洁和消毒等操作记录,卫生质量公示记录及既往卫生检验检测结果。

【标准条款】

> 6.3.2 卫生检测
> 按照 GB 37488 进行检测,采样方法按照 GB/T 18204 执行。

【条款解读】

经常性卫生学评价进行的现场卫生检测、采样项目依照《公共场所卫生指标及限值要求》(GB 7488),对可以现场检测的指标(有适宜的检验方法和仪器)直接进行现场检测,对微生物或不能现场检测的理化指标(项目),采样后送实验室检测;采样、检测方法均按照《公共场所卫生检验方法》(GB/T 18204.1～6)执行。

四、评价方法

【标准条款】

> 6.4 评价方法
> 根据公共场所的卫生学特点,经常性卫生学评价方法一般采用风险评估法、现场调查法、检测检验法等方法,必要时可采用其他评价方法。

【条款解读】

结合被评价公共场所的卫生学特点,对营业中的场所开展经常性的卫生学评价,可采用风险评估法、现场调查法、检测检验法等方法进行定性和定量评价,应根据场所类别、评价需求选用适宜的评价方法。上述方法的定义和解读详见本文 5.4。

条款中"必要时可采用其他评价方法"是预留有推陈出新的评价方法或特殊场所的评价需求,例如检查表分析法、综合分析法、定量分析法。

五、报告编制

【标准条款】

6.5 报告编制

经常性卫生学评价报告分为评价报告书评价报告表两种形式。报告表应用于规模较小、顾客数量较少的小型公共场所,评价报告书应用于规模较大、顾客数量较多的大、中型公共场所;评价报告应包括评价目的、评价依据、评价范围、评价内容、现场卫生学调查情况、卫生检测与评价、评价结论与建议等方面,评价报告应清晰显示评价项目名称和编号、委托单位、评价机构、评价人员、复核人、签发人、评价时间等相关信息。

【条款解读】

通过多年来各类公共场所卫生学评价的实践和验证,并依据质量管控的要求,经常性卫生学评价报告分为评价评价报告书、报告表两种形式,评价报告书应用于规模较大、顾客数量较多的大、中型公共场所,本条款规定了经常性卫生学评价报告应包括内容和相关信息;报告表应用于规模较小、顾客数量较少的小型公共场所,更符合目前的工作实际。

经常性卫生学评价报告的编制可参考本文 5.7、"附录二 经常性卫生学评价报告参考格式"和附录四 经常性卫生学评价案例,评价报告表的编制可参考"附录三 卫生学评价表参考格式"。

第七节 质量控制

一、质量控制基本要求

【标准条款】

7.1 质量控制基本要求

评价质量控制是指为达到评价质量要求所采取的技术和活动,其目的在于监视评价过程并排除质量环中任何环节导致不满意的因素。

公共场所卫生学评价应符合 GB/T 18346 和 ISO/IEC 17020 的要求。

评价机构应确立质量方针和质量目标,通过建立和实施公共场所卫生学评价质量管理体系,控制和保障评价质量,维持评价的独立性和公开性。

【条款解读】

预防性卫生学评价和经常性卫生学评价,如同卫生检验活动,其结果(结论、措施和建议)对卫生行政决策、项目审批和卫生监督、日常卫生管理直接产生影响,意义重大,依据《各类检查机构能力的通用要求》(GB/T 18346)和《各类检查机构运作的基本准则》(ISO/IEC 17020),评价机构应建立和实施公共场所卫生学评价质量管理体系,设立专门的质量管理部门,任命专职的评价技术负责人和质量负责人(详见第四章第三节);实施有效的质量管控,编写质量手册、编写各种操作程序等适用的质量文件,其目的在于监视评价过程并排除质量环中任何环节导致不满意的因素,控制和保障评价质量,维持评价的独立性和公正性。

二、准备过程质量控制

【标准条款】

7.2 准备过程质量控制

在评价项目合同洽谈评审、资料审核、资料收集等过程实施相应的质量控制。

【条款解读】

在评价项目合同洽谈评审时,应遵循《各类检查机构能力的通用要求》(GB/T 18346)和《各类检查机构运作的基本准则》(ISO/IEC17020)的要求,进行质量管控;在资料收集、审核等过程,应对资料的科学性、准确性、可塑源等要求实施相应的质量控制,并建立规范的资料档案。

三、实施过程质量控制

【标准条款】

7.3 实施过程质量控制

在工程分析、健康危害因素识别与分析、现场卫生学调查、评价方法选择、现场检测项目选择、检测点设置、现场采样与测定、记录、检验报告编制、评价报告编制和评审等环节实施质量控制。

【条款解读】

在开展各种卫生学评价的各个环节,包括工程分析、健康危害因素识别与分析、现场卫生学调查、评价方法选择、现场检测项目选择、检测点设置、现场采样与检测、记录、检验报告编制、评价报告编制和评审等,均应该按照《各类检查机构能力的通用要求》(GB/T 18346)和《各类检查机构运作的基本准则》(ISO/IEC 17020)、《公共场所卫生检验方法》(GB/T 18204)、《公共场所卫生指标及限值要求》(GB 37488)、《公共场所设计卫生规范》(GB 37489)、《公共场所卫生管理规范》(GB 37486—2019)、《公共场所集中空调通风系统卫生学评价规范》(WS/T 395—2012)的相关条款,实施质量管控。

四、评价报告质量控制

【标准条款】

7.4 评价报告质量控制

在评价报告技术编写、审核、签发和申诉等环节实施质量控制。

【条款解读】

预防性卫生学评价报告、经常性卫生学评价报告,如同卫生检验报告,其结果影响和意义重大,应监控报告编制过程并排除编写、审核、签发等环节的偏离,规范实施质量控制,并按照 GB/T 18346 各类检查机构能力的通用要求和《各类检查机构运作的基本准则》(ISO/IEC 17020)相关条款,制定客户申诉、仲裁制度,维持评价的独立性和公正性。

附录一 预防性卫生学评价报告书参考格式

封面

××公共场所卫生学预评价报告书(××为公共场所的全称);

报告书编号;

委托单位:

评价机构名称(加盖公章);

评价日期(年 月 日)。

封二

报告书名称:××公共场所卫生学预评价报告书;

评价机构名称;

法人代表姓名、技术职务;

项目负责人姓名、技术职务、签名;

评价人员:

报告书编写人姓名、技术职务、签名;

报告书复核人姓名、技术职务、签名;

报告书签发人姓名、职务、签名。

目录

总则:包括项目背景、评价程序、评价目的、评价依据、评价范围、评价内容、评价方法、质量控制等;

项目分析(主要卫生设施效果分析、卫生管理效果分析)与现场卫生学调查;

健康危害(影响)因素的识别与分析;

各单元卫生学评价;

评价结论;

措施和建议(包括管理建议和技术建议)。

附件

 附件1:委托书;

 附件2:立项文件;

 附件3:总平面布置图及各建筑单体平面布置图;

 附件4:各建筑单体空调(通风)设施情况(数量、位置、平面图);

 附件5:相关卫生设施情况(数量、位置、参数等);

 附件6:其他有关资料(如有类比场所或项目已竣工,需提供卫生学检测报告)。

附录二 经常性卫生学评价报告书参考格式

封面

××公共场所卫生学评价报告书(××为公共场所的全称);

报告书编号;

委托单位:

评价机构名称(加盖公章);

评价日期(年 月 日)。

封二

报告书名称:××公共场所卫生学评价报告书;

评价机构名称;

法人代表姓名、技术职务;

项目负责人姓名、技术职务、签名;

评价人员:

报告书编写人姓名、技术职务、签名;

报告书复核人姓名、技术职务、签名;

报告书签发人姓名、职务、签名。

目录

总则:包括项目背景、评价程序、评价目的、评价依据、评价范围、评价内容、评价方法、质量控制等;

项目分析(主要卫生设施效果分析、卫生管理效果分析)与现场卫生学调查;

健康危害(影响)因素的识别与分析;

卫生学检测及统计分析;

卫生学评价;

评价结论;

措施和建议(包括管理建议和技术建议)。

附件

附件1:委托书;

附件2:卫生档案、记录;

附件3:总平面布置图及各建筑单体平面布置图;

附件4:各建筑单体空调(通风)设施情况(数量、位置、平面图);

附件5:相关卫生设施情况(数量、位置、参数等);

附件6:卫生学检测报告;

附件7:其他有关资料。

附录三 卫生学评价报告表参考格式

封面

××公共场所卫生学评价报告表（×× 为公共场所的全称）；

报告表编号；

委托单位：

评价机构名称（加盖公章）；

日期（ 年 月 日）。

封二

报告表名称：××公共场所集中空调通风系统卫生学评价报告表；

评价机构名称；

法人代表姓名、技术职务；

项目负责人姓名、技术职务、签名；

报告表编写人姓名、技术职务、签名；

报告表复核人姓名、技术职务、签名；

报告表签发人姓名、职务、签名。

正文

项目名称						
项目地址						
项目性质	新建□		改建□	扩建□		日常运营□
法定代表人（负责人）		联系电话			传真	
联系人		联系电话			E-mail	
建筑面积 /m²		总投资（万元）			经营项目	
评价目的						
评价依据						
评价范围						
评价内容						

续表

选址分析:
布局分析:
卫生设施情况:
卫生管理情况:
评价意见:
评价结论与建议

附件

　　附件1:评价委托书;

　　附件2:平面布局图;

　　附件3:卫生设施资料;

　　附件4:卫生检测报告;

　　附件5:其他有关资料。

附录四 经常性卫生学评价案例

注：1. 本案例 2016 年编制，主要依据当时适用的法规、标准和规范；
2. 本案例省略了卫生管理部分内容。

××××××

评价报告

评价项目： 公共场所卫生学评价

评价类别： 经常性卫生学评价

委托单位： ××××××

委托单位地址： ××××××

委托单位联系人： ××××××

委托单位联系电话：××××××

被评价单位： ××××××

被评价单位地址： ××××××

卫生学评价人员：

审核人：

评价技术负责人：

一、评价项目名称

×××××× 公共场所卫生学评价。

二、任务来源

×××××× 位于 ××××××，×××× 年 × 月 × 日竣工并投入使用。卫生许可项目有旅业、沐浴场所（桑拿）、健身室、游泳场所及二次供水。该酒店于 ×××× 年 × 月 × 日委托我单位对酒店进行公共卫生监测和卫生学评价。

三、评价目的

按照国家相关卫生法律、法规、规章、标准和规范要求，通过对 ×××××× 酒店的旅游业、沐浴场所（桑拿）、健身室、游泳场所进行现场卫生学调查和监测，发现和分析存在的问题，提出改进建议，保障顾客的身体健康，有效预防传染病在公共场所的传播。

四、评价范围

本卫生学评价的范围包括×××××酒店的旅业、沐浴场所（桑拿）、健身室、游泳场所及其微小气候、物理指标、空气卫生质量、集中空调通风系统以及饮水用水、用品用具卫生。

五、评价依据

（一）国家相关法律、法规、规章、标准、规范

1.《全国疾病预防控制机构工作规范》

2.《中华人民共和国传染病防治法》

3.《中华人民共和国传染病防治法实施办法》

4.《公共场所卫生管理条例》

5.《公共场所卫生管理条例实施细则》

6.《公共场所集中空调通风系统卫生管理办法》

7.《公共场所集中空调通风系统卫生规范》（WS 394—2012）

8.《公共场所集中空调通风系统清洗规范》（WS/T 396—2012）

9.《公共场所集中空调通风系统卫生学评价规范（WS/T 395—2012）

10.《公共场所卫生标准》（GB 9663～9673—1996，GB 16153）

11.《公共场所卫生监测技术规范》（GB/T 17220—1998）

12.《公共场所卫生标准检验方法》（GB/T 18204.1～18204.29—2000）

13.《住宿业卫生规范》（卫监督法〔2007〕221 号）

14.《沐浴场所卫生规范》（卫监督法〔2007〕221 号）

15.《生活饮用水卫生监督管理办法》

16.《生活饮用水卫生标准》（GB 5749—2006）

17.《二次供水设施卫生规范》（GB 17051—1997）

18.《建筑给水排水设计规范》（GB 50015—2009）

19.《二次供水工程技术规程》（CJJ 140—2010）

20.《建筑给水排水及采暖工程施工验收规范》（GB 50242—2002）

21.《游泳场所卫生规范》（卫监督法〔2007〕205 号）

22.《游泳池和水上游乐池给水排水设计规程》（CEC S14—2002）

（二）其他相关资料

1. 集中空调系统 基本情况登记表、现场调查表、空调通风平面图、卫生检测结果。

2. **旅业、沐浴场所（桑拿）、健身室** 基本情况登记表、现场卫生调查记录、从业人员体检及培训情况记录表、场所平面图、卫生检测结果。

3. **游泳场所** 工程设计资料、现场调查资料、卫生检测结果。

4. **二次供水** 现场调查资料、卫生检测结果。

六、项目概况

×××××× 酒店位于 ××××××，占地总面积 ××××m²，总建筑面积 ××××××m²，由主楼（×× 层）和裙楼（×× 层）两大部分组成，主楼 ×× 层和裙楼 ×× 层设有中餐厅、西餐厅、宴会厅、商场；主楼 ×× 层为沐浴场所（桑拿）和健身室；主楼 ×× 层为住宿场所；游泳场所设在裙楼 ×× 楼天面。

酒店设有集中空调通风系统，该系统于 ×××× 年 × 月 × 日正式投入使用，总装机容量为 ×× 吨，共 ×× 台主机（分别为 ××××××），负责主楼 ×× 层及裙楼 ×× 层的室温调节。空调主机房设在酒店主楼四楼，有 ×× 台对应的冷却水循环泵和 ×× 台对应的冷冻水循环泵，运行时冷水机组和冷冻水循环泵、冷却塔、冷却水循环泵一一对应运行。并设有应急关闭回风和新风装置。×× 个方形冷却塔设在主楼天面。

游泳场所为人工游泳池。按男女更衣室、强制淋浴室和浸脚池、游泳池的顺序合理布局。有独立完善的池水循环净化和消毒设施设备，设计参数能满足水质处理的要求，设有符合工艺布置的设备用房。基本水处理工艺为：泳池回水—毛发聚集器—加混凝剂—水泵加压—压力滤罐—加消毒剂—清水至池区。

生活饮用水与消防用水为各自独立的系统，由符合国家卫生标准的市政自来水供水。酒店所有生活饮用水均为二次供水，二次供水泵房、低压水箱位于负二层，加压分区为：×× 层以下为低压区，×× 层为高压区。二次供水工艺为：市政供水—低位水箱—抽水泵—上行管道—高位水箱—加压水泵—下行管道—各楼层用水点。

七、评价内容和方法

（一）现场卫生学调查

1. **选址与环境卫生** 酒店位于 ××××××，环境相对安静，远离污染源，场所 ×× 米范围内不受有毒有害气体、噪声、放射性物质和其他扩散性污染源影响，具备给排水条件。室内环境整洁、舒适、明亮、空气无异味，地面无果皮、痰迹、垃圾。

2. 场所设置与布局　场所设置与布局合理,其中,沐浴场所(桑拿)位于主楼××层,共有××个房间,座位××个;健身室位于主楼××层,共有室内健身区××个,总面积有××m²;客房位于主楼××层,共有××间房,××张床位。

3. 卫生设施　客房、沐浴场所(桑拿)均设有专用清洗消毒间及消毒设施;消毒间内有消毒柜,运转正常,有消毒记录;消毒间内有足够的清洗、消毒和浸泡池,标识清晰;消毒间干净、整洁,未堆放杂物。

客房、沐浴场所(桑拿)设有专业布草间,布草间内干净、整洁、无杂物;各类公共卫生用品用具数量充足,按照××:××的数量配备,分类存放并有明显区分标识,有清洗消毒及送洗记录;有客用物品更换记录,严格做到一客一换一消毒。

4. 卫生管理组织　该公司已建立完善的卫生管理制度和岗位责任制度,明确卫生主管负责人,配备专职的卫生管理人员××人,均经过公共卫生管理培训并考核合格,分别负责客房、沐浴场所(桑拿)、健身室、游泳场所、二次供水及集中空调通风系统的卫生管理。从业人员××人,均进行体检及卫生知识培训,并持有效的健康体检证明。

5. 其他要求　场所内设有禁烟标识;有"三防"设施;沐浴场所(桑拿)设有"禁止患性病、皮肤病、高血压及心脏疾病患者洗浴"的禁浴标识;化妆品建立索证制度,所用化妆品均符合《化妆品卫生规范》的要求。

6. 集中空调通风系统　该酒店集中空调通风系统由××台空调主机供冷,供应该酒店主楼××层及裙楼××层。管道布局基本合理,能按照设计图施工,其中新风机组共有××台,新风口共有××个,开口分布于东边外墙和西边外墙;新风口均设有百叶防护,均远离建筑物排风口,远离开放式冷却塔,远离其他污染源。送风管道和回风管道均有红色箭头标明气流的方向,送风口和回风口均无明显积尘。空调机房内干净整洁,无积水和其他无关杂物;××个方形冷却塔串联在一起,位于主楼天面,塔周干净,无垃圾和杂物,塔内水质感官良好,无明显浮游物和明显水色。

集中空调通风系统有清洗消毒记录,其中冷却塔、散热水塔每月由×××××公司清洗两次,每周加药消毒一次;空气过滤网每两个月清洗1次;中央空调机系统由×××××公司每年清洗一次;空调系统风管曾由×××××公司清洗过一次。

7. 游泳场所　游泳场所鲜水采用符合国家现行卫生标准的市政生活饮用水补给。游泳池面积约为 ××m²，划分为深、浅两区，有明显的水深度、深浅水区警示标识。游泳池壁及池底光洁不渗水，已铺设瓷片，呈浅蓝色，池角及底角呈圆角，溢水沟已贴片，池周走道已铺设防滑面砖，走道有一定的向外倾斜度，外缘设排水沟，污水入下水道。淋浴室通往游泳池通道上设有强制式浸脚消毒池，池长为 ×× 米，宽度与入池通道等宽，深度为 ××cm。淋浴室与浸脚消毒池之间设置强制式淋浴装置。淋浴室按照每 ×× 人设置一个淋浴喷头，男卫生间按每 ×× 人设置一个大便池和两个小便池，女卫生间按每 ×× 人设置一个便池。水处理循环周期约 ××h。设施设备运转正常，池周、池区及配套设施卫生状况良好，干净、整洁。

8. 二次供水　二次供水采用饮用水箱，产品取得有效涉及饮用水卫生安全许可批件。低位水箱 ×× 个，有效容积 ××m³，高位水箱 ×× 个，有效容积 ××m³，可独立使用并以连通管连通。水箱进、出水管对侧布置，水流交换良好。水箱内进水管、出水管、溢流管、排水管，均为不锈钢给水管材、管件。

给水管道系统均设置立管，经管井上行至各分区水箱，再分别经管井下行立管至各楼层分支入户，系统设置有利于冲洗消毒及管网的长期卫生安全防护。

采用的给水管材、管件包括：×××××× 牌聚乙烯（PE）热镀锌复合钢管，产品取得有效涉及饮用水卫生安全许可批件（×××××× 号）；×××××× 牌衬塑（PP-R）可锻铸铁给水用管件，产品取得有效涉及饮用水卫生安全许可批件（×××××× 号）；×××××× 牌无规共聚聚丙烯（PP-R）给水管材，产品取得有效涉及饮用水卫生安全许可批件（×××××× 号）；×××××× 牌无规共聚聚丙烯（PP-R）给水管配件，产品取得有效涉及饮用水卫生安全许可批件（××××××）。

二次公司设施设备运转基本正常。泵房地面已铺贴瓷砖，面积满足工艺布置和卫生防护需要，泵房及配套设施干净、整洁。有排水沟、集中水井。储水箱、管道系统等按照要求进行了严格的冲洗消毒；水箱内底、侧壁未见明显沉淀物及污染物；卫生防护情况良好。

（二）检测内容和方法

1. 采（抽）样　受 ×××××× 酒店的委托，按照随机性、代表性和可行性的原则进行采（抽）样。

依据《公共场所卫生标准检验方法》等要求抽取该公司旅业客房 ×× 个点、沐浴场所(桑拿)×× 点、健身室 ×× 个点进行空气卫生质量检测;抽取各类场所公共卫生用品用具进行检测,其中,客房的毛巾、床单、杯具、瓷盘、座垫及浴缸共 ×× 份、沐浴场所(桑拿)的毛巾、浴衣及浴裤共 ×× 份。

依据卫生部《公共场所集中空调通风系统卫生规范》,抽取了该公司空调通风系统风管内表面 ×× 个采样点,送风口 ×× 个采样点,冷却水塔冷却水 ×× 份,工程部的冷凝水排水管冷凝水 ×× 份进行检测。

依据《公共场所卫生标准检验方法》等要求,在该公司人工游泳池抽取 ×× 份水质进行检测。

依据《生活饮用水卫生标准》《二次供水设施卫生规范》抽取 ×× 层洗消间的二次供水水样 ×× 份进行检测。

2. 检测内容

(1)集中空调通风系统检测:温度、相对湿度、送风中 PM_{10}、送风中细菌总数、送风中真菌总数、送风中 β - 总数,冷却水、冷凝水嗜肺军团菌。

(2)客房、沐浴场所、健身室空气检测:温度、相对湿度、风速、照度、噪声、一氧化碳、二氧化碳、甲醛、可吸入颗粒物、空气细菌总数。

(3)客房、沐浴场所公共卫生用品用具检测:细菌总数、大肠菌群、金黄色葡萄球菌。

(4)游泳场所水质检测:pH、浑浊度、尿素、游离性余氯、细菌总数、大肠菌群。

(5)二次供水水质检测:二次供水监测:色度、浑浊度、臭和味、肉眼可见物、pH、总硬度、铁、锰、氯化物、耗氧量、砷、铬、氰化物、挥发酚类、铅、亚硝酸盐氮、氨氮、硝酸盐氮、细菌总数、总大肠菌群、游离余氯。

3. 检测方法 按照卫生部《公场所卫生标准检验方法》《公共场所集中空调通风系统卫生规范》《生活饮用水卫生标准》和 ×××××× 的相关作业指导书进行采(抽)样和检测。

八、分析、调查检测数据与结果

(一)公共场所空气卫生质量检测结果

×××××× 酒店客房、沐浴场所(桑拿)、健身室空气卫生质量检测结果如附表 4-1、附表 4-2、附表 4-3 所示。

附表4-1 客房空气卫生质量检测结果

序号	采样编号及地点	检测项目									
		空气细菌总数（沉降法）/（个·皿$^{-1}$）	温度/℃	相对湿度/%	风速/（m·s^{-1}）	动态噪声/dB(A)	台面照度/lx	一氧化碳/（mg·m^{-3}）	二氧化碳/%	可吸入颗粒物/（mg·m^{-3}）	甲醛/（mg·m^{-3}）
参考标准		≤ 10	20–26	40–65	≤ 0.3	≤ 45	≥ 100	≤ 5	≤ 0.07	≤ 0.15	≤ 0.12
1	××房										

附表4-2 沐浴场所（桑拿）空气卫生质量检测结果

序号	采样编号及地点	检测项目									
		空气细菌总数（沉降法）/（个·皿$^{-1}$）	温度/℃	相对湿度/%	风速/（m·s^{-1}）	动态噪声/dB(A)	台面照度/lx	一氧化碳/（mg·m^{-3}）	二氧化碳/%	可吸入颗粒物/（mg·m^{-3}）	甲醛/（mg·m^{-3}）
参考标准		≤ 40	25.0	/	/	/	≥ 50	≤ 10	≤ 0.15	/	/
1	××区										

附表 4-3　健身室空气卫生质量检测结果

序号	采样编号及地点	检测项目									
		空气细菌总数(沉降法)/(个·皿$^{-1}$)	温度/℃	相对湿度/%	风速/(m·s^{-1})	动态噪声/dB(A)	台面照度/lx	一氧化碳/(mg·m^{-3})	二氧化碳/%	可吸入颗粒物/(mg·m^{-3})	甲醛/(mg·m^{-3})
参考标准		≤ 40	—	40–80	≤ 0.5	/	≥ 5	/	≤ 0.15	≤ 0.25	≤ 0.12
1	××区										

（二）公共卫生用品用具检测结果

××××××酒店客房、沐浴场所（桑拿）公共卫生用品用具检测结果如附表 4-4、附表 4-5 所示。

附表 4-4　客房公共卫生用品用具检测结果

编号	样品名称	采样地点	检测项目		
			细菌总数(布草类)/(CFU·25cm^{-2})	大肠杆菌	金黄色葡萄球菌
参考标准	—	—	<200	不得检出	不得检出
C16	床单	1726房	<10	未检出	—
B01	瓷盘	1719房	—	—	未检出
B11	座垫	1719房	—	—	未检出
B24	浴盆	1720房	—	—	未检出
001	水杯	洗消间	—	未检出	—
005	水杯	洗消间	—	未检出	—

附表 4-5　沐浴场所（桑拿）公共卫生用品用具检测结果

编号	样品名称	采样地点	检测项目		
			细菌总数（布草类）/（CFU/25cm^{-2}）	大肠杆菌	金黄色葡萄球菌
参考标准	—	—	<200	不得检出	不得检出
C21	毛巾	保洁柜	<10	未检出	—
C31	浴衣	保洁柜	<10	未检出	—
C41	浴裤	保洁柜	<10	未检出	—
C45	浴裤	保洁柜	<10	未检出	—

（三）集中空调通风系统检测结果

××酒店集中空调通风系统的管道系统、送风系统以及冷却水、冷凝水嗜肺军团菌检测如附表 4-6、附表 4-7、附表 4-8 所示。

附表 4-6　空调系统嗜肺军团菌检测结果

采样地点及编号	检测项目
	嗜肺军团菌
参考标准值	不得检出
1– 天台水塔	未检出
2– 工程部冷凝水排水管	未检出

附表 4-7　空调系统风管内表面积尘量和微生物检测结果

采样地点及编号	采样面积 / cm^2	检测项目		
		积尘量 /（g·m^{-2}）	细菌总数 /（CFU·cm^{-2}）	真菌总数 /（CFU·cm^{-2}）
参考标准	—	≤ 20	≤ 100	≤ 100
×× 房送风口				

附表 4-8　空调送风系统 PM₁₀ 和微生物检测结果

采样地点及编号	检测项目			
	PM_{10}/ $(mg \cdot m^{-3})$	细菌总数 / $(CFU \cdot cm^{-3})$	真菌总数 / $(CFU \cdot cm^{-3})$	溶血性链球菌 / $(CFU \cdot cm^{-3})$
参考标准	$\leqslant 0.08$	$\leqslant 500$	$\leqslant 500$	不得检测
××房送风口				

（四）游泳场所水质检测结果

××酒店游泳场所水质检测结果如附表 4-9 所示。

附表 4-9　游泳池水检测结果

采样编号 及地点	检测项目					
	pH	浑浊 度 / 度	尿素 / $(mg \cdot L^{-1})$	游离性余氯 / $(mg \cdot L^{-1})$	细菌总数 / $(个 \cdot ml^{-1})$	大肠杆菌 / $(个 \cdot L^{-1})$
参考标准	$6.5 \sim 8.5$	$\leqslant 5$	$\leqslant 3.5$	0.3–0.5	$\leqslant 1000$	$\leqslant 18$
游泳池 1						
游泳池 2						
游泳池 3						
浸脚池						

（五）二次供水水质检测结果

××××××酒店二次供水水质结果如附表4-10所示。

附表4-10　二次供水水质检测结果

检测项目／单位	参考标准值	检测结果
亚硝酸盐氮/(mg·L^{-1})	最高容许增加值≤0.02	
游离余氯/(mg·L^{-1})	≥0.05	
色度/度	≤15	
浑浊度/NTU	≤1	
臭和味	不得有异臭、异味	
肉眼可见物	不得含有	
pH	6.5～8.5	
总硬度（以CaCO$_3$计）/(mg·L^{-1})	≤450	
铁/(mg·L^{-1})	≤0.3	
锰/(mg·L^{-1})	≤0.1	
氨氮（以N计）/(mg·L^{-1})	最高容许增加值≤0.1	
挥发酚类（以苯酚计）/(mg·L^{-1})	≤0.002	
氯化物/(mg·L^{-1})	≤250	
耗氧量（以O$_2$计）(mg·L^{-1})	最高容许增加值≤1.0	
铅/(mg·L^{-1})	≤0.01	
砷/(mg·L^{-1})	≤0.01	
铬（六价）/(mg·L^{-1})	≤0.05	
氰化物/(mg·L^{-1})	≤0.05	
硝酸盐（以N计）/(mg·L^{-1})	≤10	
细菌总数/(CFU·ml^{-1})	≤100	
总大肠菌群/(MPN·100ml^{-1})	不得检出	

九、结论和建议

（一）评价结论

通过对××酒店的客房、沐浴场所（桑拿）、健身室的现场卫生学调查，以及对上述场所微小气候、物理指标、空气卫生质量、集中空调通风系统以及饮水用水、用品用具卫生采（抽）样检测结果综合研判，其中，集中空调通风系

207

统部分检测点的送风细菌总数和真菌总数不符合《公共场所集中空调通风系统卫生规范》(WS 394—2012);其余各项检测结果均符合《旅店业卫生标准》(GB 9663—1996)、《公共浴室卫生标准》(GB 9665—1996)、《体育馆卫生标准》(GB 9668—1996)、《公共场所集中空调通风系统卫生规范》(WS 394—2012)、《游泳场所卫生标准》(GB 9667—1996)、《生活饮用水卫生标准》(GB 5749—2006)的卫生要求。

综合所述,××××××酒店的客房、沐浴场所(桑拿)、健身室基本符合公共场所相关卫生要求。

(二)建议

1. 集中空调通风系统

(1)加强集中空调通风系统的卫生管理,按照相关要求完善集中空调通风系统卫生档案。

(2)加强对集中空调通风系统进行检查和维护。

(3)委托专业清洗公司对集中空调通风系统进行清洗消毒。

2. 游泳场所

(1)按要求改建浸脚消毒池,深度不少于 20cm。

(2)严格按规范要求加强池水净水、消毒。加强余氯检测并做好记录,保持开场期间池水游离余氯浓度为 0.30～0.50mg/L。

(3)加强淋浴设施、浸脚消毒池的管理,浸脚消毒池池水余氯含量应保持5.0～10.0mg/L,每 4h 更换一次。

3. 二次供水

(1)泵房及其他设备基座、水箱周边通道、排水沟、集水井及 1.5m 的墙裙均宜铺设面砖,排水沟、集水井要加强管理,定期进行卫生防护。

(2)水箱应定期清洗,加强消毒,确保管网水余氯不少于 0.05mg/L。

(以下空白)

单位盖章:

评价人:　　审核人:　　签发人:

职称/职务:×× 医师/×× 科科长

签发日期:×××× 年 ×× 月 ×× 日

第九章

《公共场所卫生检验方法 第1部分：物理因素》

（GB/T 18204.1—2013）

第一节 标准内容概况

一、标准范围

《公共场所卫生检验方法 第1部分：物理因素》（GB/T 18204.1—2013）规定了公共场所空气温度、相对湿度、室内风速、新风量、噪声、照度、采光系数、大气压等物理因素的测定方法。

二、标准内容主要变化

《公共场所卫生检验方法 第1部分：物理因素》（GB/T 18204.1—2013）替代了《公共场所空气温度测定方法》（GB/T 18204.13—2000）、《公共场所空气湿度测定方法》（GB/T 18204.14—2000）、《公共场所风速测定方法》（GB/T 18204.15—2000）、《公共场所气压测定方法》（GB/T 18204.16—2000）、《公共场所辐射热测定方法》（GB/T 18204.17—2000）、《公共场所室内新风量测定方法》（GB/T 18204.18—2000）、《公共场所室内换气率测定方法》（GB/T 18204.19—2000）、《公共场所采光系数测定方法》（GB/T 18204.20—2000）、《公共场所照度测定方法》（GB/T 18204.21—2000）、《公共场所噪声测定方法》（GB/T 18204.22—2000）和《游泳水温度测定方法》（GB/T 18204.28—2000），部分替代《公共场所卫生监测技术规范》（GB/T 17220—1998）中监测点的选择、公共场所监测的要求和监测数据整理。与 GB/T 18204.13～18204.22—2000、GB/T 18204.28—2000、GB/T 18204.30—2000 和 GB/T 17220—1998 相比主要变化

如下：

1. 调整的内容

将公共场所涉及的全部物理因素检测方法（按 GB/T 5750 执行的除外）集中到本标准中，不再按照每个指标制定一个标准；

将现场测点选择、要求及数据整理放到相应的检验方法中；

将室内新风量与换气次数合并为统一的测定方法；

将新风量测定结果的单位由 m³/h 改为 m³/(人·h)。

2. 删除和增加的内容

删除了测量仪器的检定方法，保留了使用前的校准要求；

删除了毛发湿度表测定相对湿度测量的方法，增加了电阻电容法；

室内新风量增加风管测定法；

删除了叶轮式风速表测定室内风速的方法；

增加了热舒适 PMV 指数、电磁辐射、紫外线辐射、空气中氡浓度的测量方法。

第二节　空气温度、相对湿度、风速检测

公共场所室内空气温度的检测方法为玻璃温度计法和数显温度计法，相对湿度的检测方法为干湿球法、氯化锂露点法和电阻电容法，室内风速的检测方法为电风速计法。

一、空气温度检测

1. 方法原理

（1）玻璃液体温度计法：由容纳温度计液体的薄壁温包和一根与温包密封连接的玻璃细管组成。空气温度的变化会引起温包温度的变化，温包内液体体积则随之变化。当温包温度增加时液体膨胀，细管内液柱上升；反之亦然。玻璃细管上标以刻度，以指示管内液柱的高度，液柱高度读数准确地指示了温包的温度。

（2）数显温度计法：采用 PN 结热敏电阻、热电偶、铂电阻等作为温度计的

温度传感器,通过传感器自身随温度变化产生电信号经放大、A/D 变换后,由显示器直接显示空气温度。

2. 仪器技术要求

（1）玻璃液体温度计:刻度最小分值不大于 0.2℃,测量精度 ±0.5℃;

（2）数显式温度计:最小分辨率为 0.1℃,测量精度 ±0.5℃。

3. 检测技术要点

（1）玻璃液体温度计法测定空气温度 经 5～10min 后读数,读数时先读小数后再读整数。读数时视线应与温度计标尺垂直,水银温度计按凸月面的最高点读数,酒精温度计按凹月面的最低点读数。读数应快速准确,以免人的呼吸气影响读数的准确性。由于玻璃的热后效应,玻璃液体温度计零点位置应经常用标准温度计校正,如零点有位移时,应把位移值加到读数上。为了防止日光等热辐射的影响,必要时温包需用热遮蔽。测量范围空气温度 0～50℃。

（2）数显式温度计法测定空气温度 待温度计显示器显示的读数稳定后,即可读出温度值。测量范围空气温度 0～60℃。

二、相对湿度检测

1. 方法原理

（1）干湿球法:将两支完全相同的水银温度计都装入金属套管中,水银温度计球部有双重辐射防护管。套装顶部装有一个用发条或电驱动的风扇,风扇启动后抽吸空气均匀地通过套管,使球部处于 ≥ 2.5m/s 的气流中（电动可达 3m/s）,测定干湿球温度计的温度,然后根据干湿球温度计的温差,计算出空气的相对湿度。

（2）氯化锂露点法:通过测量氯化锂饱和溶液的水气压与环境空气水气压平衡时的温度,来确定空气的相对湿度。氯化锂湿度计的测头在通电前其温度与周围空气的温度相同,测头上氯化锂的水气压低于空气的水气压,此时氯化锂吸收空气的水分成为溶液状态,两电级间的电阻很小,通过电流很大,测头逐渐加热。随着测头温度升高,氯化锂溶液中的水气压亦逐渐升高,水气析出。当测头氯化锂的水气压与空气中水气压相同时,测头不再加热并维持在一定温度上,测头的温度即是空气的露点温度。

（3）电阻电容法:利用湿敏元件的电阻值、电容值随环境湿度的变化而按一定规律变化的特性进行湿度的测量。

211

2. 仪器技术要求

(1)通风干湿表:温度刻度的最小分值不大于 0.2℃,测量精度 ±3%;

(2)氯化锂露点湿度计:测定精度 ±3%;

(3)电阻电容式湿度计:25℃条件下,相对湿度最大允许误差不大于 ±5%。

3. 检测技术要点

(1)仪器湿敏元件的感湿部分不能以手触摸,并避免受灰尘污染、有害气体腐蚀或凝露;

(2)在 0～60℃条件下,电阻式湿度计的相对湿度测量范围为 10%～90%,电容式湿度计的相对湿度测量范围为 0%～100%。

三、室内风速检测

1. 方法原理 热电式电风速计由测头和测量仪表组成,测头的加热圈(丝)暴露在一定大小的风速下,引起测头加热电流或电压的变化,由于测头温度升高的程度与风速呈负相关,故可由指针或数字显示风速值。

2. 仪器技术要求

数显式热电风速计:最低检测值不大于 0.05m/s。

3. 检测技术要点

(1)轻轻将测杆测头拉出,测头上的红点对准来风方向,读出风速值;

(2)按要求对仪器进行期间核查和使用前校准;

(3)测量范围 0.1～10m/s,其测量误差不大于 ±10%。

四、注意事项

结果表达:一个区域空气温度、相对湿度、风速的测定结果均以该区域内各测点测量值的算术平均值给出。

1. 关于电阻电容法测定相对湿度方法。电阻式湿度计和电容式湿度计应用广泛,技术成熟,测量范围宽,使用方便,国家标准《湿度测量方法》(GB/T 11605—2005)中已经将其纳入。为推动公共场所检验检测技术发展,同时为了卫生检验人员便于使用,本次标准修订将电阻式和电容式湿度测定方法纳入,并适应公共场所检测的实际情况。

2. 温度、湿度和风速测定仪器均为现场仪器,除定期检定外还应按要求对仪器进行期间核查和使用前校准。

第三节 室内新风量

公共场所室内新风量检测方法为示踪气体法和风管法。

一、示踪气体法

1. 方法原理 示踪气体法即示踪气体（tracer gas）浓度衰减法，常用的示踪气体有 CO_2 和 SF_6。在待测室内通入适量示踪气体，由于室内、外空气交换，示踪气体的浓度呈指数衰减，根据浓度随着时间变化的值，计算出室内的新风量和换气次数。

2. 仪器试剂要求

轻便型气体浓度测定仪。

直尺或卷尺、电风扇。

示踪气体：无色、无味、使用浓度无毒、安全、环境本底低、易采样、易分析的气体，装于 10L 气瓶中，气瓶应有安全的阀门。目前使用最多的示踪气体为 CO_2。

3. 检测技术要点

（1）测量房间容积并减去室内家具占用体积，此为室内空气体积。

（2）示踪气体的初始浓度应达到经过 30min 衰减后，仍高于仪器最低检出限和室内本底浓度两者中的高值，并且这样的浓度对检验人员健康是安全的。以 CO_2 为例，如果室内 CO_2 本底浓度 $600mg/m^3$，换气次数 2 次，CO_2 初始浓度应达到 $1800mg/m^3$，这个浓度是安全的并可保证经 30min，衰减后仍高于室内本底浓度。

（3）示踪气体达到一定浓度后，从室内撤掉气源，使用电风扇将室内示踪气体浓度分布均匀，在其后 30min，时间段内测定 5 次示踪气体浓度。

二、风管法

1. 方法原理 在机械通风系统处于正常运行或规定的工况条件下，通过测量新风管某一断面的面积及该断面的平均风速，计算出该断面的风量值，根据系统服务区域内的人数,便可得出新风量结果。

2. 仪器试剂要求

(1)皮托管法

标准皮托管:Kp=0.99 ± 0.01,或 S 型皮托管 Kp=0.84 ± 0.01。

微压计:精确度不低于 2%,最小读数不大于 1Pa。

(2)风速计法

热电风速仪:最小读数不大于 0.1m/s。

3. 检测技术要点

(1)根据新风管断面形状与大小确定检测点数量与位置,进行多点测量得出断面平均风速。

(2)使用皮托管法时,标准皮托管应与微压计正确连接,通过管道内外静压差计算得出风量值。

(3)因无论是皮托管还是风速计测量的均是风速,方法本身而无法判断所测量的是新风还是循环风,因此正确判断检测的风管是新风管非常重要。

(4)需要调查服务区域内设计小时人流量和实际最大人流量,在计算新风量时取两者中的高值。

三、注意事项

1. 两种方法的关系与选择　示踪气体法和风管法是根据不同换气次数决定选择使用哪种方法测定室内新风量,没有仲裁法与等效方法之分。示踪气体浓度与换气次数的关系详见表 9-1:

表 9-1　示踪气体浓度与换气次数的关系

换气次数 (1/h)	初始浓度(C_0)/t 时刻浓度(C_t)		
	初始 C_0=0min	C_t=15min	C_t=30min
2	1	1.6	2.7
5	1	2.1	12
8	1	7.4	55
10	1	12	150

由表 9-1 中可以看出,5 次换气条件下,30min 后示踪气体浓度与初始浓

度比较衰减 12 倍；而 8 次换气或 10 次换气条件下，将衰减 55 倍或 150 倍。公共场所新风量的测定通常采用 CO_2 作为示踪气体，这就意味着如果换气量达到 8 次、10 次或以上，要保证 30min 后仪器能够检测到 CO_2，那么 CO_2 的初始浓度就要达到 33 000mg/m^3 或 90 000mg/m^3 甚至更高，这已经远远超过了车间 CO_2 最高允许浓度 9000mg/m^3，对检验人员身体健康造成了明显影响。因此在自然通风场所（换气次数小于 5 次）可采用示踪气体法测定室内新风量，而机械通风的场所（带有集中空调系统，换气次数大于 5 次）应采用风管法测定室内新风量。

2. 示踪气体法测定室内新风量的时间　方法规定测量示踪气体浓度衰减时间为 30～60min，示踪气体浓度衰减需要一个稳定时间，测量时间少于30min 会影响新风量测定的准确性。

3. 关于 CO_2 浓度反推室内新风量　因室内 CO_2 浓度与新风量存在相关关系 [如，室内 CO_2 浓度为 0.1% 时对应的室内新风量为 30m^3/（人·h）]，所以目前有其他标准规定了可以通过测定室内 CO_2 浓度的方法确定室内新风量，这种方法比示踪气体法和风管法均简便。但需要注意的是采用这种方法测定新风量一定是场所中有正常的人员活动，否则检测结果会出现较大偏差。

第四节　噪声

公共场所噪声的检测方法为数字声级计法。

一、方法原理

利用电容式声电换能器，将被测的声音信号转变为电信号，经内部一定处理后成为声级值。使用声级计在规定时间内测量一定数量的室内环境 A 计权声级值，经过计算得出等效 A 声级 LAeq，即为室内噪声值。

二、仪器要求

数字声级计：测量范围（A 声级）30～120dB，精度 ±1.0dB。

三、检测技术要点

1. 测量前使用校准器（或称标准声源,声压级:94dB ±0.4dB）对声级计进行校准。

2. 读取测量值　稳态噪声读取 1min 平均值,脉冲噪声读取峰值,周期性噪声读取一个周期的数据,非周期非稳态噪声连续读取若干数据。

3. 结果　检测结果分为测点结果和区域结果,以等效 A 声级表示。测点结果,对于稳态噪声平均值即为等效 A 声级,脉冲噪声峰值即为等效 A 声级,周期性和非周期非稳态噪声通过多个测量值计算得出;区域结果以区域内各测点等效 A 声级的算术平均值给出。

四、注意事项

1. 计权声级　噪声分为 A 计权、B 计权和 C 计权,分别反映人耳对低、中、高声压的响度感觉,目前一般声级测量均采用 A 计权（最接近人耳朵听觉特性）,计做 dB(A),公共场所噪声标准要求测定 A 计权声级。

2. 声级计　标准中规定使用的是普通精密声级计,那么就需要记录每次检测数据根据公式计算得出等效 A 声级;但带有积分功能的声级计测量一个周期或一段时间后,仪器会自动给出等效 A 声级,不需要再进行计算。

3. 噪声类型的判断　环境噪声类型不同测量方法亦不同,应不断积累经验,做出正确判断;如公路上时而有汽车通过时而没有,这种交通噪声更接近于周期噪声;而火车鸣笛则属于脉冲噪声等。

4. 非稳态噪声的等效 A 声级　对于周期性噪声一定要测量一个完整周期,对于非周期非稳态噪声一定要测量一段时间,然后以等效 A 声级给出测量结果,如果对于测量时间长度不能准确把握会造成较大的检测误差。

第五节　照度、采光系数等其他指标及现场检测布点要求

公共场所照度检测方法为照度计法,采光系数检测方法为直尺测量法,大气压检测方法为空盒气压表法,辐射热检测方法为辐射热计和黑球温度计法,

电磁辐射检测方法为宽带全向场强仪法，紫外线辐射检测方法为紫外线频谱分析剂量法，天然游泳池水透明度检测方法为铅字法等。

一、方法原理

1. 照度 照度计利用光敏半导体元件的物理光电现象制成。当外来光线射到光探测器（光电元件）后，光电元件将光能转变为电能，通过读数单元（电流表或数字液晶板）显示光的照度值。

2. 采光系数 直尺测量法测定采光系数用直尺精确测量采光口的有效采光面积（含双侧采光）和室内地面面积，求出两者之比即为采光系数。

3. 大气压 根据金属空盒（盒内近于真空）随气压高低的变化而压缩或膨胀的特性测量大气压，由感应、传递和指示三部分组成。近于真空的弹性金属空盒用弹性片和它平衡，随之压缩或膨胀，通过传递放大，把伸张运动传给指针，就可以直接指示气压值。

4. 池水透明度 当天然游泳池水中含有悬浮和胶体化合物时，其水的透明度便大大降低。水的透明度与浑浊度成反比，水中悬浮物含量愈大，则透明度愈小。通过能够辨认水下铅字符号时其符号与水面距离的不同反映天然游泳池水的透明度。

二、检测技术要点

1. 仪器校准 现场用检测仪器按照要求对仪器进行期间核查和使用前校准。

2. 照度测定 照度计的受光器上应洁净无尘，测量时照度计受光器应水平放置，将受光器置于待测位置，选择量程并读取照度值，操作人员的位置和服装不应对测量结果造成影响。

3. 大气压测定 空盒气压表分为普通空盒气压表和高原空盒气压表，普通空盒气压表灵敏度 0.5hPa，精度测量值 ±2hPa，高原空盒气压表灵敏度 0.5hPa，精度测量值 ±3.3hPa。

三、其他指标检测方法

1. 游泳池水温测定 本标准规定的检测方法是温度计法，水温的变化可以引起玻璃液体温度计温包温度的变化而使温包内液体体积发生变化,或通过数显温度计的热敏电阻传感器使其产生的电信号发生变化,玻璃液体温度计指示管内液柱的高度指示了池水温度,而数显温度计由显示器直接显示池水温度;目前市场上有非接触式红外测温仪,如测量精度、测量范围满足本标准要求,用于游泳池水水温检测更加方便快捷。

2. 辐射热、热舒适 PMV 指数、电磁辐射、紫外线辐射等检测方法。这些指标均未在公共场所卫生指标与限值要求标准中,作为一种检测技术储备在本标准中进行规范化。

环境电磁场强度测量的仪器对电性能有较高的要求,本方法规定公共场所环境电磁场测量的仪器应满足 HJ/T10.2 中对测量仪器的规定。另外,不同公共场所的环境电磁辐射可能因其周边辐射体的工作周期而有所不同,因而本方法参考 HJ/T10.2 规定公共场所环境电磁场的测定时间要求在辐射体的工作状态时间段、用电量高峰时段及通讯忙时进行。电场的频率会对环境电磁场的测量造成影响,考虑到公共场所室内一般相对狭窄,内部的设施多、环境拥挤,因而工频电场可能会受到许多因素的影响导致不确定度较大,WHO 关于极低频电磁场健康效应的专题公告指出可不考虑低强度工频电场对健康影响,因此参考国际惯例,本检测方法不测量工频电场。

紫外线辐射量测定方法参考国际非电磁辐射防护委员会(ICNIRP)、国际劳工组织(ILO)和世界卫生组织(WHO)联合发布的紫外线辐射职业暴露指南(ICNIRP, ILO and WHO: Protecting Workers from Ultraviolet Radiation)、ACGIH 标准(ACGIH: 2006 Threshold Limit Values for Physical Agents in the Work Environment-Ultraviolet Radiation)和澳大利亚国家紫外线职业暴露测量方法(Australian Government, Australian Radiation Protection and Nuclear Safety Agency: Occupational Exposure to Ultraviolet Radiation),以紫外线频谱分析剂量法作为我国公共场所紫外线暴露的测量方法。

本标准直接将国家标准《中等热环境 PMV 和 PPD 指数及热舒适条件的规定》(GB/T 18049)中的 PMV 热舒适指数的测定方法引用成为公共场所检测方法。

《公共场所卫生指标及限值要求》中增加了公共场所空气中氡浓度限值要求,需要有相应配套的检测方法,本标准直接将《室内空气质量标准》(GB/T 18883)附录 A.6 中室内空气中 ^{222}Rn 的测定方法引用为公共场所检测方法。

四、现场检测布点要求

公共场所物理因素的现场检测布点按温度、湿度、风速，噪声，照度和电磁辐射等 4 部分分别进行规定，温度、湿度、风速等按室内面积确定检测点数量与位置，噪声按室内和室外声源不同情况规定检测点数量和位置，照度分整体照明和局部照明分别规定，电磁辐射按不同辐射体确定检测点位置。

第十章

《公共场所卫生检验方法 第 2 部分：化学污染物》
（GB/T 18204.2—2014）

第一节 标准内容概况

《公共场所卫生检验方法 第 2 部分：化学污染物》（GB/T 18204.2—2014）包括公共场所室内空气中一氧化碳、二氧化碳、PM_{10}、$PM_{2.5}$、甲醛、氨、TVOC、苯、甲苯、二甲苯、臭氧、硫化氢和游泳池水中尿素的测定方法，《公共场所卫生检验方法 第 2 部分：化学污染物》（GB/T 18204.2—2014）替代了《公共场所空气中一氧化碳测定方法》（GB/T 18204.23—2000）、《公共场所空气中氨测定方法》（GB/T 18204.24—2000）、《公共场所空气中二氧化碳测定方法》（GB/T 18204.25—2000）、《公共场所空气中甲醛测定方法》（GB/T 18204.26—2000）、《公共场所空气中臭氧测定方法》（GB/T 18204.27—2000）和《游泳水中尿素测定方法》（GB/T 18204.29—2000），部分代替《公共场所卫生监测技术规范》（GB/T 17220—1998）中监测点的选择、公共场所监测的要求和监测数据整理。与 GB/T 18204.23～27—2000、GB/T 18204.29—2000 和 GB/T 17220—1998 比较其主要变化如下：

一、调整的内容

将公共场所涉及的全部化学污染物检测方法（按 GB/T 5750 执行的除外）集中到本标准中，不再按照每个指标制订一个标准。

将现场测点选择、要求及数据整理放到相应的检验方法中。

将甲醛检验的 AHMT 分光光度法和臭氧检验的紫外光度法修改为第一法。

明确规定，同一个指标如果有两个或两个以上检验方法时，可根据技术条件选择使用，但以第一法为仲裁法。

二、删除和增加的内容

删除汞置换测定一氧化碳的方法。

增加了可吸入颗粒物 PM_{10}、细颗粒物 $PM_{2.5}$ 测定方法,增加了 AHMT 分光光度法、光电光度法、电化学传感器法测定甲醛和离子选择电极法测定氨的方法,增加了总挥发性有机物、苯、甲苯、二甲苯测定方法,增加了紫外光度法测定臭氧和亚甲蓝分光光度法测定空气中硫化氢的方法。

第二节 一氧化碳,二氧化碳

一、一氧化碳

公共场所室内空气中一氧化碳的检测方法包括不分光红外分析法和气相色谱法。

(一)不分光红外分析法

空气中 CO 的测定方法包括不分光红外分析法、气相色谱法、汞置换法和电化学法等,其中汞置换法因涉及有毒有害物质属于本标准删除的方法,而不分光红外分析法具有准确性高、操作简便、可实时连续记录等优点,是目前最常用的方法。

1. 方法原理 CO、CO_2、CH_4、NO 等由不同原子组成的分子,都具有各自的红外线吸收光谱,并且分布在 $1 \sim 25\,\mu m$ 的红外波长范围内,当用波长与某种分子的固有的吸收光谱波长相同的红外线单色光照射具有一定厚度的这种分子层时,入射光的强度和透过光的强度之间的关系与可见光一样,也符合朗伯 - 比尔定律。对气体的连续分析不用单色光,而是用波长带域比较宽的不分光红外线光作为光源,红外线光通过滤波池和气体滤波相关轮到达具有选择性的检测器,制成分析仪器。

2. 仪器试剂要求

(1)干燥剂:变色硅胶或氯化钙(分析纯)。

(2)仪器零点校准用试剂:高纯氮气或霍加拉特氧化剂。

(3)仪器满度校准用试剂:不确定度小于 1% 的一氧化碳标准气。

（4）一氧化碳检测仪：常用为满足技术要求的便携式不分光一氧化碳检测仪。

3. 检测技术要点

（1）每批样品检测前均需要对一氧化碳检测仪进行零点和终点（量程）校准。

（2）按照仪器使用说明书正确操作。

（3）仔细记录仪器测量值和现场环境条件。

4. 注意事项

（1）标准气浓度应为仪器量程的 80% 左右。

（2）使用仪器在现场直接测定时，仪器需充分预热后再进行测定，通常预热 15 ～ 30min。

（3）该法测定范围 0.5 ～ 50mg/m³。

（4）一氧化碳浓度为质量浓度，仪器读数非质量浓度数值的需要换算，一个区域的检测结果为区域内各检测点质量浓度的算数平均值。

（5）空气中甲烷、二氧化碳、水蒸汽等非待测组分对本法测定结果存在影响。

（二）气相色谱法

1. 方法原理　一氧化碳在色谱中与空气的其他组分完全分离后进入转化炉，在 360℃ 镍触媒催化作用下，与氢气反应，生成甲烷，用氢火焰离子化检测器测定。

由于该方法利用了气相色谱分离技术，可以将一氧化碳与二氧化碳、甲烷及其他干扰组分进行分离，因此测定结果不受空气中其他共存组分的干扰。

2. 仪器试剂要求

（1）标准气

一氧化碳标准气：不确定度小于 1%，以氮气为本底气。

标准气稀释气：高纯氮，>99.999%。

（2）转化炉与转化柱

转化炉：可控温度 360℃ ±1℃。

转化柱：长 15cm，内径 4mm 不锈钢管内装填镍触媒（380 ～ 550 μm），管柱两端塞玻璃棉。

（3）气相色谱仪及其配件：配备氢火焰离子化检测器和六通进样阀。

色谱柱：长 2m，内径 2mm 不锈钢管内填充 TDX-01 碳分子筛（180 ～

$250 \mu m$），柱管两端填充玻璃棉。

3. 检测技术要点

（1）转化柱和气相色谱柱在使用前均需进行老化处理。

（2）在使用采气袋进行样品采集前，需使用现场空气清洗采气袋 3～4 次再进行采样。

（3）每批样品中平行样数量不得低于 10%，平行样的测定值之差与平均值比较的相对偏差不得超出 20%。

（4）应使用氢气作为气相色谱载气，并根据所使用的气相色谱的型号和性能，制订分析一氧化碳的最佳测试条件，样品测定时操作条件应与绘制标准时的操作一致。

（5）峰高和峰面积均可用于定量分析，但应优先选择峰面积。

（6）作为质控措施，在样品的分析过程中需进行质控样的测定。通常每 10 个样品至少需测定一个质控样，质控样测定值应在容许误差范围内。

4. 注意事项

（1）该方法的灵敏度要高于不分光红外分析法，但测定过程相对烦琐，对仪器设备和人员的技术水平要求都相对较高。

（2）当样品浓度超出标准曲线范围时，应稀释后再进样测定。

（3）检出限、准确性等方法特性指标受仪器设备、操作水平等影响，实验室在建立方法时需对方法性能指标进行实际测定。

二、二氧化碳

公共场所室内空气中二氧化碳的检测方法包括不分光红外分析法、气相色谱法和容量滴定法。

（一）不分光红外分析法

1. 方法原理 二氧化碳对红外线具有选择性的吸收。在一定范围内，吸收值与二氧化碳浓度呈线性关系，从而根据吸收值确定样品中二氧化碳的浓度。

不分光红外分析法是目前公共场所检测中最为常用的分析方法，具有准确性高、操作简便、可以实时连续记录等优点。

2. 仪器试剂要求

（1）干燥剂：变色硅胶（120℃干燥 2h）或氯化钙（分析纯）。

（2）仪器零点校准用试剂：高纯氮气（>99.999%）或烧碱石棉。

（3）仪器满度校准用试剂：不确定度小于 1% 的二氧化碳标准气。

（4）采样装置：用于非现场直接测定时，塑料铝箔复合膜采气袋，0.5L 或 1.0L。

（5）二氧化碳检测仪：满足技术标准中技术指标要求的不分光二氧化碳检测仪。

3. 检测技术要点

（1）根据仪器说明书要求进行操作，在仪器充分预热后（通常需要 15～30min），再进行零点校准、满度校准和实际样品测定。

（2）现场测定时，当仪器读数波动较大时需要读取 3 次以上测定结果，并计算算术均值作为该采样点二氧化碳浓度。

4. 注意事项

（1）本方法属于相对定量方法，在每批样品测定前均需进行零点校准和满度校准。

（2）在满度校准时，标准气浓度应为仪器量程的 80% 左右。

（3）现场检测时必须保证仪器预热时间 15min 以上。

（4）水分对测定有干扰，样品气体需经干燥剂干燥后再通入仪器。

（5）报告的二氧化碳浓度应为质量浓度，当仪器读数非质量浓度数值时，需要换算。

（二）气相色谱法

1. 方法原理　二氧化碳在色谱柱中与空气的其他组分完全分离后，进入热导检测器的工作臂，使该臂的电阻值变化与参考臂电阻值变化不相等，惠斯登电桥失去平衡而产生信号输出，在线性范围内，信号大小与进入检测器的二氧化碳浓度成正比，从而进行定性和定量测定。

由于气相色谱柱可以将二氧化碳与其他干扰组分进行分离，因此该方法测定结果不受空气中其他共存组分的干扰，具有良好的抗干扰性，且灵敏度高于不分光红外法。然而，该方法测定过程相对烦琐，仪器设备和人员要求较高，限制了其在公共场所室内空气中二氧化碳检测中的应用。

2. 仪器试剂要求

（1）标准气

二氧化碳标准气：浓度为 1%，不确定度小于 1%，以氮气为本底气。

标准气稀释气：高纯氮，>99.999%。

（2）载气：氢气，>99.6。

（3）气相色谱仪及其配件：配备热导检测器和六通进样阀。

色谱柱：长 3m，内径 4mm 不锈钢管内填充 GDX-102 高分子多孔聚合物（180～250μm），柱管两端填充玻璃棉。

（4）采样装置：塑料铝箔复合膜采样袋，0.4 ～1.0L 均可。

3. 检测技术要点

（1）新装填的色谱柱在使用前，应在柱温 180℃、通氮气 70ml/min 条件下，老化处理 12h。

（2）当使用采气袋采样时，需使用现场空气清洗采气袋 3～4 次再进行采样。

（3）每批样品中平行样数量不得低于 10%，平行样的测定值之差与平均值比较的相对偏差不得超出 20%。

（4）通常进样体积为 3ml，进样体积过大时会影响色谱峰峰形。

（5）使用氢气作为气相色谱载气，应根据所使用的气相色谱的型号和性能，制订分析二氧化碳的最佳测试条件，且样品测定时操作条件应与绘制标准时的操作条件相一致。

（6）作为质控措施，在样品的分析过程中均需进行质控样的测定。通常每 10 个样品至少需测定一个质控样，质控样测定值应在容许误差范围内。

（7）峰高和峰面积均可用于定量分析，但应优先选择峰面积。

4. 注意事项

（1）标准曲线的线性范围通常为 0.02%～0.32%，当样品浓度超出标准曲线范围时，应稀释后再进样测定。

（2）本方法测定过程相对烦琐，对仪器设备和人员的技术水平要求都相对较高，限制了其在公共场所室内二氧化碳测定工作中的应用。

（3）检出限、准确性等方法特性指标受仪器设备、操作水平等影响，不同实验室间可能存在较大差别，因此检测实验室在建立本方法时需对方法性能指标进行实际测定。

（三）容量滴定法

1. 方法原理　用过量的氢氧化钡溶液与空气中二氧化碳作用生成碳酸钡沉淀，反应后剩余的氢氧化钡用标准草酸溶液滴定至酚酞试剂刚褪。用容量法滴定结果即可计算得出空气中二氧化碳的浓度。

2. 仪器试剂要求

（1）吸收液

稀吸收液：称取 1.4g 氢氧化钡 [Ba(OH)$_2$·8H$_2$O] 和 0.088g 氯化钡（BaCl$_2$+2H$_2$O）

溶于 800ml 水中,加入 3ml 正丁醇,摇匀,用水稀释至 1000L。

浓吸收液:称取 2.8g 氢氧化钡 [Ba(OH)$_2$·8H$_2$O] 和 0.16g 氯化钡(BaCl$_2$+2H$_2$O)溶于 800ml 水中,加入 3ml 正丁醇,摇匀,用水稀释至 1000L。

(2)标准溶液

草酸标准溶液:ρ(H$_2$C$_2$O$_4$·2H$_2$O)=0.5637g/L,此溶液 1ml 相当于标准状态下的二氧化碳 0.1ml。

(3)滴定指示剂:酚酞,分析纯。

(4)采样设备

恒流采样泵:流量范围 0.2～1L/min,流量可调且恒定。

吸收管:吸收液为 50ml,当流量为 0.3L/min 时,阻力为 390～490Pa。

(5)滴定设备:酸式滴定管(50ml)和碘量瓶(125ml)。

3. 检测技术要点

(1)吸收液溶液受到环境空气中二氧化碳的污染,因此推荐现用现配;需要贮存时,应注意密封,避免接触空气,保存时间不应超过 2d。

(2)在采样前移取吸收液时,不可直接使用移液管吸取,以防止环境空气中二氧化碳污染吸收液。

(3)当空气中二氧化碳预估浓度低于 0.15% 时采用稀吸收液采样,浓度在 0.15%～0.5% 时采用浓吸收液采样。

(4)通常以 0.3L/min 流量采气 3L,采样流量过大时容易造成穿透。

(5)采样后应密封吸收管的进出气口,避免运输和保存过程中环境空气污染。作为质控措施,采样过程中应配备现场空白,现场空白除了不连接采样泵进行采样外,其他操作过程(包括运输、保存和测定)应与实际样品应保持一致。当现场空白测定值与实验室空白相差较大时,提示样品在保存和运输过程中受到污染。

(6)每批样品中平行样数量不得低于 10%,平行样的测定值之差与平均值比较的相对偏差不得超出 20%。

4. 注意事项

(1)该方法最主要的优点是灵敏度高,检出限低,但操作过程烦琐,限制了其在实际检测工作中的应用。

(2)正丁醇为发泡剂,可增加二氧化碳吸收效率,以 1L 吸收液加入 3ml 正丁醇为宜;吸收液中正丁醇宜在采样前 1d 内加入,加入时间过长,则过分发泡,造成采样时泡沫倒吸。

（3）人群密集的公共场所通常采样 1 ～ 1.5L，采样时间过长，吸收液逐渐变稀，使结果偏低；如果采样时吸收液完全被二氧化碳中和，则样品无效，需重新采样。

第三节　可吸入颗粒物 PM_{10}、细颗粒物 $PM_{2.5}$

一、可吸入颗粒物 PM_{10}

公共场所室内空气中可吸入颗粒物 PM_{10} 的检测方法包括滤膜称重法和光散射法。

（一）滤膜称重法

1. 方法原理　使用带有 PM_{10} 切割器的滤膜采样器进行空气采样，空气中的颗粒物经切割器分离后，PM_{10} 被采集在滤膜上，经实验室称量可得到 PM_{10} 的质量，再除以采样体积即得出 PM_{10} 的质量浓度。

滤膜称重法的测定结果不受颗粒物理化性质（如颗粒物形状、大小、颜色、化学成分）和环境条件（如温度、湿度）影响，准确性高，是国内外广泛认可的颗粒物质量浓度测定的基准方法。

2. 仪器试剂要求

（1）采样设备及材料

可吸入颗粒物 PM_{10} 滤膜采样器：颗粒物捕集特性 $D_{a50} = 10\,\mu m \pm 0.5\,\mu m$，$\sigma_g = 1.5 \pm 0.1$

采样泵：恒流精度 ±5% 设定值。

采样滤膜：对 0.3 μm 粒子过滤效率不低于 99.99%。

流量计：皂膜流量计或电子流量计，测量误差不大于 ±2%。

温度计：最小分度值不大于 1.0℃，测量精度 ±1.0℃。

大气压力计：最小分度值不大于 0.05kPa，测量精度 ±0.2kPa。

（2）滤膜称量相关设备

分析天平：精度十万分之一或百万分之一。

恒温恒湿箱：箱内温度在 15 ～ 30℃ 范围可调，控温精度 ±1℃；箱内空气相对湿度控制在（50 ± 5）%。

3. 检测技术要点

（1）当滤膜平衡时的温湿度与称量时天平室的温湿度不一致时,会造成称量时读数不稳定,因此应优先选择在恒温恒湿箱内进行空白滤膜和样品滤膜的平衡,平衡温度为 25℃ ±1℃;湿度为 50% ±5%,平衡时间为 24h;天平室的温湿度条件应与平衡条件相一致。

（2）采样时,用无锯齿状镊子将称量好的滤膜放入洁净的采样器滤膜夹内,滤膜集尘面应朝向进气方向,并将滤膜牢固压紧,防止漏气。

（3）采样流量是决定采样器对颗粒物切割粒径是否准确的关键因素,因此应严格按照采样器的操作说明设置采样流量,不可更改。

（4）采样结束后,取出滤膜时要格外小心,避免滤膜破损或滤膜上颗粒物样品脱落。滤膜样品应尽快平衡称量;如不能及时平衡称量,应将滤膜放置在 4℃条件下密闭冷藏保存,最长不超过 30d。

（5）作为质控措施,每批样品中平行样数量不得低于 10%,平行样的测定值之差与平均值比较的相对偏差不得超出 20%。

（6）样品滤膜的平衡条件、称量方法和称量要求与空白滤膜一致。

（7）静电是影响称量结果的重要因素,尤其是称量聚四氟乙烯等易产生静电的滤膜时,静电会造成称量结果出现明显异常。因此,称量前应使用静电去除器去除滤膜静电。

（8）同一张空白滤膜的至少需要称量两次:滤膜首次称量后,在相同条件平衡 1h 后需再次称量;当使用十万分之一天平称重时,两次称量质量之差不大于 0.04mg 为满足恒重要求,当使用百万分之一天平称重时,两次称量质量之差不大于 0.004mg 为满足恒重要求;以两次称量结果的平均值作为滤膜称重值。

（9）每称量 10 张滤膜需要至少测定一次与滤膜质量相近的标准砝码,以考察天平工作状态;当标准砝码的实际称量值与标称值超出容许误差范围,此前称量的 10 张滤膜样品称量值无效,应找出原因后重新称量。

4. 注意事项

（1）按照分离不同粒径颗粒物的原理,PM_{10} 采样器可以分为惯性撞击时式和旋风式两类,设计合理的两类采样器均可以满足采样要求。

（2）采样器只有在其额定采样流量下才可以采集到目标粒径的颗粒物。大中流量的采样器工作时的噪声将会影响公共场所内人员的舒适度,因此用于公共场所空气中 PM_{10} 检测的采样器应选用小流量采样器(通常小于

10L/min）。

（3）通常选用玻璃纤维滤膜、石英滤膜或聚四氟乙烯滤膜，不宜使用吸湿性强的微孔滤膜（材质为硝酸纤维或醋酸纤维）。玻璃纤维滤膜和石英滤膜具有承载能力高，采样阻力小，不易产生静电，价格相对便宜的优点，但容易破损且纤维屑容易脱落，影响称量准确性。聚四氟乙烯滤膜，优缺点与玻璃纤维滤膜和石英滤膜相反。在条件允许的情况下，应优先选择聚四氟乙烯滤膜。

（4）在设定的采样时间下，采集的 PM_{10} 样本量应满足如下条件：样品称重的要求；采样量不超出滤膜的负载量，否则会增大滤膜采样阻力，损坏采样泵或造成采样流量不准确。

（5）本方法的检出限受分析天平的精度、采样体积、滤膜性质以及称量时环境条件稳定性（如温度和湿度）等多种因素的影响。使用高精度的分析天平并且维持天平室温湿度条件的稳定、适当增加采样体积以及使用质量更加稳定的滤膜（如聚四氟乙烯滤膜）有助于降低方法的检出限。

（二）光散射法

1. 方法原理　当光照射在空气中悬浮的颗粒物上时，产生散射光。在颗粒物性质一定的条件下，颗粒物的散射光强度与其质量浓度成正比。通过测量散射光强度，应用质量浓度转换系数 K 值，求得颗粒物质量浓度。

光散射法具有快速灵敏、操作简单、能够现场直读等优点，已广泛应用于公共场所颗粒物浓度的测定。然而，光散射法是一种相对测量的方法，直接获得的指标为反映散射光强度的 CPM 值，需要利用质量浓度转换系数 K 将 CPM 换算颗粒物质量浓度。颗粒物的化学成分、粒径分布特征、颜色、形状和环境湿度等因素均可能影响 K 值，进而影响光散射法测定结果的准确性。

2. 仪器试剂要求

光散射式粉尘仪

颗粒物捕集特性 $D_{a50}=10\,\mu m \pm 0.5\,\mu m$, $\sigma_g=1.5 \pm 0.1$

测量相对误差：对于校正粒子测量相对误差小于 ±10%

测量范围：$0.001 \sim 10.0 mg/m^3$。

3. 检测技术要点

（1）与滤膜称重法相一致，光散射法粉尘仪同样需要利用粒径切割器将不同空气动力学当量直径的颗粒物进行分离后再进行检测，因此仪器需在其额定采样流量下进行测定。

（2）在测定公共场所空气中 PM_{10} 浓度前需进行仪器的零点校准和标准散

射板校准。零点校准方法：将颗粒物高效过滤器（HEPA）连接至仪器进气口，此时仪器的测定值应为 0，否则需按仪器说明书进行调零操作。标准散射板校准方法：按照仪器操作说明书进入自校准模式，此时仪器测定值应与标准散射板的标称值相一致，否则应按照操作说明调节至标称值。

（3）浓度计算时所采用的质量浓度转换系数 K 是否准确是决定本方法测定结果准确性的关键因素。在按照附录 B 进行质量浓度转换系数测定时，应至少考虑地区、场所类型、污染水平、季节和环境湿度等因素。

4. 注意事项

（1）颗粒物的光散射系数在 5%～95% 的相对湿度范围内连续增长，尤其是在相对湿度大于 60% 时随相对湿度增长更加快速；在相对湿度大于 80% 时，光散射系数可增大两倍以上。因此，应优选选择使用具有湿度校正功能的光散射法仪器，或者按照湿度校准公式对结果进行修正。

（2）不同品牌或型号的仪器间质量浓度系数 K 并无可比性，也无法给出参考范围，需要按照附录 B 的要求和方法进行测定。

（3）$0.001mg/m^3$ 为光散射仪读数值的分辨率，按照测定下限的定义计算方法，该方法的实际测定下限（即测定范围的下限）要大于 $0.001mg/m^3$，需进行实际测定。

二、细颗粒物 $PM_{2.5}$

公共场所室内空气中可细颗粒物 $PM_{2.5}$ 的检测方法为光散射法。

1. 方法原理

除了使用的切割器参数不同外，测定原理、操作过程和优缺点等均与 PM_{10} 光散射法相一致。

2. 仪器试剂要求

光散射式粉尘仪

细颗粒物捕集特性 $D_{a50}=2.5\mu m \pm 0.2\mu m$，$\sigma_g=1.2 \pm 0.1$

测量相对误差：对于校正粒子测量相对误差小于 $\pm10\%$

测量范围：不小于 $0.001～0.5mg/m^3$ 以上

3. 检测技术要点

检测技术要点与光散射法测定可吸入颗粒物 PM_{10} 时相一致。

4. 注意事项

注意事项与光散射法测定可吸入颗粒物 PM_{10} 时相一致。

第四节 甲醛、氨、TVOC

一、甲醛

公共场所室内空气中甲醛的检测方法包括 AHMT 分光光度法、酚试剂分光光度法、气相色谱法、光电光度法和电化学传感器法。

（一）AHMT 分光光度法

该方法的具体操作过程参见标准 GB/T 16129。

1. 方法原理 空气中甲醛与 AHMT 在碱性条件下发生缩合反应,然后经高碘酸钾氧化成 6- 巯基 -5- 三氮杂茂 [4,3-b]-S- 四氮杂苯紫红色化合物,其色泽深浅与甲醛含量成正比。

AHMT 法在室温下能显色,抗干扰能力强,且灵敏度较高。

2. 仪器试剂要求

（1）吸收液:含三乙醇胺、偏重亚硫酸钠和乙二胺四乙酸二钠的水溶液。

（2）显色试剂

AHMT 溶液: ρ（AHMT）=5.0g/L。

氢氧化钠溶液: c（NaOH）=5mol/L。

高碘酸钾溶液: ρ（KIO$_4$）=15.0g/L。

（3）甲醛标准溶液:可使用 38% 甲醛溶液配制,也可购买市售有证标准物质。

（4）采样相关仪器设备

气泡吸收管:5ml。

采样泵:流量范围涵盖 0.5 ～ 1.5L/min,可调且恒定。

（5）分光光度计:可在 550nm 下测定吸光度。

3. 检测技术要点

（1）空气采样器在采样前应使用皂膜流量计或经过校准的电子流量计进行流量校准,采样前后流量偏差不应大于 5%。

（2）每批样品应采集 10% ～ 20% 的平行样,并且配备现场空白。

（3）样品及标准系列加入显色剂后,显色随时间逐渐加深,因此标准溶液的显色反应和样品溶液的显色反应时间必须严格统一。

4. 注意事项

（1）吸收液可以不加入三乙醇胺。

231

（2）在样品中甲醛含量较高以及加入了 AHMT 而没有加入氧化剂高碘酸钾的情况下，由于空气中氧气的氧化作用，样品会在一定程度上显色，此为正常现象，不影响结果。

（3）乙醛、丙醛、正丁醛、丙烯醛、丁烯醛、乙二醛、苯（甲）醛、甲醇、乙醇、正丙醇、正丁醇、乙酸丁酯对测定无影响；常见共存气体二氧化氮和二氧化硫对测定无干扰。

（二）酚试剂分光光度法

1. 方法原理　空气中的甲醛与酚试剂反应生成嗪，嗪在酸性溶液中被高铁离子氧化形成蓝绿色化合物，比色定量。

酚试剂分光光度法重现性好、灵敏度高，检出限较 AHMT 法低，但抗干扰能力弱于 AHMT 分光光度法。

2. 仪器试剂要求

（1）吸收液：称量 0.10g 酚试剂 [$C_6H_4SN(CH_3)C:NNH_2+HCl$，简称 MBTH]，加水至 100ml 配置成吸收原液；临用前取吸收原液 5ml，加水 95ml，即为吸收液。

（2）显色试剂：硫酸铁铵溶液，ρ [NH_4]$Fe(SO_4)_2+12H_2O$]=10g/L。

（3）甲醛标准溶液：可使用 38% 甲醛溶液配制，也可购买市售有证标准物质。

（4）采样相关仪器设备

气泡吸收管：5ml。

采样泵：流量范围涵盖 0.5 ～ 1.5L/min，可调且恒定。

（5）分光光度计：可在 630nm 下测定吸光度。

3. 检测技术要点

（1）吸收原液可在冰箱中保存 2 天，吸收液临用前配制；在室温条件下，样品应在 24h 内分析。

（2）空气采样器在采样前应使用皂膜流量计或经过校准的电子流量计进行流量校准，采样前后流量偏差不应大于 5%。

（3）每批样品应采集 10% ～ 20% 的平行样，并且配备现场空白。

（4）该方法显色反应是甲醛与酚试剂缩合成叮嗪，适宜 pH 值范围是 3-7，而以 pH=4 ～ 5 最好。在室温低于 15℃时，显色不完全；在 20 ～ 35℃时，样品加入显色剂后 15min 显色达最完全。

4. 注意事项

（1）甲醛标准溶液应优先选择使用市售有证标准物质。

（2）气泡吸收管应注意出气口内径及其距管底距离，否则影响吸收液吸收效率。

（3）乙醛（>2μg）和丙醛与 MBTH 反应也生成蓝色燃料，此时所测得样品溶液中醛的含量，是以甲醛表示的总醛量。二氧化硫也会产生干扰，可将样品气体通过硫酸锰滤纸过滤去除。

（三）气相色谱法

1. 方法原理　空气中的甲醛在酸性条件下吸附在涂有 2,4- 二硝基苯肼（2,4-DNPH）6201 担体上，生成稳定的甲醛腙。用二硫化碳洗脱后，经 0V- 色谱柱分离，用氢焰离子化检测器测定，以保留时间定性，峰高定量。

由于利用气相色谱分离技术，空气中其他污染物均不会对甲醛测定产生干扰；检出限通常较分光光度法低，适用于空气中低浓度甲醛测定。

2. 仪器试剂要求

（1）采样相关仪器试剂

采样管：长 100mm，内径 5mm 的玻璃管，内装 150mg 涂敷有 2,4- 二硝基苯肼（2,4-DNPH）的 6201 担体。

盐酸溶液：c（HCl）=2mol/L。

采样泵：流量范围 0.2 ～ 1.0L/min，流量误差小于 ±5%。

流量计：皂膜流量计或电子流量计，测量误差小于 ±2%。

（2）洗脱液

二硫化碳，需重新蒸馏进行纯化。

（3）甲醛标准溶液

可使用 38% 甲醛溶液配制，也可购买市售有证标准物质。

（4）气相色谱仪及配件

配备氢火焰离子化检测器。

色谱柱：长 2m，内径 3mm 的玻璃填充柱，内装固定相 0V-1 和色谱担体 shimalitew（150～180μm）。

3. 检测技术要点

（1）采样时，应先取下采样管的进气口玻璃棉，滴加约 50μl 浓度为 2mol/L 的盐酸溶液，再用玻璃棉堵好。

（2）采样流量通常为 0.5L/min，采气量为 50L，不应过大，否则可能造成采样穿透。

（3）每批样品应采集 10%～20% 的平行样，并且配备现场空白。

（4）采样后将采样管密封保存及运输，并尽快进行测定。

（5）样品管中吸附剂需在 1ml 二硫化碳中浸泡 30min，洗脱过程中稍加振摇。

（6）采用保留时间定性，优先选择峰面积作为定量指标，通过标准曲线计算样品中甲醛浓度。

4. 注意事项

（1）对分析纯二硫化碳重蒸的操作较复杂，对操作人员技术水平要求较高，建议优先选择使用市售色谱纯二硫化碳。

（2）甲醛标准溶液应优先选择使用市售有证标准物质。

（3）应根据实验室内气相色谱仪的型号及性能制定分析甲醛的最佳色谱条件。

（4）在进行实际样品测定前，应对检出限、准确度等方法特性指标进行测定。

（四）光电光度法

1. 方法原理　甲醛气体通过检测单元时，检测单元中浸有发色剂的纸因化学反应其颜色由白色变成黄色。变色的程度所引起反射光强度的变化与甲醛浓度呈函数关系。根据反射光量强度变化率测定甲醛的浓度。

使用光电光度法原理的设备可在现场直接测定空气中甲醛浓度，操作简单、快捷，方法检出限与分光光度法相近。

2. 仪器试剂要求　光电光度法甲醛测定仪：最小分辨率优于 $0.01ml/m^3$，响应时间 $t_{95\%} \leqslant 15min$。

3. 检测技术要点

（1）应在仪器充分预热后再进行样品测定。

（2）仪器进气口应离开人体正面呼吸带 1m，避免呼出气对结果干扰。

（3）同一监测点需测定 3 次，时间间隔为 10min，以三次测定结果算术均值为该采样点浓度。

4. 注意事项

（1）公共场所空气中甲醛浓度应为质量浓度（mg/m^3），当仪器响应值为体积分数时，应将其换算为质量浓度值。

（2）由于分析过程使用的是仪器内置的标准曲线，因此应定期对该型设备进行校准，通常要求每批样品测定前均需对仪器进行校准。

（3）乙醛、CO、CO_2、丙酮和 NH_4 以 $1\mu g/g$ 浓度与甲醛共存时，造成测定结果的相对误差 <5%。

（五）电化学传感器法

1. 方法原理 甲醛气体通过传感器，在电解质催化作用下，甲醛分子在电极上发生氧化还原反应而形成电子转移，在外电压作用下形成与甲醛浓度成正比的电流。

该方法可在现场直接使用电化学原理的设备对空气中甲醛进行测定，操作简单，仪器响应时间短，但易受空气中共存污染物及空气湿度的影响，且检出限高于其他方法。

2. 仪器试剂要求

电化学传感器法甲醛测定仪：最小分辨率优于 $0.01ml/m^3$，响应时间 $t_{95\%} \leqslant 3min$。

3. 检测技术要点

（1）待仪器充分预热、读数稳定后再进行零点校准或样品测定。

（2）每批样品测定前均需进行仪器零点校准。

（3）每分钟读取1次数值，连续读取5次；每10min重复上述操作1次，共重复3次；取全部数据的算术均值为该测定点的浓度。

4. 注意事项

（1）仪器响应值为体积分数，应将其换算为质量浓度。

（2）用甲醛标准气或 AHMT 分光光度法对仪器进行比对实验，其相对偏差 $\leqslant 15\%$。

（3）H_2S、SO_2、乙醇和甲醇气体对本法有干扰，当空气中甲醛与上述气体共存时，应根据干扰物浓度与本法仪器间的响应值关系对测定结果进行修正。乙醛、NO_2、苯酚和丙酮对本法无干扰。

（4）环境湿度对本法亦存在干扰，应在相对湿度为 25%～75% 的环境中使用本法。

（5）该法测量甲醛浓度范围为 $0.2～5mg/m^3$，应在室内甲醛浓度较高时使用。

二、氨

公共场所室内空气中氨的检测方法包括靛酚蓝分光光度法、纳氏试剂分光光度法和离子选择电极法。

（一）靛酚蓝分光光度法

1. 方法原理 空气中的氨被稀硫酸吸收，在亚硝基铁氰化钠及次氯酸钠存在条件下，与水杨酸生成蓝绿色的靛酚蓝染料，根据着色深浅，比色定量。

该方法具有方法重现性好、灵敏度高、抗干扰性强等优点,为公共场所空气中氨测定的仲裁法。

2. 仪器试剂要求

(1)吸收液:量取 2.8ml 浓硫酸加入无氨蒸馏水(或超纯水)中,并稀释至 1L。临用再稀释 10 倍。

(2)显示试剂

水杨酸钠溶液:ρ [$C_6H_4(OH)COOH$]=50g/L。

亚硝基铁氰化钠溶液:ρ [$Na_2Fe(CN)_5 \cdot NO \cdot 2H_2O$]=10.0g/L。

次氯酸钠溶液:$c(NaClO)$=0.05mol/L,浓度需要标定。

(3)氨标准溶液:可使用氯化铵配制,也可购买市售有证标准物质。

(4)采样设备:

大型气泡吸收管(10ml)。

空气采样器:流量范围 0.2～1.0L/min,流量可调且恒定。

(5)分光光度计:可测波长 697.5nm。

3. 检测技术要点

(1)实验中所用的水可以使用无氨蒸馏水,也可以使用超纯水,但鉴于无氨蒸馏水制备相对复杂,建议优先选择超纯水。

(2)通常采样流量为 0.5L/min,采气体积为 20L,当采样流量或体积过大时可能发生采样穿透。

(3)在室温条件下,样品应在 24h 内分析;必要时于 2～5℃下冷藏,可贮存 1 周。

(4)每批样品应采集 10%～20% 的平行样,并且配备现场空白。

(5)加入柠檬酸钠溶液可以有效去除常见的多种金属离子的干扰。

4. 注意事项

(1)配制吸收液时,操作应为浓硫酸加入水中,而不能将水加入浓硫酸中。

(2)气泡吸收管应注意出气口内径及其与管底距离,否则影响吸收液吸收效率。

(3)本方法所测氨为氨和铵盐的总量。

(4)根据检出限和测定下限的定义和计算方法,文本中最低检出质量浓度数值存在错误,在采气体积为 5L 时,方法的最低检出质量浓度应小于 0.01mg/m³。

(二)纳氏试剂分光光度法

1. 方法原理　空气中的氨吸收在稀硫酸中,与纳氏试剂作用生成黄色化合物,根据着色深浅,比色定量。

测定过程较靛酚蓝分光光度法简便,但灵敏度较低,选择性略差。

2. 仪器试剂要求

(1)吸收液:稀硫酸溶液,$c(H_2SO_4)$=0.005mol/L。

(2)显色试剂:纳氏试剂。

(3)氨标准溶液:可使用氯化铵配制也可购买有证标准物质。

(4)采样设备

大型气泡吸收管(10ml)。

空气采样器:流量范围 0.2～1.0L/min,流量可调且恒定。

(5)分光光度计:可测波长 425nm。

3. 检测技术要点

(1)实验中所用的水可以使用无氨蒸馏水,也可以使用超纯水,但鉴于无氨蒸馏水制备相对复杂,建议优先选择使用超纯水。

(2)每批样品应采集 10%～20% 的平行样,并且配备现场空白。

(3)在室温条件下样品应在 24h 内分析;必要时于 2～5℃下冷藏,可贮存 1 周。

4. 注意事项

(1)纳氏试剂中二氯化汞为剧毒化合物,使用时应注意做好个人健康防护。接触到皮肤时立即用水清洗,含纳氏试剂的废液应集中处理。

(2)气泡吸收管应注意出气口内径及其距管底距离,否则影响吸收液吸收效率。

(3)氨标准储备液可使用氯化铵配制或购买市售有证标准物质,应优先选择使用市售有证标准物质。

(4)加入酒石酸酸钠溶液可有效去除常见的金属离子干扰;丙酮及芳香氨也可引起干扰,但公共场所室内空气中少见。

(5)根据检出限和测定下限的定义和计算方法,文本中最低检出质量浓度数值存在错误。在进行样品测定前,实验室应对检出限、测定范围、准确度等方法特性指标进行实际测定。

(三)离子选择电极法

该方法的详细操作过程参见标准 GB/T 14669。

1. 方法原理 氨气敏电极为复合电极,以 pH 玻璃电极为指示电极,银 - 氯化银电极为参比电极。此电极对置于盛有 0.1mol/L 氯化铵内充液的塑料套管中,管底用一张微孔疏水薄膜与试液隔开,并使透气膜与 pH 玻璃电极间有一层很薄的液膜。当测定由 0.05mol/L 硫酸吸收液所吸收的大气中的氨时,加入强碱,使铵盐转化为氨,由扩散作用通过透气膜(水和其他离子均不能通过透气膜),使氯化铵电解液膜层内 $NH_4^+ \rightleftharpoons NH_3+H^+$ 的反应向左移动,引起氢离子浓度改变,由 pH 玻璃电极测得其变化。在恒定的离子强度下,测得的电极电位与氨浓度的对数呈线性关系。由此,可从测得的电位值确定样品中氨的含量。

2. 仪器试剂要求

(1)吸收液:稀硫酸溶液,$c(H_2SO_4)$=0.05mol/L。

(2)氨标准溶液:可使用氯化铵配制,也可购买有证标准物质。

(3)采样设备

U 形多孔玻板吸收管(10ml)。

空气采样器:流量范围 0.5～2.0L/min,流量可调且恒定。

(4)浓度测量设备:氨敏感膜电极和 pH/mV 计。

3. 检测技术要点

(1)实验中所用的水可以使用无氨蒸馏水,也可以使用超纯水,但鉴于无氨蒸馏水制备相对复杂,建议选择使用超纯水。

(2)采样流量 1.0L/min,采样时间 60min。

(3)每批样品应采集 10%～20% 的平行样,并且配备现场空白。

(4)严格按电极使用说明书进行电极的组装和仪器的调试。

4. 注意事项

(1)在浓度计算时,目前已无需在半对数坐标纸上绘制 E-logC 的校准曲线,可以使用计算机直接拟合校准曲线,计算回归方程,并计算样品浓度。

(2)标准文本中的方法特性指标表述不全面且不规范,因此,使用该方法进行样品测定前,应对检出限、测定范围、准确度等方法特性指标进行测定。

三、总挥发性有机物 TVOC

公共场所室内空气中总挥发性有机物 TVOC 的检测方法采用热解吸 / 毛细管气相色谱法。详细操作参见标准 GB/T 18883-2002 中附录 C。

1. 方法原理　以 Tenax GC 或 Tenax TA 为吸附剂,用吸附管采集一定体积的空气样品,空气流中的挥发性有机物保留在吸附管中。采样后,将吸附管加热,解吸挥发性有机物,待测样品随惰性载气进入毛细管气相色谱仪。用保留时间定性,峰面积定量。

WHO 对挥发性有机化合物（VOCs）的定义为沸点范围在（50～100℃）到（240～260℃）之间的化合物。空气中 VOCs 具有较宽的极性、挥发性和浓度范围。在文献报道中,不同研究者采用不同的吸附剂采样、分离和检测,用不同的方法计算 TVOC 的值,结果差异很大,缺乏可比性。鉴于此,欧盟室内空气质量联合行动委员会从仪器设备、分析窗、定量和 TVOC 的计算,这四个方面对 TVOC 进行了定义。GB/T 18883—2002 附录 C 热解吸 / 毛细管气象色谱法规定采用 Tenax GC 或 Tenax TA 采样,非极性色谱柱进行分离,热解吸 / GC/FID 或 MSD 分析,分析窗涵盖正己烷和正十六烷间所有化合物。该检测方法测定的 TVOC 结果完全符合欧盟上述对 TVOC 指标的定义。

2. 仪器试剂要求

（1）采样相关仪器试剂

吸附管：装填高分子聚合物（Tenax TA 或 Tenax GC）的玻璃管或不锈钢管。

采样泵：在流量范围 0.05～0.5L/min,可调且恒定。

（2）标准系列：采用液体外标法或气体外标法将不同浓度 VOCs 注入吸附管,制成标准管系列。

（3）气相色谱仪及相关配件：气相色谱仪需配备二次热解吸进样仪、氢火焰离子化检测器或质谱检测器,色谱柱为非极性毛细管柱（极性指数小于 10）。

3. 检测技术要点

（1）吸附管采样前需进行活化,活化温度为 250～300℃,活化时间为 15min,活化时需通入高纯氮气（25ml/min）进行保护。活化后的采样管待测物的含量应低于检出限。

（2）当采样管中吸附剂的含量为 0.2～0.3g 时,采样总体积不应超过 5L,否则可能发生穿透。

（3）每批样品应采集 10%～20% 的平行样,并且配备现场空白。

（4）采样后的采样管应密封避光保存,尽快分析;必要时,在 –20℃ 干净冰箱中保存,保存时间不应超过 1 周。

（5）不同 VOCs 组分的测定灵敏度存在较大差别,因此在标准曲线制备时,不同化合物标准系列的浓度范围也应进行相应调节。

（6）使用液体外标法制备标准系列时,需通过液体外标法制备标准系列的注射装置将标准溶液注入吸附管,同时用 100ml/min 的惰性气体通过吸附管,时间为 5min 作用。

4. 注意事项

（1）在计算 TVOC 时应至少对正己烷到正十六烷之间的 10 个最大峰进行定性和准确定量，其他未鉴定的化合物按照甲苯的响应系数计算其浓度。

（2）Tenax 吸附剂的处理和采样管的制备过程较为复杂，对人员操作水平要求高，实际工作中通常购买商品化的产品，其装填质量和一致性要优于实验室自行制备。

（3）使用该方法进行样品测定前，应对检出限、测定范围、准确度等方法特性指标进行测定。

第五节　苯、甲苯、二甲苯

一、苯

公共场所室内空气中苯的检测方法采用毛细管气相色谱法和便携式气相色谱法。

（一）毛细管气相色谱法

该方法的具体操作过程参见标准 GB/T 18883—2002 中附录 B 毛细管气相色谱法和附录 C 热解吸 / 毛细管气相色谱法。

1. 方法原理　空气中苯用固体吸附管采集，经热解吸或溶剂解吸进样后，用附有氢火焰离子化检测器或质谱检测器的气相色谱仪分析，以保留时间定性，峰面积定量。

2. 仪器试剂要求

（1）采样相关仪器试剂

吸附管：装填有吸附剂活性炭（适用于溶剂解吸）或高分子聚合物（Tenax TA 或 Tenax GC，适用于热解吸）。

采样泵：在流量范围 0.05 ～ 0.5L/min 可调且恒定。

（2）洗脱用溶剂：二硫化碳，用于溶剂解吸。

（3）标准溶液：可使用色谱纯苯配制或购买有证标准物质。

（4）气相色谱仪及相关配件：气相色谱仪需配备氢火焰离子化检测器或质谱检测器，采用热解吸进样时需配备二次热解吸进样仪。

色谱柱为弱极性或非极性柱。

3. 检测技术要点

（1）采样管采样前需进行活化，活性炭管活化温度为300～500℃（活化时间为5～10min），Tenax TA 和 Tenax GC 吸附管的活化温度为250～300℃（活化时间为15min），活化时需通入高纯氮气（25ml/min）进行保护。活化后的采样管待测物的含量应低于检出限。

（2）空气采样器在采样前后应使用皂膜流量计或经过校准的电子流量计进行流量校准。

（3）每批样品应采集10%～20%的平行样，并且配备现场空白。

（4）采样后的采样管应密封避光保存，尽快分析。必要时，在 –20℃ 干净冰箱中保存，保存时时间不应超过1周。

（5）当检测器为质谱检测器时，使用选择离子扫描，并通过特征离子峰定量，可以降低方法的检出限。

（6）当使用质谱检测器时，建议采用同位数内标法定量，可以改善方法的精密度。

4. 注意事项

（1）苯为确定的人类致癌物，苯溶液的配制应在通风橱内进行。

（2）采样管通常购买商品化的产品，其一致性要优于手工装填。

（3）分析纯二硫化碳的实验室纯化操作条件要求较高，且二硫化碳就有较强毒性，通常直接购买色谱纯级试剂，且使用前应保证其目标化合物含量低于检出限。

（4）在采样体积、仪器设备等其他分析条件一致的情况，附录C方法（热解吸进样）的检出限要远低于附录B（溶剂解吸进样），因此，当空气中苯浓度较低时应优先选择附录C方法。

（5）实际样品测定前，应对检出限、精密度、准确度等方法特性指标进行测定，以确保本实验室建立的方法能够满足标准中相关性能指标要求。

（二）便携式气相色谱法

1. 方法原理 便携式气相色谱仪内置恒流采样泵抽取一定体积空气样品，当气流流经装有少量吸附剂的预浓缩器时待测组分在室温下被捕集，解吸时瞬时加热预浓缩器，通过逆向载气流将化合物吹入色谱柱，经色谱柱分离后以微氩离子检测器检测，保留时间定性，峰面积定量。

本方法与方法（一）的主要差别是直接通过在线预浓缩进样，从而简化了操作过程。但受限于采样体积较小,方法的检出限要高于同样使用热解吸进样的 GB/T 18883—2002 附录 C 方法,但优于使用溶剂解析的 GB/T 18883—2002 附录 B 方法。

2. 仪器试剂要求

(1)便携式气相色谱仪:内置恒流采样泵,装填有少量吸附剂的预浓缩器、微氩离子检测器(MAID)。

(2)标准气:使用液体外法配制或购买有证标准物质。

3. 检测技术要点

(1)使用采气袋配制标准气时,应选用惰性材料采气袋,如 Tedlar,降低对目标组分的吸附。

(2)采用程序升温,可以改善分离效果并节省分析时间。

(3)分析周期为 15min 时,1h 内可以完成 4 次采样分析,以 4 次测定结果的算术均值为该采样点的浓度。

(4)可根据现场空气中苯浓度调整采样体积,但当样品测定时的采样时间与绘制标准曲线时的采样时间不同时,应对测定结果进行系数修正。

4. 注意事项

(1)使用配备其他类型检测器的便携式气相色谱仪(如质谱检测器),建立的方法只需满足方法特性指标的要求,也适用于本方法。

(2)可以通过适当延长采样时间降低方法检出限,然而采样时间过长可能会造成预浓缩管对目标污染物捕集不完全,因此,需在建立方法时,通过实验确定最长采样时间。

二、甲苯、二甲苯

公共场所室内空气中甲苯、二甲苯的检测方法采用 GB/T 18883—2002 中附录 B 气相色谱法、附录 C 热解吸 / 毛细管气相色谱法以及 GB/T 18204.2—2014 中的便携式气相色谱法。

使用上述方法检测公共场所室内空气中甲苯、二甲苯时的仪器试剂要求、检测技术要点和注意事项参见本节中苯的检测。

第六节　臭氧、尿素、硫化氢

一、臭氧

公共场所室内空气中臭氧的检测方法采用紫外光度法和靛蓝二磺酸钠分光光度法。

（一）紫外光度法

该方法的具体操作参见标准 GB/T 15438。

1. 方法原理　当空气样品以恒定的流速进入仪器的气路系统,样品空气交替或直接进入吸收池。臭氧对 253.7nm 波长的紫外光有特征吸收,零空气样品通过吸收池时被光检测器检测的光强度为 I_0,臭氧样品通过吸收池时被光检测器检测的光强度为 I, I/I_0 为透光率。每经过一个循环周期,仪器的微处理系统根据朗伯 - 比尔定律求出臭氧浓度。

本方法可对空气中臭氧浓度进行瞬时测定,也可对空气中臭氧进行连续监测,灵敏度高,重现性好,是目前应用最为广泛的臭氧测定方法。

2. 仪器试剂要求

（1）紫外臭氧分析仪:紫外臭氧分析仪的紫外线吸收池、紫外灯、光检测器、臭氧涤去器、采样泵、流量控制器等部件的性能指标应满足标准要求。

（2）校准用主要设备

一级紫外臭氧校准仪:一级紫外臭氧校准仪仅用于一级校准用。

臭氧发生器:能发生稳定浓度的臭氧,并在整个校准周期内臭氧的流量要保持均匀。

输出多支管:输出多支管应用不与臭氧起化学反应的惰性材料,如玻璃、聚四氟乙烯塑料等。

3. 检测技术要点

（1）校准前需要通电使整个校准系统预热和稳定 48h。

（2）如果满量程跨度调节作了大幅度的调节,则应再重复零点和跨度校准操作。

（3）进行样品测定前,仪器应至少预热 1h,待仪器稳定后连接气体采样管线进行现场测定。

4. 注意事项

（1）臭氧化学反应活性极强,因此所有采样管线和连接管线均应采用不与臭氧起化学反应的惰性材料,如玻璃、聚四氟乙烯塑料等。

(2)本方法不受常见气体的干扰,但少数有机物,如苯及苯胺等在254nm处吸收紫外光,对臭氧的测定产生正干扰。此外,当被测公共场所室内空气中颗粒物浓度超过100μg/m³时,也对臭氧的测定产生影响,需使用聚四氟乙烯滤膜将其去除。

(二)靛蓝二磺酸钠分光光度法

1. 方法原理 空气中的臭氧在磷酸盐缓冲溶液条件下,使吸收液中蓝色的靛蓝二磺酸钠褪色,生成靛红二磺酸钠。根据颜色减弱的程度比色定量。

本方法需使用吸收液采样,使用分光光度法测定臭氧浓度,因此检测过程较紫外光度法相对复杂,且检出限要高于紫外光度法。

2. 仪器试剂要求

(1)采样相关仪器试剂

吸收液:靛蓝二磺酸钠和磷酸盐缓冲液。

多孔玻板吸收管:10ml。

采样泵:在流量范围0.1～1.0L/min可调且恒定。

(2)分光光光度计:用2cm比色皿,可测波长610nm。

(3)标准溶液:靛蓝二磺酸钠标准工作液,1ml相当于1.00μg臭氧。

3. 检测技术要点

(1)吸收液、靛蓝二磺酸钠储备液、靛蓝二磺酸钠标准工作液在室温暗处贮放可使用6天,在4℃冰箱内贮放可使用1个月;吸收液样品可在20℃以下暗处存放可稳定1周。

(2)采样时多孔玻板吸收管应配有黑色避光套,两个多孔玻板吸收管间使用硅胶管连接,长度应尽量短。

(3)采样流量为0.5L/min时,单只采样管的采样效率可达到90%,串联两只吸收管可达99%,但当第一支吸收管中采集的臭氧量大于6μg时,采样效率降低。因此,当第一支吸收管的吸收液颜色明显减退时应立即停止采样,如不褪色,采样体积不应小于20L。

(4)以标准系列中零浓度与各标准管吸光度之差为横坐标,臭氧含量(μg)为纵坐标,绘制标准曲线,并计算回归方程。

4. 注意事项

(1)空气中二氧化氮会造成本方法测定结果偏高,约为二氧化氮质量浓度的6%。当空气中二氧化硫、硫化氢、氟化氢浓度分别高于750μg/m³、110μg/m³、

$2.5\,\mu g/m^3$ 时可造成干扰。

（2）在进行样品测定前,需对检出限、检测范围等方法测定指标进行实际测定。

二、尿素

公共场所水中尿素的检测方法采用分光光度法。

1. 方法原理 尿素与二乙酰一肟及安替比林反应呈现黄色,在波长 460nm 处有最大吸收峰。

本法为采集水样,使用分光光度法测定水中尿素,方法重现性和灵敏度好,回收率高。

2. 仪器试剂要求

（1）标准溶液:可使用尿素纯品自行制备也可购买使用有证标准物质。

（2）显色试剂

二乙酰一肟溶液:$\varphi[CH_3COC(NOH)CH_3]$=0.2%。

安替比林溶液:$\varphi[1,5-$二甲基$-2-$苯$-3-$吡唑酮 $C_6H_5NN(CH_3)C(CH_3)$:CHC:O]=0.2%。

（3）分光光度计:可在 460nm 处测定。

3. 检测技术要点

（1）滴加完显色剂的样品溶液在加热 45～50min 时,颜色最深,延长加热时间吸光度值下降。

（2）标准曲线制备与样品测定应同时进行,以保证反应条件一致。

4. 注意事项

（1）标准文本 13.3.2 中的“混酸”应为“硫酸”。

（2）方法文本中缺少方法特性指标参考值。检测实验室在方法建立时,应实际测定检出限、准确度等方法特性指标。

三、硫化氢

公共场所室内空气中硫化氢的检测方法采用亚甲蓝分光光度法。该方法的具体操作参见标准 GB/T 11742。

1. 方法原理 空气中硫化氢被碱性氢氧化镉悬浮液吸收,形成硫化镉沉淀。在硫酸溶液中,硫化氢与对氨基二甲基苯胺和三氯化铁作用,生成亚甲基蓝。根据颜色深浅,比色定量。

2. 仪器试剂要求

（1）吸收液：每升吸收液中含 4.3g 硫酸镉（$3CdSO_4 \cdot 8H_2O$）、0.3g 氢氧化钠和 10g 聚乙烯醇。

（2）混合显色液：氨基二甲基苯胺和三氯化铁混合溶液。

（3）标准系列：可使用经碘量法标定的硫化钠溶液，或使用硫化氢渗透管法配制的标准气。

（4）采样设备

气泡吸收管（10ml）。

采样泵：在流量范围 0.2～2.0L/min，可调且恒定。

（5）分光光度计：可在 665nm 处测定。

3. 检测技术要点

（1）硫化钠在水中极不稳定，标准溶液必须新配，现标定，现使用。

（2）由于硫化镉在光照下易被氧化，因此采样期间和样品保存过程中应避光。吸收液中加入聚乙烯醇磷酸铵可以减低硫化镉的光分解作用。

（3）通常采样流量为 0.5～1.5L/min，采样时间不应超过 1h。

（4）每批样品应采集 10%～20% 的平行样，并且配备现场空白。

（5）采样后的样品应置于暗处，6h 内显色测定；或现场加显色液，当天内比色测定。

4. 注意事项

（1）制备标准溶液和标准气系列的操作过程都较为烦琐，对实验条件和人员操作水平要求较高，是影响本方法准确度的关键因素。

（2）检测实验室在方法建立时，应实际测定检出限、准确度等方法特性指标。

第七节　现场采样检测布点要求

一、布点原则

采样点位的数量根据公共场所室内面积大小和现场情况而确定，应能正确反映室内空气污染物的污染程度。

原则上室内面积不足 50m² 的应设置 1 个测点；50～200m² 的设置 2 个监

测点,200m^2 以上至少设 3 ～ 5 个监测点。

二、布点方式

室内一个监测点的应设置在中心位置,2 个监测点的设置在室内对称点,3 个监测点的设置在室内对角线四等分的 3 个等分点上,5 个监测点的按梅花布点,其他的按均匀布点。

三、布点高度

原则上监测点应与人的呼吸带高度相一致,以反映人群对公共场所室内污染物的暴露水平,一般相对高度为 1 ～ 1.5m。

四、布点时其他注意事项

监测点距离墙壁应不小于 0.5m,且应避开空调出风口、新风机出风口、门窗缝隙和通风道等处。

第十一章

《公共场所卫生检验方法 第3部分：空气微生物》
（GB/T 18204.3—2013）

第一节　标准内容概况

《公共场所卫生检验方法　第3部分：空气微生物》(GB/T 18204.3—2013)包括公共场所空气中细菌总数、真菌总数、β-溶血性链球菌和嗜肺军团菌的现场采样与实验室培养方法。《公共场所卫生检验方法　第3部分：空气微生物》(GB/T 18204.3—2013)替代了《公共场所空气微生物检验方法　细菌总数测定》(GB/T 18204.1—2000)、部分替代《公共场所卫生监测技术规范》(GB/T 17220—1998)中的空气微生物采样要求。与 GB/T 18204.1—2000 和 GB/T 17220—1998 比较其主要变化如下：

一、调整的内容

将公共场所空气微生物的四个指标编制在本标准中。

同一个指标按方法介绍仪器和设备、培养基、采样、检验步骤和结果报告，将现场采样点、采样环境、采样方法整理放到相应的检验方法中。

规定同一个指标如果有2个或2个以上检验方法时，可根据技术条件选择使用。

二、增加的内容

增加了撞击法和自然沉降法测定空气中的真菌总数方法。

增加了撞击法测定空气中的 β-溶血性链球菌方法。

增加了液体冲击法测定空气中的嗜肺军团菌方法。

第二节 细菌总数、真菌总数

一、细菌总数

公共场所细菌总数的检验方法包括撞击法和自然沉降法。

（一）撞击法

1. 方法原理 采用撞击式空气微生物采样器,使空气通过狭缝或小孔产生高速气流,从而将悬浮在空气中的微生物采集到营养琼脂平板上,经 35～37℃、48h 培养所生长发育的嗜中温性需氧和兼性厌氧菌落的总数。

撞击法采样受环境因素影响小,精确度较高,优先采用撞击法。

2. 仪器试剂要求

（1）仪器设备

六级筛孔撞击式微生物采样器,流量 28.3L/min。

高压蒸汽灭菌器,工作温度 121℃。

恒温培养箱:工作温度 35～37℃。

（2）耗材与培养基

平皿:直径 φ90mm,可选用一次性平皿或可重复使用平皿。

营养琼脂培养基:其成分包括蛋白胨、氯化钠、肉膏、琼脂和蒸馏水。按照标准配方自制培养基或者购买市售成品。

3. 检测技术要点

（1）采用自制培养基时,需要校正 pH 为 7.2～7.6;可重复使用平皿在使用前需高压灭菌,保证实验所用平皿是无菌状态。

（2）采样时需提前关闭门窗 15～30min,并记录室内人员数量、温湿度与天气状况,如有特殊情况,比如房间铺设地毯、新装修房间等信息也应进行记录。

（3）以无菌操作,使用撞击式微生物采样器以 28.3L/min 流量采集5～15min。

（4）采集细菌后的营养琼脂平皿置 35～37℃,培养 48h 后进行菌落计数。

4. 注意事项

（1）采样过程要严格遵循无菌操作原则。

（2）注意记录采集时间,应依据场所空气质量优劣调整采集时间。

（3）报告结果时，一个区域空气中细菌总数的测定结果按该区域全部采样点中细菌总数测定值中的最大值给出。

（4）计数结果按稀释比与采气体积换算成 CFU/m³ 报告。

（二）自然沉降法

1. 方法原理　自然沉降法是将营养琼脂平板暴露在空气中，微生物根据重力作用自然沉降到平板上，经实验室培养后得到菌落数的测定方法。与撞击法不同的是依靠微生物自然沉降来捕捉，受气流、温湿度的影响较大。

2. 仪器试剂要求

（1）仪器设备

高压蒸汽灭菌器：同撞击法。

恒温培养箱：同撞击法。

（2）耗材与培养基：平皿与培养基同撞击法。

3. 检测技术要点

（1）采用自制培养基时，需要校正 pH 为 7.2～7.6。

（2）采样时需提前关闭门窗 15～30min，并记录室内人员数量、温湿度与天气状况，如有特殊情况，比如房间铺设地毯、新装修房间等信息也应进行记录。

（3）将营养琼脂平板置于采样点，打开皿盖，暴露 5min。

（4）采集细菌后的营养琼脂平皿置 35～37℃，培养 48h 后进行菌落计数。

（5）报告结果时，计数每块平板上生长的菌落数，求出全部采样点的平均菌落数。

4. 注意事项

（1）采样过程要严格遵循无菌操作原则。

（2）自然沉降法适宜在空气流速小，气流稳定，空气洁净度较高，采样时间较长的环境中采用。

（3）每一个采样点的计数结果以 CFU/ 皿报告。

二、真菌总数

公共场所真菌总数的检验方法包括撞击法和自然沉降法。

（一）撞击法

1. 方法原理　真菌总数采用撞击法采样、沙氏琼脂培养基经 28℃、5 天培养所形成的菌落数。

2. 仪器试剂要求

（1）仪器设备

六级筛孔撞击式微生物采样器：同细菌总数。

高压蒸汽灭菌器：工作条件 115℃和 121℃。

恒温培养箱：工作温度 28℃。

（2）耗材与培养基

平皿：同细菌总数。

沙氏琼脂培养基：成分包括蛋白胨、葡萄糖、琼脂和蒸馏水，按照标准配方自制培养基，或购买市售商品。

3. 检测技术要点

（1）采用蛋白胨、葡萄糖、蒸馏水自制培养基时，需要校正 pH 至 5.5～6.0。加入琼脂后，高压灭菌的条件是 115℃，15min。

（2）采样时需提前关闭门窗 15～30min，并记录室内人员数量、温湿度与天气状况，如有特殊情况，比如房间铺设地毯、新装修房间等信息也应进行记录。

（3）以无菌操作，使用撞击式微生物采样器以 28.3L/min 流量采集 5～15min。

（4）采集真菌后的沙氏琼脂培养基平皿置 28℃，培养 3～5 天记录结果。

（5）报告结果时，一个区域空气中细菌总数的测定结果按该区域全部采样点中细菌总数测定值中的最大值给出。

4. 注意事项

（1）采样过程要严格遵循无菌操作原则。

（2）注意记录采集时间，可依据场所空气优劣调整采集时间。

（3）计数结果按稀释比与采气体积换算成 CFU/m³ 报告。

（二）自然沉降法

1. 方法原理　自然沉降法是将沙氏琼脂平板暴露在空气中，微生物根据重力作用自然沉降到平板上，经实验室培养后得到菌落数的测定方法。与撞击法不同的是依靠微生物自然沉降来捕捉，受气流、温湿度的影响较大。

2. 仪器试剂要求

（1）仪器设备

高压蒸汽灭菌器：同撞击法。

恒温培养箱：同撞击法。

（2）耗材与培养基：平皿与培养基同撞击法。

3. 检测技术要点

（1）采用蛋白胨、葡萄糖、蒸馏水自制培养基时，需要校正 pH 至 5.5～6.0。加入琼脂后，高压灭菌的条件是 115℃，15min。

（2）采样时需提前关闭门窗 15～30min，并记录室内人员数量、温湿度与天气状况，如有特殊情况，比如房间铺设地毯、新装修房间等信息也可进行记录。

（3）将沙氏琼脂平板置于采样点，打开皿盖，暴露 5min。

（4）采集真菌后的沙氏琼脂培养基平皿置 28℃，培养 3～5 天记录结果。

（5）报告结果时，计数每块平板上生长的菌落数，求出全部采样点的平均菌落数。

4. 注意事项

（1）采样过程要严格遵循无菌操作原则。

（2）自然沉降法适宜在空气流速小，气流稳定，空气洁净度较高，采样时间较长的环境中采用。

（3）每一个采样点的计数结果以 CFU/ 皿报告。

第三节　β - 溶血性链球菌

公共场所 β - 溶血性链球菌采用撞击法采样、血琼脂培养基培养计数的检验方法。

一、方法原理

采用撞击式空气微生物采样器，使空气通过狭缝或小孔产生高速气流，从而将悬浮在空气中的微生物采集到血琼脂平板上，经实验室 35～37℃、24～48h 培养形成的典型菌落。

二、仪器试剂要求

（一）仪器设备

六级筛孔撞击式微生物采样器，流量 28.3L/min。

高压蒸汽灭菌器，工作温度 121℃。

恒温培养箱，工作温度 35～37℃。

（二）耗材与培养基

平皿：直径 φ90mm，可选用一次性平皿或可重复使用平皿。

血琼脂培养基：成分包括蛋白胨、氯化钠、琼脂、脱纤维羊血和蒸馏水，按照标准配方自制培养基或购买市售成品。

三、检测技术要点

1. 配置血琼脂培养基平板时，先将蛋白胨、氯化钠、肉膏加热溶化于蒸馏水，此时需要校正 pH 为 7.4～7.6。加入琼脂，121℃，20min 灭菌。待冷却至 50℃左右，以无菌操作加入脱纤维羊血。

2. 采样时需提前关闭门窗 15～30min，并记录室内人员数量、温湿度与天气状况，如有特殊情况，比如房间铺设地毯、新装修房间等信息也可进行记录。

3. 以无菌操作，使用撞击式微生物采样器以 28.3L/min 流量采集 5～15min。

4. 采集后的血琼脂平皿置 35～37℃，培养 24～48h 后进行菌落计数。

5. 菌落的鉴定　在血琼脂平板上呈灰白色、表面突起、直径 0.5～0.7mm，菌落透明或半透明，表面光滑有乳光；镜检为革兰氏阳性无芽孢球菌，圆形或卵圆形，呈链状排列；菌落周围有明显的 2～4mm 界限分明、完全透明的无色溶血环。

6. 报告结果时，一个区域空气中 β - 溶血性链球菌的测定结果按该区域全部采样点中细菌总数测定值中的最大值给出。

四、注意事项

1. 采样过程要严格遵循无菌操作原则。

2. 注意记录采集时间，可依据场所空气优劣调整采集时间。

3. 计数结果按稀释比与采气体积换算成 CFU/m³ 报告。

第四节　嗜肺军团菌

公共场所空气中嗜肺军团菌采用微生物气溶胶浓缩器＋液体冲击法采样、培养法定性测定的检验方法。

一、方法原理

采用微生物气溶胶浓缩器＋液体冲击法采样,采集的样品经培养在 GVPC 琼脂平板上生成典型菌落,并在 BCYE 琼脂平板上生长而在 L- 半光氨酸缺失的 BCYE 琼脂平板不生长,进一步经生化实验和血清学实验鉴定确认的菌落。

微生物气溶胶浓缩器＋液体冲击法采样在解决空气中低浓度嗜肺军团菌采集问题的同时可以避免固体撞击式采样器的重叠效应,可以将一次采集的样品采用不同的方法进行分析,捕集效率高,采样液对脆弱微生物有保护作用,可反复消毒使用。检验选用传统培养法,由于培养法结果受各方面因素影响,目前仅限于定性测定。

二、仪器设备要求

微生物气溶胶浓缩器:采样流量可达 100L/min 以上,对于直径 3.0μm 以上的粒子的捕集效率应 ≥ 80%(或浓缩比 ≥ 8)。

液体冲击式微生物气溶胶采样器:流量 7 ～ 15L/min,对于 0.5μm 以上的粒子的捕集效率应 ≥ 90%。

采样离心管:50ml,用于盛放 20ml 吸收液。

CO_2 培养箱:工作条件 35 ～ 37℃。

高压蒸汽灭菌器:工作条件 121℃。

φ90mm 平皿、紫外灯、普通光学显微镜、荧光显微镜等。

三、试剂

1. 吸收液(GVPC 液体培养基和酵母提取液两种)

GVPC 液体培养基:主要成分活性炭、酵母浸出粉、GVPC 添加剂和 BCYE 添加剂,可自行配置也可购买市售成品。

酵母提取液吸收液:主要成分为酵母浸出粉。

2. 酸处理液(0.01mol/L 盐酸氯化钾溶液) 主要成分包括盐酸和氯化钾,用 1mol/L 氢氧化钾调整 pH 至 2.2 ± 0.2。

3. 琼脂平板 共需要制备三种琼脂平板,分别是 GVPC 琼脂平板、BCYE 琼脂平板和 BCYE-CYS 琼脂平板。

4. 革兰氏染色液。

5. 马尿酸盐生化反应管。

6. 军团菌分型血清试剂。

四、检测技术要点

1. 将 GVPC 液体培养基 20ml 和酵母浸出液 20ml 分别倒入两台液体冲击式微生物气溶胶采样器中，倒入后均需用吸管加入矿物油 1～2 滴。

2. 将微生物气溶胶浓缩器与液体冲击式微生物气溶胶采样器串联，每个气溶胶样品采集空气量 1～2m³。防止受热且避光 4h 内送至实验室检验。

3. 采样吸收液原液加入 pH 值为 2.2 的盐酸氯化钾酸处理液，处理时间为 15min，以减少杂菌生长的影响；酸处理结束后加入氢氧化钾溶液，中和至 pH 值为 6.9。

4. 采用平板划线涂布的方式接种到 GVPC 平板，置于浓度 5%、35～37℃ 的 CO_2 培养箱中孵育。

5. 样品经培养生成典型菌落，并在 BCYE 琼脂平板上生长而在 L- 半胱氨酸缺失的 BCYE 琼脂平板上不生长的为军团菌菌落。

6. 马尿酸盐水解实验。选择无乳链球菌或阴道加德纳菌作为马尿酸实验阳性对照菌。取 1% 马尿酸钠水溶液 0.4ml 置小试管中，用接种环挑取待测菌混悬于试管中，作为菌悬液，橡皮塞塞紧试管，37℃ 孵育 18～20h 后，加入 3.5% 的茚三酮 0.2ml，塞紧试管，振荡混合，37℃ 孵育 10min 后观察。如在 20min 内溶液出现紫色为阳性，灰色或淡黄色为阴性。

7. 血清学鉴定。在洁净玻片（可用灭菌平板替代）上滴加两滴彼此分离的 0.85% NaCl 溶液，挑取适量待检经分纯菌落分别加在此两滴 0.85% NaCl 溶液上，混匀。在其中一滴上加入 15μl 血清，另外一滴加入 15μl 生理盐水作为负对照，分别混匀玻片上的两种混合液。轻轻摇动玻片 40s，观察。于 40s 内呈明显凝集者为阳性，呈均匀浑浊者为阴性。

8. 水解马尿酸盐、血清凝集实验阳性的军团菌菌落为嗜肺军团菌。

五、注意事项

1. 采样过程要严格遵循无菌操作原则。

2. 采集的样品 4h 内送达实验室，不必冷冻，但要避光和防止受热。

3. 报告结果时，两种采样吸收液中至少有一种吸收液培养出嗜肺军团菌，即报告该采样点嗜肺军团菌阳性。一个区域中任意一个采样点嗜肺军团菌阳性，即报告该采样点嗜肺军团菌阳性。

第五节　现场采样检测布点要求

本节介绍了公共场所空气中微生物撞击法和自然沉降法现场采样检测布点要求。

一、撞击法

（一）采样点数量

按照公共场所室内面积大小设置不同数量的采样点。当面积小于 $50m^2$ 时，设置 1 个采样点。当面积介于 $50\sim200m^2$ 之间时，设置 2 个采样点。当面积大于 $200m^2$ 时，设置 $3\sim5$ 个采样点。

（二）采样点位置

采样点设置位置按均匀布点原则，即 1 个采样点设置在中央，2 个采样点设置在对称点上，3 个采样点设置在室内对角线四等分的 3 个等分点上，5 个采样点按梅花布点。撞击法采样布点要求与同空间开展室内化学污染物检测布点设置方法一致。为了避免气流影响，减少空气的不稳定性，采样点避开通风口、通风道。

由于要空气微生物采样与房间内人群活动关系密切，空气流动与空间大小和室内设计有关，因此规定采样点需距离地面高度 $1.2\sim1.5m$，距离墙壁不小于 $1m$。

二、自然沉降法

（一）采样点数量

自然沉降法易受环境因素影响，沉降法依靠地心引力使悬浮在空气中的微生物粒子沉降到采样平皿的琼脂培养基表面上。为了降低自然沉降法的检验误差，在面积小于 $50m^2$ 的空间设置 3 个采样点，$50m^2$ 以上需设置 5 个采样点。

（二）采样点位置

均匀布点原则、采样点距离地面、墙壁距离与撞击法一致。为了避免气流影响，减少空气的不稳定性，采样点避开通风口、通风道。

第十二章

《公共场所卫生检验方法　第 4 部分：公共用品用具微生物》
（GB/T 18204.4—2013）

第一节　标准内容概况

一、标准范围

《公共场所卫生检验方法　第 4 部分：公共用品用具微生物》（GB/T 18204.4—2013）包括公共场所公共用品用具细菌总数、真菌总数、大肠菌群、金黄色葡萄球菌和溶血性链球菌的测定方法。

二、标准内容主要变化

《公共场所卫生检验方法　第 4 部分：公共用品用具微生物》（GB/T 18204.4—2013）替代了《公共场所茶具微生物检验方法　细菌总数测定》（GB/T 18204.2—2000）、《公共场所茶具微生物检验方法　大肠菌群测定》（GB/T 18204.3—2000）、《公共场所毛巾、床上卧具微生物检验方法　细菌总数测定》（GB/T 18204.4—2000）、《公共场所毛巾、床上卧具微生物检验方法　大肠菌群测定》（GB/T 18204.5—2000）、《理发用具微生物检验方法　大肠菌群测定》（GB/T 18204.6—2000）、《理发用具微生物检验方法　金黄色葡萄球菌测定》（GB/T 18204.7—2000）、《公共场所拖鞋微生物检验方法　霉菌和酵母菌测定》（GB/T 18204.8—2000）。代替《公共场所浴盆、脸（脚）盆微生物检验方法　细菌总数测定》（GB/T 18204.11—2000）、《公共场所浴盆、脸（脚）盆微生物检验方法　大肠菌群测定》（GB/T 18204.12—2000），部分代替《公共场所卫生监测技术规范》（GB/T 17220—1998）中的公共用品用具采样要求。与 GB/T 18204.2～8—2000、GB/T 18204.11～12—2000 和 GB/T 17220—1998 相比主要变化为对菌落计数公式进行了修改并增加了溶血性链球菌检验方法。

三、关于微生物检验方法

本章讨论的检测方法属于卫生微生物学范畴,一般称之为"指示生物"或"指标菌"。其检测结果能确认公共用品用具是否达到了洁净要求,是否满足防止疾病传播、保护人群健康的目的。检测所采用的方法、操作过程在保证科学性的基础上,同时要考虑方法的可操作性。卫生微生物学检测方法的特点是,与对应的卫生要求、标准限值的卫生学意义相一致,但与微生物学检验鉴定方法存在一些差异。

第二节　细菌总数

公共场所公共用品用具细菌总数的检测方法为平皿计数法。

一、方法原理与定义

公共用品用具经过采样处理,在营养琼脂培养基上经 35～37℃、48h 培养所生长发育的嗜中温性需氧和兼性厌氧菌落的总数,即为细菌总数。

只有满足以下三个限定条件,即营养琼脂培养基、培养温度 35～37℃、培养孵育时间 48h,生长的需氧和兼性厌氧菌落计做细菌总数。

二、仪器、试剂和培养基要求

生理盐水。
营养琼脂培养基。
灭菌器。
恒温培养箱。

三、检测技术要点

1. 样品接种　分别取 1ml 样品注入 2 个无菌平皿中,同时取 1ml 生理盐水注入另外的平皿中作为空白对照。

2. 样品培养 将45～50℃的琼脂培养基倾注平皿，并转动平皿使样品与培养基混合均匀，待琼脂凝固后，将平板翻转进行培养。

3. 菌落计数 每个平皿上生长的菌落数不宜大于300CFU。

四、注意事项

1. 依据定义其计数的菌类应包括"需氧和兼性厌氧"两类，因此应用营养琼脂倾皿进行"混碟"操作，而不应使用营养琼脂表面涂布方法。

2. 关于样品稀释 公共用品用具采样后的棉拭子置于10ml生理盐水中（样品原液管），取1ml样本进行培养已为10倍稀释，是否还要进一步稀释需视情况确定。以杯具为例，标准限值规定≤5CFU/cm²，采样面积50cm²，取1ml样本进行倾皿（1ml样本可视为5cm²面积存在的菌数），其平板上生长出25个菌落，即等于5CFU/cm²，已达到限值的最高限，而距离每个平板最佳生长菌数300CFU/皿的高值要求还有很大的距离，因此样品属非重度污染，不需要稀释即可得到具体数据时，可省略进一步稀释操作。

3. 关于结果报告 大部分公共用品用具涂抹面积25cm²，10倍稀释，其平板上生长的菌落数在20～30CFU之间，既是标准限值的上限范围。实际工作中90%以上的结果符合标准3.5.4款的规定，即平板菌落数均小于30CFU时，则应按稀释度最低的平均菌落数乘以稀释倍数报告结果。若出现平板计数结果为零时，应按标准3.5.5款规定，以1乘以最低稀释倍数再除以采样面积与标准限值规定面积的比值进行计算，结果前加小于号报告。如杯具的采样面积为50cm²，采样液10ml，平板计数结果为零，检测结果为<0.2CFU/cm²。

第三节　真菌总数

公共场所公共用品用具真菌总数的检测方法为平皿计数法。

一、方法原理与定义

公共用品用具经过采样处理，在孟加拉红或沙氏琼脂培养基上经25～28℃、3～7d培养所形成菌落的总数，即为真菌总数。

二、仪器、试剂和培养基要求

生理盐水。

孟加拉红培养基或沙氏琼脂培养基。

灭菌器。

恒温培养箱。

三、检测技术要点

1. 样品接种　分别取 1ml 样品注入 2 个无菌平皿中。

2. 样品培养　将 45℃的培养基倾注平皿,并转动平皿使样品与培养基混合均匀,待琼脂凝固后,倒置于 25～28℃恒温箱中培养。

3. 菌落计数　3 天后开始观察,共培养观察一周。每个平皿上生长的菌落数不宜大于 50CFU。

四、注意事项

(一)关于培养基

此处使用的孟加拉红或沙氏琼脂培养基中,每 1000ml 均含有 0.1g 的氯霉素。氯霉素对革兰氏阴性菌如大肠杆菌、产气肠杆菌、克雷伯菌、沙门菌等肠杆菌科细菌有较强的抑制作用,炭疽杆菌、肺炎球菌、链球菌、李斯特菌、葡萄球菌等及衣原体、钩端螺旋体、立克次体均对该抗生素敏感,对厌氧菌如破伤风梭菌、产气荚膜杆菌、放线菌及乳酸杆菌、梭杆菌等也有一定的抑制作用,对铜绿假单胞菌、结核杆菌无抑制作用,对真菌的生长无影响。为减少细菌类杂菌对平板上真菌的生长产生干扰,添加了氯霉素。

(二)关于培育温度与培养时间。

25～28℃是真菌类生长的最佳环境,为此南方地区在夏季需要使用可降温的生化培养箱。考虑到我国不同地区生境差异,标准规定 3～7 天的培养时间,当菌丝蔓延生长影响菌落计数时,培养 3 天即可记录结果,但需记录并报告培养天数。

(三)关于菌落计数

在菌落计数时无需判明生长的菌落是否为真菌,只要是使用规定的培养基、在规定的培养温度和时间条件下,生长的菌落即全部计做真菌总数。

（四）关于样品稀释

公共场所卫生标准中只有鞋类与修脚工具要求检测真菌总数，其采样面积均为 $50cm^2$，标准限值为 ≤ 50CFU/$50cm^2$，在放置采样棉拭子的样品原液管（10ml）中取 1ml 接种平板，培养生成的菌落数超过 5CFU/皿即为不合格，与细菌总数的检测同理，样品为非重度污染。不需要稀释即可得到具体数据时，则可省略进一步稀释操作。

（五）关于结果报告

菌落数在 5～50CFU 之间时，按标准 6.4.1 款规定，以相同稀释度的两个平皿的菌落平均数乘以稀释倍数报告结果；若平板菌落数均小于 5CFU，此时则应按稀释度最低的平均菌落数乘以稀释倍数计算结果；若所有稀释度（包括样品原液）平板均无菌落生长，应参照标准 3.5.5 款的规定，以 1 乘以最低稀释倍数，并在前面加小于号报告结果（参见细菌总数结果报告示例）。

第四节　大肠菌群

公共场所公共用品用具大肠菌群的检测方法为多管发酵法。

一、方法原理与定义

公共用品用具经过采样处理，在 37℃、24h 培养能发酵乳糖，产酸、产气的需氧和兼性厌氧的革兰氏阴性无芽孢杆菌，即为大肠菌群。

大肠菌群是卫生微生物学检验中的重要指标之一，本标准规定采用多管发酵法进行检测，本方法需要经过初发酵、平板分离、复发酵三步操作，以及挑选平板分离出的典型菌落，进行革兰染色对菌体做形态学观察，72h 方可完成全部检测工作。

二、仪器、试剂和培养基要求

乳糖胆盐发酵培养液。

伊红亚甲蓝琼脂。

乳糖发酵管。

革兰氏染色液。

灭菌器。

恒温培养箱。

显微镜。

三、检测技术要点

1. 乳糖胆盐发酵试验　将待检样品倒入双料乳糖胆盐发酵培养液中,在 36℃ ±1℃条件下培养 22～26h,观察是否产酸、产气。

2. 分离培养　自产酸产气发酵管中取培养液转种伊红亚甲蓝琼脂平板上,在 36℃ ±1℃条件下培养 18～24h,取出观察菌落形态并做革兰氏染色。

3. 证实试验　在上述平板上,挑取可疑大肠菌群菌落 1～2 个进行染色镜检;同时接种乳糖发酵管,在 36℃ ±1℃条件下培养 22～26h。

四、注意事项

1. 本方法检出的大肠菌群除包括大肠埃希菌外,还包括肠杆菌科的柠檬酸菌属、克雷伯菌属、肠杆菌属等众多成员,甚至一些植物来源的细菌也包括在内,但依然不能影响大肠菌群这一指标在卫生微生物学检验中的地位。公共场所中的杯具、洁具、棉织品等公共用品用具均与人体接触密切,造成粪便污染的可能性较大,大肠菌群是否存在、数量的多寡,均表明了公共用品用具是否被肠道致病菌污染。

2. 标准规定了大肠菌群的检测应用多管发酵法,而在操作步骤中并未规定发酵管的使用数量,可认为在检测操作过程中无需进行稀释,可视双料胆盐发酵管培养基的量确定采样液的分配,双料培养基与采样液的比例应为 1∶1。如果已确认公共用品用具存在大肠菌群并需探明污染量,则需要稀释,并按稀释度选择发酵管的数量,其操作可参照相对应的 MPN 表进行。

第五节　金黄色葡萄球菌

公共场所公共用品用具金黄色葡萄球菌的检测方法为平皿鉴定法。

一、方法原理与定义

公共用品用具经过采样处理,在 Baird-Parker 培养基或血平板培养基上生长良好,分解甘露醇产酸,血浆凝固酶阳性的革兰氏阳性葡萄状球菌,即为金黄色葡萄球菌。

Baird-Parker 琼脂培养基被广泛用于金黄色葡萄球菌检测,但其特异性并非很高;血平板培养基无选择性。

二、仪器、试剂和培养基要求

胰酪胨大豆肉汤培养基或氯化钠肉汤（75g/L）培养基。

Baird-Parker 琼脂培养基或血琼脂培养基。

革兰氏染色液。

灭菌器。

恒温培养箱。

显微镜。

三、检测技术要点

（一）菌落形态观察

金黄色葡萄球菌在 Baird-Parker 平板上,菌落直径 2～3mm,颜色呈灰色到黑色,边缘为淡色,周围为一混浊带,在其外层有一透明晕圈;在血平板上菌落呈圆形、金黄色、凸起、表面光滑、周围有溶血圈。

（二）染色镜检

挑取典型菌落作涂片染色镜检,为革兰氏阳性,成葡萄状排列。

（三）血浆凝固酶试验

样品置 36℃ ±1℃恒温箱或水浴中,每30min 观察1次,24h 之内如呈现凝块即为阳性。

四、注意事项

（一）菌落形态观察

Baird-Parker 琼脂培养基经过 24h 开始出现黑色菌落,有晕圈但不明显,这种情况可继续放置 36h 后观察;在血平板上菌落金黄色的色素可能产生较慢,可室温放置若干小时后观察。

（二）菌落确认

培养基上的菌落形态仅表明是可疑金黄色葡萄球菌,经生化试验与染色镜检证明,全部符合金黄色葡萄球菌特征,方可确认为检出阳性。

（三）指标意义

文献报道采集皮肤样本金黄色葡萄球菌检出的阳性率为 5%～25%,人手部该菌的检出阳性率可接近 50%,甚至高于肠道细菌。因此对与人体接触较多的棉织品、美容美发工具进行金黄色葡萄球菌检测,对控制疾病传播具有重要意义。

（四）方法学讨论

是否可用氯化钠肉汤或胰酪胨大豆肉汤替代生理盐水润湿棉拭子,并将采样后棉拭子置于氯化钠肉汤或胰酪胨大豆肉汤管,减少操作环节并增加了样本量,可提高检出率。但是氯化钠肉汤、胰酪胨大豆肉汤与后续使用的血琼脂平板均无选择性,过多的杂菌生长会影响金黄色葡萄球菌分离。

第六节　溶血性链球菌

公共场所公共用品用具溶血性链球菌的检测方法为培养法。

一、方法原理与定义

溶血性链球菌属链球菌属,革兰氏阳性菌,分解葡萄糖,产酸不产气,血平板上产生溶血圈,即为溶血性链球菌。

二、仪器、试剂和培养基要求

葡萄糖肉浸液肉汤。

血琼脂培养基。

革兰氏染色液。

灭菌器。

恒温培养箱。

显微镜。

三、检测技术要点

1. 培养 接种血琼脂平板,置36℃±1℃培养24h,观察典型菌落溶血情况。

2. 菌落形态观察 在血琼脂平板上呈灰白色菌落,菌落透明或半透明,表面光滑有乳光,圆形或卵圆形,呈链状排列,菌落周围有溶血环。

3. 染色与镜检 革兰氏阳性无芽孢球菌。

四、注意事项

(一)关于溶血性链球菌

本方法没有规定溶血类型,由此推定实际上检测的是链球菌属。链球菌分类较为复杂,近些年来基因序列分析在细菌分类学中的应用,使依表型特征分类所得到的结果,属内发生很大变化。链球菌属分为7个菌群70余种和亚种,Facklan将链球菌属分成β-溶血性链球菌、非β-溶血性链球菌、草绿色链球菌和罕见链球菌四大类。

(二)关于指标意义

溶血性链球菌是急性呼吸道感染的主要病原体之一,通过飞沫以气溶胶的方式、或通过排泄物、分泌物以含菌粉尘方式传播引起呼吸道的急性感染。溶血性链球菌与人畜关系密切,在人体口腔、直肠、尿道、阴道等广泛分布,病患、健康人与动物均可带菌,有文献报道人鼻咽溶血性链球菌携带率可达50%。

(三)关于方法

目前公共用品用具卫生指标还未包含溶血性链球菌,该方法可作为检测技术储备,在相应疾病流行等需要时采用。

第七节 公共用品用具微生物采样方法

标准规范性附录A规定了公共场所公共用品用具微生物采样方法、采样部位和采样面积。

一、采样操作要点

（一）涂抹采样

标准附录 A 要求,使用灭菌干燥棉拭子于生理盐水浸润后,在用品用具的适当部位来回均匀涂抹进行样品采集。棉拭子应用脱脂棉制作,采样前棉拭子湿度应适当,以湿润而不滴水为度,对用品用具部位朝一个方向均匀涂抹,采样部位不要有遗漏;涂抹过程中应缓缓转动棉棒,使棉棒各个面均能与采样对象接触,避免死死按住棉棒来回反复擦拭。

（二）无菌操作

无菌操作是指微生物检测工作过程无菌操作技术的运用,而不是必须具备严格的无菌操作环境,即灭菌器材的合理使用、现场无菌微环境以及规范的操作达到无菌操作要求。

（三）现场样品

用品用具微生物采集于灭菌的棉棒上,用灭菌剪刀剪去或折断棉签手接触的部分,将棉拭子放入剩余的生理盐水中（与手接触部分不得进入采样液）。该操作包含样品预处理与保存两个环节,棉拭子要全部置入生理盐水内,防止暴露在液体外的部分干燥而影响检测结果,并同时震荡若干次,使粘在棉拭子上的微生物得以及时充分的洗脱。

（四）样品保存送检

采集后的样品应密封、避光,放入 4℃便携式冷藏保存箱内,4h 内送实验室检验。送检的时间依据样品送检的常规要求、现场工作的可能性以及对检测结果影响较少而确定。

（五）采样液

用生理盐水做采样液与保存液,与用磷酸盐缓冲液（PBS）的效果是相同的,考虑生理盐水与磷酸盐缓冲液相比,配制简便且价格低廉,故选用了生理盐水。

二、采样面积确定

（一）杯具

标准附录 A 要求在茶具内、外缘与口唇接触处,即 1～5cm 高处一圈采样,采样总面积为 $50cm^2$,实际工作中较难操作,杯具采样的关键要求是在与口唇可能接触到的地方采样。

（二）棉织品

毛巾、枕巾、浴巾对折后两面的中央 5cm × 5cm（25cm²）面积应是使用最频繁的地方；床单、被单对折后的两面中央应是与脚部和肩部接触，睡衣、睡裤与人体接触密切部位也有不同，采样时应给予关注。

（三）洁具

样品采集时，除关注与人体的接触度外，还要关注容易污染、不易清洁的典型部位，浴盆、按摩床（椅）、购物车（筐）、便器等均应依该原则考量。

（四）鞋类、美容美发美甲用品等异形物品

这些物品无法使用采样框，现场进行采样面积的计算存在实际困难，建议在实验室对现场常见物品预先测量，对于小件物品（如剪刀等）需要采集数件物品作为一个样品，实际采样时可对应执行。

第十三章

《公共场所卫生检验方法 第5部分：集中空调通风系统》
（GB/T 18204.5—2013）

第一节 标准内容概况

《公共场所卫生检验方法 第5部分：集中空调通风系统》（GB/T 18204.5—2013）为首次颁布，规定了公共场所集中空调通风系统冷却水/冷凝水中嗜肺军团菌，空调系统新风量，空调送风中可吸入颗粒物、细菌总数、真菌总数、β-溶血性链球菌、嗜肺军团菌，空调风管内表面积尘量、微生物和空调系统净化消毒装置的检验方法。

GB/T 18204.5中除净化消毒装置的检验方法外与《公共场所集中空调通风系统卫生规范》（WS 394—2012）附录A～I中的检验方法基本一致。

第二节 空调冷却水/冷凝水中嗜肺军团菌

公共场所集中空调通风系统冷却水/冷凝水中嗜肺军团菌的检验方法为实验室分离培养法。

一、方法原理

现场采集空调冷却水/冷凝水样品，实验室分离培养。嗜肺军团菌培养方法原理同空调送风中嗜肺军团菌。

二、主要仪器试剂

滤膜过滤器：0.22～0.45mm 孔径滤膜。

广口采样瓶：玻璃或聚乙烯材料，磨口，500ml 容积。

其他仪器设备试剂同送风中嗜肺军团菌。

三、检测技术要点

1. 采样前采样瓶中加入 $Na_2S_2O_3$（c=0.1mol/L）0.3～0.5ml，中和样品中的氧化物。

2. 每个采样点依无菌操作取水样约 500ml。

3. 采集的样品 2 天内送达实验室，不必冷冻，但要避光和防止受热，室温下贮存不得超过 15 天。

4. 样品前处理：如有杂质可静置沉淀或 1000r/min 离心 1min 去除，经沉淀或离心的样品通过滤膜过滤，取下滤膜置于 15ml 灭菌水中，充分洗脱，备用。

后续培养步骤同送风嗜肺军团菌。

四、注意事项

1. 因军团菌繁殖较慢，需要培养时间较长，杂菌过多会覆盖平板，影响军团菌的生长，进而影响检测结果，所以广口瓶采样前灭菌。

2. 冷却水中通常会加入杀菌剂和除藻剂，对军团菌实验室检测有一定影响，因此采样前要加入 $Na_2S_2O_3$ 中和杀菌剂和除藻剂。

3. 距离塔壁过近或者采样深度过深，会在样品中混入大量生物粘泥，影响实验室过滤和后续检测。

4. 样本接种量一般为 0.1ml，超过 0.1ml 平板表面菌落会成片。当发现有菌落生长时，要将平板进行翻转，否则平板表面菌落会成片。

5. 军团菌生长缓慢，从第 3 天开始观察培养基表面菌落生长情况是必要的，当有疑似的菌落要转接到新的平板，否则军团菌很容易被其他杂菌覆盖。

第三节 空调新风量、空调送风 PM_{10}

公共场所集中空调通风系统新风量检测方法为风管法，空调送风可吸入

颗粒物 PM_{10} 检测方法为光散射法。

一、空调新风量

（一）方法原理

在集中空调通风系统处于正常运行或规定的工况条件下,通过测量新风管某一断面的面积及该断面的平均风速,计算出该断面的新风量。如果一套系统有多个新风管,每个新风管均要测定风量,全部新风管风量之和即为该套系统的总新风量,根据系统服务区域内的人数,便可得出新风量结果。

（二）其他

采用风管法测定集中空调通风系统新风量所需仪器、检测技术要点及注意事项同公共场所室内新风量检测方法—风管法。

二、空调送风可吸入颗粒物 PM_{10}

（一）方法原理

在颗粒物性质一定的条件下,颗粒物的散射光与其质量浓度成正比。光照射在空气中悬浮的颗粒物上产生散射光,可通过测量散射光强度,应用质量浓度转换系数,求得颗粒物质量浓度。

（二）仪器

光散射式粉尘仪:颗粒物捕集特性 $D_{a50}=10\mu m \pm 0.5\mu m$, $\sigma_g=1.5 \pm 0.1$。

测量范围:$0.001 \sim 10mg/m^3$ 以上。

（三）检测技术要点

1.仪器自身误差、仪器灵敏度、测定范围和测量时间都会影响检测结果的真实性,因此在实际检测过程中要先进行自校准,然后在现场情况确定测量条件。

2.每套空调系统抽取 $3 \sim 5$ 个点进行检测能够充分表征送风中颗粒物的浓度。在检测时,由于送风口中心和四周的风速的差异,所以颗粒物浓度会有差异,因此,需根据送风口面积确定检测点数量。当风口面积较小时,可直接在中心布置 1 点;风口较大时,一般采用对角线布点的方式。

3.要在集中空调系统正常运转或规定条件下进行检测,每点检测 3 次并取平均值是为了减少测量误差。

第四节　空调送风细菌总数、真菌总数、β－溶血性链球菌、嗜肺军团菌

公共场所集中空调通风系统送风中细菌总数、真菌总数、β-溶血性链球菌和嗜肺军团菌检验方法为培养法。

一、空调送风中细菌总数、真菌总数

（一）方法原理

采用撞击式空气微生物采样器，使空气通过狭缝或小孔产生高速气流，从而将悬浮在空气中的微生物采集到营养琼脂平板或沙氏琼脂平板上，经实验室培养后得到菌落数或真菌总数。

（二）仪器试剂培养基

同公共场所空气中细菌总数、真菌总数。

（三）检测技术要点

1. 营养琼脂培养基可以自行配制，也可以买商品化的产品。在配制过程中，要注意调节 pH，高压的温度和时间。

2. 每套空调系统选择 3～5 个采样点可充分表征微生物污染状况，在采样时，由于送风是呈抛物线状，所以采样点应设置送风口下方 15～20cm、水平方向向外 50～100cm 处。

3. 采样时需提前关闭门窗 15～30min，并记录室内人员数量、温湿度与天气状况，如有特殊情况，比如房间铺设地毯、新装修房间等信息也可进行记录。

4. 由于人员室内活动会增加空气中微生物浓度，因此建议尽量减少人员活动幅度与频率。

5. 在使用撞击式微生物采样器时，要注意无菌操作；同时要注意采样流量和时间，因为计算检测结果时要除以采样流量和时间；

6. 微生物检测结果以最大值进行上报。

二、空调送风中 β－溶血性链球菌

（一）方法原理

采用撞击式空气微生物采样器，使空气通过狭缝或小孔产生高速气流，从而将悬浮在空气中的微生物采集到血琼脂平板上，经实验室 35～37℃、

271

24～48h 培养形成的典型菌落。

（二）其他

集中空调通风送风中 β - 溶血性链球菌检测所需仪器设备、材料试剂、检测技术要点和注意事项同公共场所室内空气中 β - 溶血性链球菌。

三、空调送风中嗜肺军团菌

（一）方法原理

用浓缩器＋液体冲击法采样，采集的样品采用实验室分离培养法检验。液体冲击法在解决低浓度嗜肺军团菌气溶胶采集问题的同时可以避免固体撞击式采样的重叠效应，可以将一次采集的样品采用不同的方法进行分析，捕集效率高，可捕获 0.5 μm 的小粒子，采样液对脆弱微生物有保护作用，使用方便，可反复消毒，反复使用。检验选用传统培养法。

（二）其他

集中空调通风送风中嗜肺军团菌检测所需仪器设备、材料试剂、检测技术要点和注意事项同公共场所室内空气中嗜肺军团菌。

第五节 风管积尘量、风管内表面微生物

公共场所集中空调通风系统风管内表面积尘量检测为现场采样实验室称重方法，风管内表面微生物检测为擦拭采样实验室培养方法。

一、风管积尘量

（一）方法原理

采集风管内表面规定面积的全部积尘，以称重方法得出风管内表面单位面积的积尘量，表示空调风管的污染程度。

（二）主要设备器材

采样规格板：面积为 100cm²，面积误差小于 5%。

分析天平：精度 0.000 1g。

干燥器。

（三）检测技术要点

1. 与机器人采样比较,手工采样简单方便,但是在采样过程中要防止人为污染,在实际工作中可以根据实际情况选择适当的采样方法。

2. 采样材料要选择不失重的无纺布,否则可能造成实测值低于真实值。

3. 样品采集之后要密封防止污染。

4. 在风管采样时尽量选择维修孔、清洁孔以减少对空调系统的破坏。

5. 风管积尘检测结果的单位是 g/m^2,在表征结果时一定要进行单位换算,另外检测结果是以平均值表示。

二、风管内表面微生物

风管内表面微生物包括细菌总数和真菌总数。

（一）方法原理

采用机器人或人工法采集积尘,分别接种至营养琼脂平板或沙氏琼脂平板上,经实验室培养后得到菌落数或真菌总数。

（二）主要仪器与试剂

采样规格板:面积为 $25cm^2$。

其他实验室培养用设备、培养基、试剂同空调送风中细菌总数、真菌总数。

（三）检测技术要点

1. 微生物采样布点同积尘量。

2. 现场采样的过程中,要注意无菌操作,避免人为污染。

3. 积尘中细菌总数和真菌总数检测要将细菌和真菌先从积尘中洗脱出来,最常用的就是吐温80水溶液。洗脱后溶液可以进行10倍梯级稀释后检测。

4. 风管表面细菌总数、真菌总数表征单位都是 $CFU/25cm^2$。在结果计算时,如样品进行稀释,则应该先乘稀释倍数,然后再计算结果。

第六节 空调净化消毒装置

公共场所集中空调通风系统使用的净化消毒装置检测包括卫生安全性指标和效果指标两部分,卫生安全性指标为臭氧、紫外线、TVOC、PM_{10} 等释放/泄漏量,效果指标为装置阻力、送风颗粒物净化效率、送风微生物净化效率和冷却水中微生物净化效率。

一、方法原理

在实验室或现场模拟集中空调运行条件下,采用规定的标准检验方法分别测定装置进出口污染物浓度 / 剂量,计算集中空调通风系统净化消毒装置的污染物释放 / 泄漏量和净化消毒效率。

二、主要仪器设备

空气动力学实验风洞。

相关指标检测仪器和试剂耗材。

三、检测技术要点

1. 净化消毒装置 4 项卫生安全性指标和送风颗粒物、微生物净化效率以及装置阻力均需在空气动力学实验风洞或现场模拟条件下进行测量,冷却水中嗜肺军团菌净化效率在冷却塔运行时装置开启前后进行检测。

2. 净化消毒装置臭氧、PM_{10} 释放量的检测采用 GB/T 18204.2 中相应方法,紫外线泄漏量检测采用《消毒技术规范》方法,TVOC 释放量的检测采用 GB/T 18883—2002 附录 C 方法,装置阻力采用测定装置进出口静压差,颗粒物净化效率使用光散射粉尘仪测定装置进出口 PM_{10} 浓度,微生物净化效率测定装置进出口自然菌浓度。

第十四章

《公共场所卫生检验方法 第6部分：
卫生监测技术规范》
（GB/T 18204.6—2013）

第一节 标准内容概况

《公共场所卫生检验方法 第6部分：卫生监测技术规范》（GB/T 18204.6—2013）替代了《公共场所卫生监测技术规范》（GB/T 17220—1998）中各类公共场所监测要求、监测频率、质量控制和样品送检等内容，与《公共场所卫生监测技术规范》（GB/T 17220—1998）比较其主要变化如下：

一、删除的内容

删除了监测点选择原则、公共用品采样部位要求、检验方法及数据整理的内容，将此部分内容整理合并到物理因素、化学污染物、空气微生物、公共用品用具微生物等各部分标准的规范性附录中。

删除了有关发证监测、复证监测的内容。

二、修改的内容

将公共场所监测分为经常性卫生监测和卫生学评价监测两类，调整了各类场所的监测样品量，增加了饮用水、沐浴水和集中空调通风系统监测内容。

第二节　场所及公共用品用具监测频次与样本量

一、住宿场所

住宿场所卫生监测包括室内空气和饮用水两部分。

（一）空气卫生状况经常性监测

监测频次：随机监测。

监测样本量：客房数量≤100间的，抽取客房数量的3%～5%；客房数量>100间的，抽取客房数量的1%～3%进行监测；每间客房布1个监测点。

（二）饮用水卫生状况监测

饮水监测：按GB 5749执行。

沐浴水监测：频次随机监测，样本量随机选择5间客房，各采集沐浴水样500ml。

二、文化娱乐场所

文化娱乐场所卫生监测只包括室内空气。

（一）影剧院、音乐厅、录像厅（室）经常性卫生监测

监测频次：随机监测1场，开映前10min、开映后10min和结束前10min各监测1次。

监测样本量：座位数量<300个的场所布置1～2个监测点，座位数量300～500个的场所布置2～3个监测点，座位数量501～1000个的场所布置3～4个监测点，座位数量>1000个的场所布置5个监测点。

（二）游艺厅、歌舞厅、网吧经常性卫生监测

监测频次：随机监测。

监测样本量：营业面积<50m² 的场所布置1个监测点，营业面积50～200m² 的场所布置2个监测点，营业面积>200m² 的场所布置3～5个监测点。

三、公共浴室、游泳场所

公共浴室、游泳场所卫生监测包括室内空气和水质两部分。

（一）空气经常性卫生监测

监测频次：在场所营业的客流高峰时段监测1次。

监测样本量：营业面积 <50m² 的场所布置 1 个监测点，营业面积 50～200m² 的场所布置 2 个监测点，营业面积 >200m² 的场所布置 3～5 个监测点。

（二）人工游泳池水经常性卫生监测

监测频次：在场所营业的客流高峰时段监测。

监测样本量：儿童泳池布置 1～2 个采样点，成人泳池面积 ≤ 1000m² 的布置 2 个采样点，成人泳池面积 >1000m² 的布置 3 个采样点；在泳池水面下 30cm 处采集水样 500ml。

（三）沐浴水经常性卫生监测

监测频次：随机监测。

监测样本量：随机选择 5 个淋浴喷头，各采集淋浴水样 500ml；在沐浴池选择 3 个采样点，采集水面下 30cm 处水样 500ml。

四、美容店、理（美）发店场所

美容店、理（美）发店场所卫生监测只包括室内空气。

空气经常性卫生监测频次：随机监测。

监测样本量：座（床）位数量 <10 个的场所布置 1 个监测点，座（床）位数量 10～30 个的场所布置 2 个监测点，座（床）位数量 >30 个的场所布置 3 个监测点。

五、体育场所

体育场所卫生监测只包括室内空气。

空气经常性卫生监测频次：随机监测。

监测样本量：观众座位数量 <1000 个的场所布置 2 个监测点，座位数量 1000～5000 个的场所布置 3 个监测点，座位数量 >5000 个的场所布置 5 个监测点。

六、展览馆、博物馆、图书馆、美术馆、商场（店）、书店、候车（机、船）室、餐饮等场所

上述场所卫生监测只包括空气卫生状况。

空气经常性卫生监测频次：为场所营业的客流高峰时段随机监测 1 次。

监测样本量：营业面积 <200m² 的场所布置 1 个监测点，营业面积

$200\sim1000m^2$ 的场所布置 2 个监测点,营业面积 >$1000m^2$ 的场所布置 3 个监测点。

七、公共用品用具

监测样本量按各类物品投入使用总数的 3%～5% 抽取,当某类用品用具投入使用总数不足 30 件时,此类物品的采样数量至少应为 1 件。

八、集中空调通风系统

各类公共场所内的集中空调通风系统卫生监测按 WS/T395《公共场所集中空调通风系统卫生学评价规范》中要求的频次与样本量进行。

九、其他公共场所

按照相应专业特点参照一至六条的要求进行监测。

第三节　质量控制和样品送检要求

一、现场采样质量控制要点

1. 现场监测人员应经过培训,必须熟悉仪器性能及适用范围,能正确使用监测仪器。

2. 仪器应定期进行检定,每次检定周期之间应对仪器进行期间核查,采样器的流量于每次采样之前进行流量校正。

3. 使用化学法现场采集样品时,应设空白对照,采平行样。

4. 微生物采样应无菌操作。采样用具,如采样器皿、试管、广口瓶、剪子等,必须经灭菌处理,无菌保存。

二、样品送检要求

采样前或采样后应立即贴上标签,每件样品必须标记清楚,样品(特别是微生物样品)应尽快送实验室,防止在运输过程中样品的损失或污染。

第四节 问题讨论

一、场所内采样 / 检测点数量如何确定

在《公共场所卫生检验方法 第6部分：卫生监测技术规范》（GB/T 18204.6）中的影剧院、音乐厅、美容店、美发店、体育馆等公共场所采样 / 检测点是按照座位 / 床位数量布置的,而在《公共场所卫生检验方法 第1部分：物理因素》（GB/T 18204.1）、《公共场所卫生检验方法 第2部分：化学污染物》（GB/T 18204.2）和《公共场所卫生检验方法 第3部分：空气微生物》（GB/T 18204.3）中规定公共场所采样点、检测点全部是按照面积大小布置的,那么在实际工作中应该如何布置? 第一,在这类场所中无论是按照面积还是按照座位或床位确定检测点均符合标准要求,都是正确的,可根据情况自行选择;第二,影剧院、音乐厅、体育馆等公共场所按照座位确定检测点比根据面积确定更方便;第三,如果无法判断采用哪种方法,建议根据"卫生监测技术规范"确定检测点数量。

二、商场超市等大空间场所如何计量面积

商场超市类场所是多层的建筑,应分层考虑;在同一层有完整维护结构的区域应分别计算。

三、关于监测样本量

由于公共场所数量多,使用的公共用品用具量更加庞大,从可行性考虑仅能采取无确定的随机抽样的原则,可抽取一定量的样本（房间、用品用具等）进行检测。

第十五章
公共场所其他配套检验方法

公共场所卫生检验方法除 GB/T 18204 以外,还引用《生活饮用水标准检验方法》(GB/T 5750)、《空气中氡浓度的闪烁瓶测定方法》(GBZ/T 155)、《纺织品 水萃取液 pH 值的测定》(GB/T 7573)、《游泳池水质标准》(CJ/T 244)和《氧化还原电位的测定》(SL 94)等。

第一节 池水浑浊度

游泳池水、浴池水浑浊度的检测方法为《生活饮用水标准检验方法 感官性状和物理指标》(GB/T 5750.4)中的散射法。

一、方法原理

在相同条件下用福尔马肼为标准散射光的强度和水样散射光的强度进行比较,散射光的强度越大,表示浊度较高。

二、材料试剂与仪器

1. 纯水 取蒸馏水经 0.2μm 膜滤器过滤。

2. 硫酸肼溶液(10g/L):称取硫酸肼 [(NH$_2$)$_2$·H$_2$SO$_4$,又名硫酸联胺]1.000g 溶于纯水并于 100ml 容量瓶中定容。

3. 环六亚甲基四胺溶液(100g/L):称取环六亚甲基四胺 [(CH$_2$)$_6$N$_4$]10.00g 溶于纯水,于 100ml 容量瓶中定容。

4. 福尔马肼标准混悬液:分别吸取硫酸肼溶液 5.00ml、环六亚甲基四胺溶液 5.00ml 于 100ml 容量瓶内,混匀,在 25℃ ±3℃ 放置 24h 后,加入纯水至刻度,混匀。此标准混悬液浑浊度为 400NTU,可使用约一个月。

5.福尔马肼浑浊度标准使用液:将福尔马肼标准混悬液用纯水稀释10倍,此混悬液浑浊度为40NTU,使用时再根据需要适当稀释。

6.散射式浑浊度仪。

三、检测技术要点

1.采样前期准备

(1)采样前应先用水样荡洗采样器、容器和塞子2～3次。

(2)采样时不可搅动水底的沉积物。

(3)采样前应选择适宜的采样器。塑料或玻璃采样器及用于采样的橡胶管和乳胶管洗净备用,金属材质的采样器应先用洗涤剂清除油垢,再用自来水冲洗干净后晾干备用。

2.样品采集

(1)游泳场所需在泳池水面下30cm处采集水样500ml。

(2)沐浴场所需在浴池水面下采集水样500ml。

3.分析。按仪器使用说明书进行操作,浑浊度超过40NTU时,可用纯水稀释后测定。

4.结果表达。根据仪器测定时所显示的浑浊度读数乘以稀释倍数计算结果。如一个场所有多个采样点时,分别报出各采样点浑浊度。

四、注意事项

1.硫酸肼具致癌毒性,避免吸入、摄入和与皮肤接触。

2.必须保证样品瓶的清洁,避免样品瓶的污染对测定产生干扰,通常在检测前可用软布擦拭样品瓶,避免留下水滴或指印,如样品瓶瓶壁有划痕,还可用硅油擦拭进行处理。

3.避免水泡对浑浊度的影响。

4.在现场检测时,应避免浊度仪过长时间地暴露于紫外光或太阳光下。

第二节　pH

游泳池水中pH的测定方法为《生活饮用水标准检验方法　感官性状和

物理指标》(GB/T 5750.4)中的电极法,公共场所公用棉织品 pH 的测定方法为
《纺织品　水萃取液 pH 值的测定》(GB/T 7573)方法。

一、电极法测定游泳池水中 pH

1. 方法原理　pH 由测量电池的电动势而得。该电池通常由饱和甘汞电极为参比电极,玻璃电极为指示电极所组成。在 25℃,溶液中每变化 1 个 pH 单位,电位差改变为 59.16mV,据此在仪器上直接以 pH 的读数表示。

2. 试剂与材料

(1)苯二甲酸氢钾标准缓冲溶液:称取 10.21g 在 105℃烘干 2h 的苯二甲酸氢钾($KHC_8H_4O_4$),溶于纯水中,并稀释至 1000ml,此溶液的 pH 在 20℃时为 4.00。

(2)混合磷酸盐标准缓冲溶液:称取 3.40g 在 105℃烘干 2h 的磷酸二氢钾(KH_2PO_4)和 3.55g 磷酸氢二钠(Na_2HPO_4),溶于纯水中,并稀释至 1000ml。此溶液的 pH 值在 20℃时为 6.88。

(3)四硼酸钠标准缓冲溶液:称取 3.81g 四硼酸钠($Na_2B_4O_7 \cdot 10H_2O$),溶于纯水中,并稀释至 1000ml。此溶液的 pH 值在 20℃时为 9.22。

以上三种缓冲溶液的 pH 随温度而稍有变化差异(表 15-1)。

表 15-1　pH 标准缓冲溶液在不同温度时的 pH 表

温度 /℃	标准缓冲溶液,pH		
	苯二甲酸氢钾	混合磷酸盐	四硼酸钠
0	4.00	6.98	9.46
5	4.00	6.95	9.40
10	4.00	6.92	9.33
15	4.00	6.90	9.18
20	4.00	6.88	9.22
25	4.01	6.86	9.18
30	4.02	6.85	9.14
35	4.02	6.84	9.10
40	4.04	6.84	9.07

3. 仪器与设备

精密酸度计:测量范围 0～14pH 单位;读数精度为小于等于0.02pH 单位。

pH 玻璃电极。

饱和甘汞电极。

温度计,0～50℃。

4. 检测技术要点

(1)采样前应先用水样荡洗采样器、容器和塞子2～3 次,采样时避免搅动水底的沉积物。

(2)在泳池水面下 30cm 处采集水样 500ml。

(3)玻璃电极在使用前应放入纯水中浸泡 24h 以上。

(4)仪器开启 30min 后,按仪器使用说明书操作。

(5)pH 定位:选用一种与被测水样 pH 接近的标准缓冲溶液,重复定位 1～2 次,当水样 pH<7.0 时,使用苯二甲酸氢钾标准缓冲溶液定位,以四硼酸钠或混合磷酸盐标准缓冲溶液复定位;如果水样 pH>7.0 时,则用四硼酸钠标准缓冲溶液定位,以苯二甲酸氢钾或混合磷酸盐标准缓冲溶液复定位。

注:如发现三种缓冲液的定位值不成线性,应检查玻璃电极的质量。

(6)用洗瓶以纯水缓缓淋洗两个电极数次,再以水样淋洗 6～8 次,然后插入水样中,1min 后直接从仪器上读出 pH。

注 1:甘汞电极内为氯化钾的饱和溶液,当室温升高后,溶液可能由饱和状态变为不饱和状态,故应保持一定量氯化钾晶体。

注 2:pH 大于 9 的溶液,应使用高碱玻璃电极测定 pH。

(7)结果的计算与表示:仪器测定时所显示的 pH 为测定结果。如一个场所有多个采样点时,分别报出各采样点 pH。

二、水萃取液法测定棉织品的 pH

1. 试剂与材料

蒸馏水或去离子水。

氯化钾溶液,0.1mol/L,用蒸馏水或去离子水配制。

缓冲溶液,用于测定前校准 pH 计。可参照 GB/T 7573—2009 附录 A 的规定制备,与待测溶液的 pH 相近。推荐使用的缓冲溶液 pH 在 4、7 和 9 左右。

2. 仪器与设备

具塞玻璃或聚丙烯烧瓶:250ml,化学性质稳定,用于制备水萃取液。

机械振荡器:能进行旋转或往复运动以保证样品内部与萃取液之间进行充分的液体交换,往复式速率至少为 60 次 /min,旋转式速率至少为 30 周 /min。

烧杯:150ml,化学性质稳定。

玻璃棒:化学性质稳定。

量筒:100ml,化学性质稳定。

pH 计:配备玻璃电极,测量精度至少精确到 0.1。

天平:精度 0.01g。

容量瓶:1L,A 级。

3. 检测技术要点

(1)按要求抽取场所棉织品种类和数量。

(2)将采集到的每个棉织品制备成 3 个检测平行样,每个样品称取质量为 2.00g ± 0.05g,并将其剪成约 5mm × 5mm 的碎片。

(3)水萃取液的制备:在室温下制备三个平行样的水萃取液,在具塞烧瓶中加入一份试样和 100ml 水或氯化钾溶液,盖紧瓶塞。充分摇动片刻,使样品完全湿润。将烧瓶置于机械振荡器上振荡 2h ± 5min。记录萃取液的温度。

注 1:室温一般控制在 10 ～ 30℃范围内。

注 2:如果实验室能够确认振荡 2h 与振荡 1h 的试验结果无明显差异,可采用振荡 1h 进行测定。

(4)水萃取液 pH 的测量:在萃取液温度下用两种或三种缓冲溶液校准 pH 计。把玻璃电极浸没到同一萃取液(水或氯化钾溶液)中数次,直到 pH 示值稳定。

将第一份萃取液倒入烧杯,迅速把电极浸没到液面下至少 10mm 的深度,用玻璃棒轻轻地搅拌溶液直到 pH 示值稳定(本次测定值不记录)。

将第二份萃取液倒入另一个烧杯,迅速把电极(不清洗)浸没到液面下至少 10mm 的深度,静置直到 pH 示值稳定并记录。

取第三份萃取液,迅速把电极(不清洗)浸没到液面下至少 10mm 的深度,静置直到 pH 示值稳定并记录。

记录的第二份萃取液和第三份萃取液的 pH 值作为测量值。

(5)结果的计算与表示:如果两个 pH 测量值之间差异(精确到 0.1)大于 0.2,则另取其他试样重新测试,直到得到两个有效的测量值,计算其平均值,结果保留一位小数。

4. 注意事项

（1）此方法将棉织品 pH 的检测转换为对萃取液 pH 的检测。

（2）此方法与公共用品用具微生物涂抹采样法不同，是建立在对棉织品进行破坏性剪碎的基础之上的。

第三节　游离性余氯

游泳池水中游离性余氯的测定方法为《生活饮用水标准检验方法　消毒剂指标》（GB/T 5750.11）中的 DPD 法。

一、N,N - 二乙基对苯二胺（DPD）分光光度法

1. 方法原理　N,N- 二乙基对苯二胺（DPD）与水中游离余氯迅速反应产生红色。在碘的催化下各种形态的化合性余氯（一氯胺、二氯胺、三氯胺等）也能与 DPD 反应显色。

2. 试剂与材料

（1）碘化钾晶体。

（2）碘化钾溶液（5g/L）：称取 0.50g 碘化钾（KI），溶于新煮沸放冷的纯水，并稀释至 100ml，储存于棕色瓶中，在冰箱中保存，溶液变黄应弃去重配。

（3）磷酸盐缓冲溶液（pH：6.5）：称取 24g 无水磷酸氢二钠（Na_2HPO_4），46g 无水磷酸二氢钾（KH_2PO_4），0.8g 乙二胺四乙酸二钠（Na_2-EDTA）和 0.02g 氯化汞（$HgCl_2$）。依次溶解于纯水中稀释至 1000ml。

注：$HgCl_2$ 可防止霉菌生长，并可消除试剂中微量碘化物对游离余氯测定造成的干扰。$HgCl_2$ 剧毒，使用时切勿入口和接触皮肤。

（4）N,N- 二乙基对苯二胺（DPD）溶液（1g/L）：称取 1.0g 盐酸 N,N- 二乙基对苯二胺 [$H_2N.C_6H_4.N(C_2H_5)_2 \cdot 2HCl$]，或 1.5g 硫酸 N,N- 二乙基对苯二胺 [$H_2N.C_6H_4.N(C_2H_5)2 \cdot H_2SO_4 \cdot 5H_2O$]，溶解于含 8ml 硫酸溶液（1+3）和 0.2g Na_2EDTA 的无氯纯水中，并稀释至 1000ml。储存于棕色瓶中，在冷暗处保存。

注：DPD 溶液不稳定，一次配制不宜过多，储存中如溶液颜色变深或褪色，应重新配制。

（5）亚砷酸钾溶液（5.0g/L）：称取 5.0g 亚砷酸钾（$KAsO_2$）溶于纯水中，并

稀释至 1000ml。

（6）硫代乙酰胺溶液（2.5g/L）：称取 0.25g 硫代乙酰胺（CH₂CSNH₂），溶于 100ml 纯水中。

注：硫代乙酰胺是可疑致癌物，切勿接触皮肤或吸入。

（7）无氯水：加热纯水煮沸除氯。冷却后备用。

注：使用前可加入碘化钾用本标准检验其总余氯。

（8）氯标准储备溶液 [ρ（Cl₂）=1000μg/ml]：称取 0.8910g 优级纯高锰酸钾（KMnO₄），用纯水溶解并稀释至 1000ml。

注：用含氯水配制标准溶液，步骤烦琐且不稳定。经试验，标准溶液中高锰酸钾量与 DPD 和所标示的余氯生成的红色相似。

（9）氯标准使用溶液 [ρ（Cl₂）=1μg/ml]：吸取 10.0ml 氯标准储备溶液，加纯水稀释至 100ml。混匀后取 1.00ml 再稀释至 100ml。

3. 仪器与设备

分光光度计。

具塞比色管，10ml。

4. 检测技术要点

（1）采样前应先用水样荡洗采样器、容器和塞子 2～3 次。

（2）采样时不可搅动水底的沉积物。

（3）采样前应选择适宜的采样器：塑料或玻璃的采样器及用于采样的橡胶管和乳胶管洗净备用。金属材质的采样器，应先用洗涤剂清除油垢，再用自来水冲洗干净后晾干备用。特殊采样器的清洗方法可参照仪器说明书。

（4）样品采集：在泳池水面下 30cm 处采集水样 500ml。

（5）标准曲线绘制：吸取 0、0.1、0.5、2.0、4.0 和 8.0ml 氯标准使用溶液置于 6 支 10ml 具塞比色管中，用无氯水稀释至刻度。各加入 0.5ml 磷酸盐缓冲溶液，0.5ml DPD 溶液，混匀，于波长 515nm，1cm 比色皿，以纯水为参比，测定吸光度，绘制标准曲线。

（6）吸取 10ml 水样置于 10ml 比色管中，加入 0.5ml 磷酸盐缓冲溶液，0.5ml DPD 溶液，混匀，立即于 515nm 波长，1cm 比色皿，以纯水为参比，测量吸光度，记录读数为 A，同时测量样品空白值，在读数中扣除。

注：如果样品中一氯胺含量过高，水样可用亚砷酸盐或硫代乙酰胺进行处理。

（7）继续向上述试管中加入一小粒碘化钾晶体（约 0.1mg），混匀后，再测量吸光度,记录读数为 B。

注:如果样品中二氯胺含量过高,可加入 0.1ml 新配制的碘化钾溶液,(1g/L)。

(8)再向上述试管加入碘化钾晶体(约 0.1g),混匀,2min 后,测量吸光度,记录读数为 C。

(9)另取两支 10ml 比色管,取 10ml 水样于其中一支比色管中,然后加入一小粒碘化钾晶体(约 0.1mg),混匀,于第二支比色管中加入 0.5ml 缓冲溶液和 0.5ml DPD 溶液然后将此混合液倒入第一管中,混匀。测量吸光度,记录读数为 N。

(10)结果计算与表示(表 15-2)

表 15-2　游离余氯和各种氯胺

读　数	不含三氯胺的水样	含三氯胺的水样
A	游离余氯	游离余氯
B–A	一氯胺	一氯胺
C–B	二氯胺	二氯胺＋50% 三氯胺
N	—	游离余氯＋50% 三氯胺
2(N–A)	—	三氯胺
C–N	—	二氯胺

根据表中读数从标准曲线查出水样中游离余氯和各种化合余氯的含量

$$\rho(Cl_2) = \frac{m}{V}$$

式中:$\rho(Cl_2)$—水样中余氯的质量浓度,mg/L;

m—从标准曲线上查得余氯的质量,μg;

V—水样体积,ml。

结果表示:如一个场所有多个采样点时,分别报出各采样点余氯浓度(标明采样点信息)。

二、现场 DPD 仪器测定法

1.原理　次氯酸和次氯酸盐氧化 DPD,导致溶液变为洋红色。该反应发生在特定的 pH 条件下,对硬度高但还没有沉淀产生的样品,可使用含有 DPD 和缓冲剂的 DPD 余氯试剂包来检测。

2. 试剂与仪器设备

市售试剂包商品。

分光光度计或单项比色计。

烧杯,50ml。

3. 检测技术要点

(1)采样前应先用水样荡洗采样器、容器和塞子2～3次。

(2)采样时不可搅动水底的沉积物。

(3)采样前应选择适宜的采样器:塑料或玻璃的采样器及用于采样的橡胶管和乳胶管洗净备用。金属材质的采样器,应先用洗涤剂清除油垢,再用自来水冲洗干净后晾干备用。特殊采样器的清洗方法可参照仪器说明书。

(4)样品采集:在泳池水面下30cm处采集水样500ml。

(5)用待测样品水冲洗比色瓶,将待测样品倒入10ml比色瓶中,作为空白对照。将此比色瓶置于比色池中,盖上器具盖,按下仪器的ZERO键,此时显示0.00。

(6)取水样10ml于10ml比色杯中,加入试剂并摇匀,放入仪器测定。

(7)结果表示:仪器内置工作曲线,仪器读数即为待测水样中余氯浓度。如一个场所有多个采样点时,分别报出各采样点余氯浓度(标明采样点信息)。使用现场仪器测定水中游离余氯浓度时,其数值应 ≥ 0.01mg/L。

第四节　氰尿酸

游泳池水中氰尿酸的测定方法为《游泳池水质标准》(CJ 244)附录B中的比浊度法。

一、方法原理

氰尿酸检测采用比浊测定法。粉末试剂与水中氰尿酸反应后,生成颗粒物沉淀,颗粒物形成的浑浊度与氰尿酸浓度成正比,在480nm的波长下测定浑浊度。

二、试剂与仪器

(1)氰尿酸测定粉末试剂。

（2）氰尿酸标准储备溶液：准确称量 1.000g 氰尿酸，溶于去离子水，移入 1000ml 容量瓶中，用水稀释到标线，摇匀；制成质量浓度为 1000mg/L 的氰尿酸标准储备溶液。

（3）氰尿酸标准使用溶液：准确吸取 3ml 氰尿酸标准储备溶液于 100ml 容量瓶中，用去离子水稀释到标线，摇匀；制成质量浓度 30mg/L 的氰尿酸标准使用溶液。

（4）分光光度计。

（5）25ml 比色池。

三、检测技术要点

（1）采集的水样须在 24h 之内检测。

（2）标准曲线修正：使用配制的氰尿酸标准使用溶液（质量浓度 30mg/L）对标准曲线进行修正。

（3）将待测样品倒入 25ml 比色池中，作为空白对照，按下仪器"清零"键。

（4）在另一个比色池中倒入 25ml 待测样品，加入一份粉末试剂，摇匀，反应 3min。在反应结束后 7min 内将比色池放入分光光度计中，按下仪器"读数"键，仪器显示氰尿酸质量浓度（mg/L）。

（5）也可参照《游泳池水中氰尿酸测定比浊法》（T/CPMA020—2020）进行检测。

第五节　氧化还原电位

游泳池水中氧化还原电位（ORP）的测定方法为《氧化还原电位的测定》（SL 94）中的电极法。

一、电极法

（一）原理

水体中氧化还原作用通常用氧化 - 还原电位来表示。将铂电极和参比电极插入水溶液中，金属表面便会产生电子转移反应，电极与溶液之间产生电位差，电极反应达到平衡时相对于氢标准电极的电位差为氧化还原电位。

（二）试剂与材料

1. 邻苯二甲酸氢钾缓冲液（pH=4.00,25℃） 溶解 10.12g 邻苯二甲酸氢钾（KHC$_8$H$_4$O$_4$）于水中,稀释至 1000ml。

2. 磷酸盐缓冲液（pH=6.86,25℃） 溶解 3.39g 磷酸二氢钾（KH$_2$PO$_4$）和 3.55g 无水磷酸氢二钠（Na$_2$HPO$_4$）于水中,稀释至 1000ml。

3. 氧化还原标准溶液 以下两种标准溶液可任选一种。

硫酸亚铁铵 - 硫酸高铁铵溶液:溶解 39.21 硫酸亚铁铵 [Fe(NH$_4$)$_2$·(SO$_4$)$_2$·6H$_2$O]、48.22g 硫酸高铁铵 [Fe(NH$_4$)(SO$_4$)$_2$·12H$_2$O] 和 56.2ml 浓硫酸于水中,稀释至 1000ml,贮于玻璃或聚乙烯瓶中。此溶液在 25℃时的氧化还原电位为 +430mV（此值为铂电极 - 饱和甘汞电极测定值）。

氢醌溶液:称两份 10g 氢醌分别加入 1000ml pH 为 4.00 及 1000ml pH 为 6.86 的缓冲液中,混匀。应有部分固体氢醌存在,以保证氢醌溶液的饱和状态。所得缓冲溶液在不同温度下的电位（此值为铂电极 - 饱和甘汞电极测定值）见表 15-3。

表 15-3 缓冲液在不同温度下的电位

缓冲液 pH	4.00			6.86		
温度 /℃	20	25	35	20	25	30
电位 /mV	223	218	213	47	41	34

4. 硝酸溶液 1+1。

5. 硫酸溶液 3%（V/V）。

（三）仪器与设备

电位计或通用酸度计:精度 ±0.1mV。

铂电极。

饱和甘汞电极。

温度计:精度 ±0.5℃。

容量瓶:1000ml。

（四）检测技术要点

1. 采样前应先用水样荡洗采样器、容器和塞子 2～3 次（油类除外）。

2. 采样时不可搅动水底的沉积物。

3. 采样前应选择适宜的采样器:塑料或玻璃的采样器及用于采样的橡胶管和乳胶管洗净备用。金属材质的采样器,应先用洗涤剂清除油垢,再用自来水冲洗干净后晾干备用。特殊采样器的清洗方法可参照仪器说明书。

4. 样品采集 在泳池水面下 30cm 处采集水样 500ml。

5. 铂电极的检验和净化 以铂电极为指示电极,连接仪器正极,以饱和甘汞电极为参比电极,连接仪器负极。插入具有固定电位的氧化还原标准液中,其电位值应与标准值相符(即硫酸亚铁铵—硫酸高铁铵标准液在 25℃ 时为 +430mV;pH 为 4.00 的氢醌溶液,25℃ 时为 +218mV,此值均为铂电极 - 饱和甘汞电极测定值),如实测结果与标准电位的差大于 ±5mV,则铂电极需要净化。

6. 铂电极净化 将电极置入质量分数 10% 的硝酸溶液中,缓缓加热至近沸,保持近沸状态 5min 后放置冷却,并将铂电极取出用纯水洗净;或将电极浸入质量分数 10% 的硫酸溶液中,饱和甘汞电极与 1.5V 干电池的阴极相接,电池阳极与铂电极相接,保持 5～8min,取出用水洗净。

净化后电极重新用氧化还原标准溶液检验,直至合格为止。用水洗净备用。

7. 将电极插入待测水样,待仪器数值稳定后读取数值。显示数值为使用铂电极 - 饱和甘汞电极测定的水样氧化还原电位值(此值仅为参比电极测定值)。

8. 结果计算与表示

$$E_k = E_0 + E_r$$

式中:E_k—相对于氢标准电极的水样氧化还原电位,mV;

E_0—由铂电极 - 饱和甘汞电极测得的氧化还原电位,mV;

E_r—t℃(测定时的水样温度)时饱和甘汞电极相对于氢标准电极的电位(mV),其值随温度变化而变化,在不同温度下饱和甘汞电极电位见表 15-4。

表 15-4 不同温度下饱和甘汞电极的电极电位

温度 / ℃	电极电位 / mV	温度 / ℃	电极电位 / mV	温度 / ℃	电极电位 / mV	温度 / ℃	电极电位 / mV
0	+260.1	13	+251.6	26	+243.1	39	+234.7
1	+259.4	14	+251.0	27	+242.5	40	+234.0
2	+258.8	15	+250.3	28	+241.8	41	+233.4
3	+258.1	16	+249.7	29	+241.2	42	+232.7
4	+257.5	17	+249.0	30	+240.5	43	+232.1
5	+256.8	18	+248.3	31	+239.9	44	+231.4
6	+256.2	19	+247.7	32	+239.3	45	+230.8
7	+255.5	20	+247.1	33	+238.6	46	+230.1
8	+254.9	21	+246.4	34	+237.9	47	+229.5

温度/℃	电极电位/mV	温度/℃	电极电位/mV	温度/℃	电极电位/mV	温度/℃	电极电位/mV
9	+254.2	22	+245.8	35	+237.3	48	+228.8
10	+253.6	23	+245.1	36	+236.6	49	+228.3
11	+252.9	24	+244.5	37	+236.0	50	+227.5
12	+252.3	25	+243.8	38	+235.3		

二、现场 ORP 测定仪法

（一）试剂与材料

蒸馏水或去离子水。

ORP 标准溶液（市售）。

氧化还原电位仪：

——测量范围：-1999～1999mV；

——分辨率：1mV；

——准确度：≤ ±0.1%。

（二）检测技术要点

1. 样品测定　开机预热后将复合电极与主机连接。使用纯水冲洗电极并甩干，浸入待测溶液，待仪器数值稳定后读取显示数值，即为该设备复合电极测定的水样氧化还原电位值。

2. 仪器校准　每年应使用 ORP 标准溶液对仪器进行校准。

3. ORP 电极清洗及活化　当有无机物污染时，可将电极浸入稀盐酸中30min，用纯水清洗后再浸入氯化钾溶液中浸泡 6h 后使用；当有机油污污染时，可用洗涤剂清洗电极表面后用纯水清洗，再浸入氯化钾溶液中浸泡 6h 后使用。

4. 结果计算与表示

$$E_k = E_0 + E_r$$

式中：E_k——相对于氢标准电极的水样氧化还原电位，mV；

　　　E_0——由复合电极测得的氧化还原电位，mV；

　　　E_r——t℃（测定时的水样温度）时复合电极相对于氢标准电极的电位（mV）。

（三）注意事项

1. 应尽量在现场测定游泳池水中氧化还原电位。

2.不同品牌的氧化还原电位仪的校准和净化方法存在差异,应参照该产品说明书进行仪器电极校准和净化。

3.如现场 ORP 测定仪内置相对于氢标准电极 ORP 转换公式,则现场测定结果即为水样 ORP 值。

第六节　空气中氡

公共场所室内空气中氡浓度检测按照《空气中氡浓度的闪烁瓶测定方法》(GBZ/T 155—2002)执行。

一、方法原理

按规定的程序将待测点的空气吸入已抽成真空态的闪烁瓶内。闪烁瓶密封避光 3h,待氡及其短寿命子体平衡后测量 ^{222}Rn、^{218}Po 和 ^{214}Po 衰变时放射出的 α 粒子。它们入射到闪烁瓶的 ZnS(Ag)涂层,使 ZnS(Ag)发光,经光电倍加管收集并转变成电脉冲,通过脉冲放大、甄别,被定标计数线路记录。在确定时间内脉冲数与所收集空气中氡的浓度是函数相关的,根据刻度源测得的净计数率 - 氡浓度刻度曲线,可由所测脉冲计数率,得到待测空气中氡浓度。

二、测量装置

典型的测量装置由探头、高压电源和电子学分析记录单元组成。

(一)探头由闪烁瓶、光电倍加管和前置单元电路组成。

1.典型闪烁瓶。

2.光电倍加管　低噪声、高放大倍数,工作电压低于 1000V。

3.前置单元电路　深反馈放大器,输出脉冲幅度为 0.1～10V。

4.探头外壳　具有良好的光密性,材料用铜或铝制成,内表面应氧化涂黑处理,外壳尺寸应适合闪烁瓶的放置。

(二)高压电源

输出电压应在 0～3000V 范围连续可调。

波纹电压不大于 0.1%。

电流应不小于 100mA。

（三）记录和数据处理系统

可用定标器和打印机，也可用多道脉冲幅度分析器和 X-Y 绘图仪。

三、刻度

（一）刻度源

刻度源采用 ^{226}Ra 标准源（溶液或固体粉末）。

标准源必须经过法定计量部门或其认可的机构检定。标准源应有检验证书，应清楚表明参考日期和准确度。

（二）刻度装置

刻度装置除采用专门的氡室以外，还常用本条描述的玻璃刻度系统：

1. 刻度系统应有良好的气密性。系统在 1×10^3Pa 的真空度下，经过 24h，真空度变化小于 5×10^2Pa。

2. 压力计的精度应优于 1%。

3. 浮子流量计，精度应优于 3%，量程为 $0 \sim 2 \times 10^{-3}$m^3/min。

4. 清洗和充气气体应为无氡气体（如氮气、氩气或放置二个月以上的压缩空气）。

5. 真空泵如采用机械真空泵，必须使刻度系统真空优于 5×10^2Pa。

（三）刻度曲线

1. 按规定程序清洗整个刻度系统。密封装有标准镭源溶液的扩散瓶的二端，累积氡浓度达到刻度范围内所需刻度点的标准氡浓度值。刻度点要覆盖整个刻度范围，一个区间（量级宽）至少 3 个以上刻度点。

2. 必须先把处于真空状态的闪烁瓶与系统相连接。按规定顺序打开各阀门，用无氡气体把扩散瓶内累积的已知浓度的氡气体赶入闪烁瓶内。在确定的测量条件下，避光 3h，进行计数测量。

3. 由一组标准氡浓度值及其对应的计数值拟合得到刻度曲线即净计数率 - 氡浓度关系曲线。并导出其函数相关公式。

4. 各种不同类型的闪烁瓶和测量装置必须使用不同的刻度曲线。

四、测量步骤

1. 在确定的测量条件下，进行本底稳定性测定和本底测量，得出本底分布图和本底值。

2. 将抽成真空的闪烁瓶带到待测点，然后打开阀门，约 10s 后，关闭阀门，带回测量室待测。记录取样点的位置、温度和气压等。

3.将待测闪烁瓶避光保存3h,在确定的测量条件下进行计数测量。由要求的测量精度选用测量时间。

4.测量后,必须及时用无氡气体清洗闪烁瓶,保持本底状态。

五、测量结果

典型装置刻度曲线在双对数坐标纸上是一条直线,公式为:

$$LnY=aLnX+b$$

式中:Y——空气中氡的浓度,$Bq \cdot m^{-3}$;

X——测定的净计数率,cpm;

a——刻度系数,取决于整个测量装置的性能;

b——刻度系数,取决于整个测量装置的性能。

由上式可得:

$$Y=e^b x^a$$

由净计数率,使用图表或公式可以得到相应样品空气中的氡浓度值。

第七节 游泳池水中菌落总数

游泳池水中细菌总数的检测方法采用《生活饮用水标准检验方法 微生物指标》(GB/T 5750.12)中的平皿计数法。

一、方法原理

水样在营养琼脂上有氧条件下37° 培养48h 后,所得 1ml 水样所含菌落的总数。

二、培养基与试剂

(一)生理盐水

生理盐水成分

氯化钠 8.5g

蒸馏水 1000ml

制法:称取 8.5g 氯化钠溶于 1000ml 蒸馏水中,分装到试管内,每管 9ml,121℃高压灭菌 15min;或灭菌后无菌分装至无菌采样管。

（二）营养琼脂

营养琼脂培养基成分:

蛋白胨 10g。

氯化钠 5g。

牛肉膏 3～5g。

琼脂 10～20g。

蒸馏水 1000ml。

营养琼脂培养基制法:将上述成分混合后,加热溶解,调整 pH 为 7.4～7.6,分装于玻璃容器中(如用含杂质较多的琼脂时,应先过滤),经 103.43kPa（121℃,15lb）灭菌 20min,储存于冷暗处备用。

三、仪器设备

高压蒸汽灭菌器。

干热灭菌箱。

恒温培养箱（36±1℃）。

天平。

放大镜或 / 和菌落计数器。

pH 计或精密 pH 试纸。

灭菌试管、平皿（φ90mm）、采样瓶等。

四、检测技术要点

（一）采样方法

在采样广口瓶中加入硫代硫酸钠标准溶液 [$c(Na_2S_2O_3)$=0.1mol/L]0.3～0.5ml,灭菌。

在泳池或浴池水面下 30cm 处采集水样 500ml。

（二）倾注平皿

以无菌操作方法吸取 1ml 充分混匀的水样,注入盛有 9ml 灭菌生理盐水的试管中,混匀成 1:10 稀释液。按同法依次进行 10 倍系列稀释。每稀释 1 次,必须更换 1 支灭菌吸管。

用灭菌吸管吸取未稀释的水样与 2～3 个适宜稀释度的水样 1ml,分别注入灭菌平皿内,倾注约 15ml 已融化并冷却到 45℃左右的营养琼脂培养基,并立即旋摇平皿,使水样与培养基充分混匀。每次检测时应做 1 平行接种,同时另用 1 个平皿只倾注营养琼脂培养基作为空白对照。

(三)培养

待冷却凝固后,翻转平皿,使底面向上,置于 36℃ ±1℃培养箱内培养 48h,进行菌落计数,即为水样 1ml 中的菌落总数。

(四)菌落计数及报告方法

作平皿菌落计数时,可用眼睛直接观察,必要时用放大镜检查,以防遗漏。在记下各平皿的菌落数后,应求出同稀释度的平均菌落数,供下一步计算时应用。在求同稀释度的平均数时,若其中一个平皿有较大片状菌落生长时,则不宜采用,而应以无片状菌落生长的平皿作为该稀释度的平均菌落数。若片状菌落不到平皿的一半,而其余一半中菌落数分布又很均匀,则可将此半皿计数后乘 2 以代表全皿菌落数,然后再求该稀释度的平均菌落数。

首先选择平均菌落数在 30～300 之间者进行计算,若只有一个稀释度的平均菌落数符合此范围时,则将该菌落数乘以稀释倍数报告。

若有两个稀释度,其生长的菌落数均在 30～300 之间,则视二者之比值来决定,若其比值小于 2 应报告两者的平均数,若大于 2 则报告其中稀释度较小的菌落总数,若等于 2 亦报告其中稀释度较小的菌落数。

若所有稀释度的平均菌落数均大于 300,则应按稀释度最高的平均菌落数乘以稀释倍数报告之。

若所有稀释度的平均菌落数均小于 30,则应以按稀释度最低的平均菌落数乘以稀释倍数报告之。

若所有稀释度的平均菌落数均不在 30～300 之间,则应以最接近 30 或 300 的平均菌落数乘以稀释倍数报告之。

若所有稀释度的平板上均无菌落生长,则以未检出报告之。

如果所有平板上都菌落密布,不要用“多不可计”报告,而应在稀释度最大的平板上,任意数其中 2 个平板 1cm^2 中的菌落数,除 2 求出每 cm^2 内平均菌落数,乘以皿底面积 63.6cm^2,再乘其稀释倍数作报告。

菌落计数的报告:菌落数在 100 以内时按实有数报告,大于 100 时,采用二位有效数字,在二位有效数字后面的数值,以四舍五入方法计算,为了缩短数字后面的零数也可用 10 的指数来表示。

结果报告参见表 15-5。

表 15-5　稀释度选择及菌落总数报告方式

实例	不同稀释度的平均菌落数			两个稀释度菌落数之比	菌落总数/（CFU·ml⁻¹）	报告方式/(CFU·ml⁻¹)
	10^{-1}	10^{-2}	10^{-3}			
1	1365	164	20	—	16 400	16 000 或 1.6×10^4
2	2760	295	46	1.6	37 750	38 000 或 3.8×10^4
3	2890	271	60	2.2	27 100	27 000 或 2.7×10^4
4	150	30	8	2	1500	1500 或 1.5×10^3
5	多不可计	1650	513	—	51 300	51 000 或 5.1×10^5
6	27	11	5		270	270 或 2.7×10^2
7	多不可计	305	12		30 500	31 000 或 3.1×10^4

第八节　游泳池水中大肠菌群

游泳池水中大肠菌群的检测方法采用《生活饮用水标准检验方法　微生物指标》（GB/T 5750.12）中总大肠菌群检测的多管发酵法、滤膜法和酶底物法。

一、多管发酵法

（一）方法原理

在 37° 培养 24h 能发酵乳糖、产酸产气、需氧和兼性厌氧的革兰氏阴性无芽孢杆菌。

（二）主要培养基

1.乳糖蛋白胨培养液

乳糖蛋白胨培养液成分：

蛋白胨　10g。

牛肉膏　3g。

乳糖　5g。

氯化钠　5g。

溴甲酚紫乙醇溶液（16g/L）　1m。

蒸馏水　1000ml。

乳糖蛋白胨培养液制法:将蛋白胨、牛肉膏、乳糖及氯化钠溶于蒸馏水中,调整 pH 为 7.2～7.4,再加入 1ml 16g/L 的溴甲酚紫乙醇溶液,充分混匀,分装于装有倒管的试管中,68.95kPa(115℃,10lb)高压蒸汽灭菌 20min,贮存于冷暗处备用。

二倍浓缩乳糖蛋白胨培养液:按上述乳糖蛋白胨培养液除蒸馏水外,其他成分量加倍。

2. 伊红亚甲蓝培养基

伊红亚甲蓝琼脂成分:

蛋白胨　10g。

乳糖　10g。

磷酸氢二钾　2g。

琼脂　17g。

伊红水溶液(质量浓度 =2%)　20ml。

亚甲蓝水溶液(质量浓度 =0.5%)　10ml。

蒸馏水　1000ml。

制法:将蛋白胨、磷酸盐和琼脂溶解于蒸馏水中,调整 pH 至 7.2,加入乳糖,混匀后经 68.96kPa(115℃,10lb)高压蒸汽灭菌 20min,临用时加热熔化琼脂,冷至 50～55℃,加入伊红和亚甲蓝溶液,摇匀,倾注平皿。

(三)仪器设备

恒温培养箱(36℃ ±1℃)。

天平。

显微镜。

平皿(φ90mm)。

试管。

分度吸管:1ml,10ml 等。

(四)检测技术要点

1. 乳糖发酵实验　取 10ml 水样接种到 10ml 双料乳糖蛋白胨培养液中,取 1ml 水样接种到 10ml 单料乳糖蛋白胨培养液中,另取 1ml 水样注入到 9ml 灭菌生理盐水中,混匀后吸取 1ml(即 0.1ml 水样)注入到 10ml 单料乳糖蛋白胨培养液中,每一稀释度接种 5 管。

将接种管置 36℃ ±1℃培养箱内,培养 24h±2h,如所有乳糖蛋白胨培养管都不产气产酸,则可报告为总大肠菌群阴性,如有产酸产气者,则按下列步骤进行。

2. 分离培养：将产酸产气的发酵管分别转种在伊红亚甲蓝琼脂平板上，于 36±1℃培养箱内培养18～24h，观察菌落形态，挑取符合下列特征的菌落：

深紫黑色、具有金属光泽的菌落。

紫黑色、不带或略带金属光泽的菌落。

淡紫红色、中心较深的菌落。

进行革兰氏染色、镜检和证实试验。

3. 证实试验 经上述染色镜检为革兰氏阴性无芽孢杆菌，同时接种乳糖蛋白胨培养液，置36℃±1℃培养箱中培养24h±2h，有产酸产气者，即证实有总大肠菌群存在。

4. 结果报告 根据证实为总大肠菌群阳性的管数，查MPN检索表，报告每100ml水样中的总大肠菌群MPN值。稀释样品查表后所得结果应乘稀释倍数。如所有乳糖发酵管均阴性时，可报告总大肠菌群未检出（图15-1）。

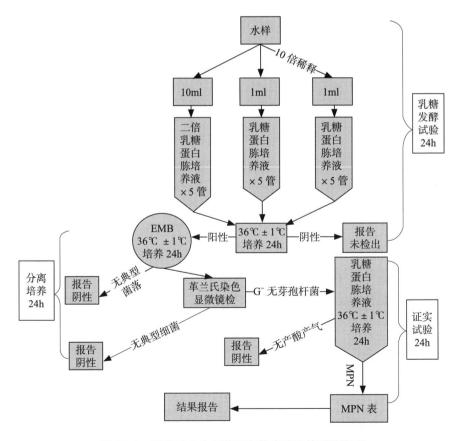

图 15-1 游泳池水大肠菌群多管发酵法检测流程图

二、滤膜法

(一)方法原理

用孔径 0.45μm 的微孔滤膜过滤水样,将滤膜贴在添加乳糖的选择性培养基上 37℃培养 24h,能形成特征性菌落的需氧和兼性厌氧的革兰氏阴性无芽孢杆菌。

(二)培养基

1. 品红亚硫酸钠培养基

品红亚硫酸钠培养基成分:

蛋白胨　10g。

酵母浸膏　5g。

牛肉膏　5g。

乳糖　10g。

琼脂　15～20g。

磷酸氢二钾　3.5g。

无水亚硫酸钠　5g。

碱性品红乙醇溶液(50g/L)　20ml。

蒸馏水　1000ml。

储备培养基的制备:先将琼脂加到 500ml 蒸馏水中,煮沸溶解,于另 500ml 蒸馏水中加入磷酸氢二钾、蛋白胨、酵母浸膏和牛肉膏,加热溶解,倒入已溶解的琼脂,补足蒸馏水至 1000ml,混匀后调 pH 为 7.2～7.4,再加入乳糖,分装,68.95kPa(115℃,10lb)高压蒸汽灭菌 20min,储存于冷暗处备用。

平皿培养基的配制:将上法制备的储备培养基加热融化,用灭菌吸管按比例吸取一定量的(50g/L)碱性品红乙醇溶液置于灭菌空试管中,再按比例称取所需的无水亚硫酸钠置于另一灭菌试管中,加灭菌水少许,使其溶解后,置沸水浴中煮沸 10min 以灭菌。用灭菌吸管吸取已灭菌的亚硫酸钠溶液,滴加于碱性品红乙醇溶液至深红色退成淡粉色为止,将此亚硫酸钠与碱性品红的混合液全部加到已融化的储备培养基内,并充分混匀(防止产生气泡),立即将此种培养基 15ml 倾入已灭菌的空平皿内。待冷却凝固后置冰箱内备用。此种已制成的培养基于冰箱内保存不宜超过两周。如培养基已由淡粉色变成深红色,则不能再用。

2. 乳糖蛋白胨培养液

同多管发酵法。

(三)仪器设备

水过滤系统。

滤膜:孔径 0.45μm。

其他同多管发酵法。

(四)检测技术要点

1. 水样过滤　用无菌镊子夹取灭菌滤膜边缘部分,将粗糙面向上,贴放在已灭菌的滤床上,固定好滤器,将 100ml 水样(如水样含菌数较多,可减少过滤水样量,或将水样稀释)注入滤器中,打开滤器阀门,在负 0.5 大气压下抽滤。

2. 培养　水样滤完后,再抽气约 5s,关上滤器阀门,取下滤器,用灭菌镊子夹取滤膜边缘部分,移放在品红亚硫酸钠培养基上,滤膜截留细菌面向上,滤膜应与培养基完全贴紧,两者间不得留有气泡,然后将平皿倒置,放入 36 ± 1℃ 恒温箱内培养 22～24h。

3. 证实实验　挑取符合下列特征菌落:

　　　　紫红色、具有金属光泽的菌落。

　　　　深红色、不带或略带金属光泽的菌落。

　　　　淡红色、中心色较深的菌落。

4. 进行革兰氏染色、镜检　凡革兰氏染色为阴性的无芽孢杆菌,再接种乳糖蛋白胨培养液,于 36℃ ±1℃培养 24h,有产酸产气者,则判定为总大肠菌群阳性。

5. 结果报告　计算滤膜上生长的总大肠菌群数,以每 100ml 水样中的总大肠菌群数报告之(CFU/100ml)。

三、酶底物法

(一)方法原理

在选择性培养基上产生 β - 半乳糖苷酶(β -D-galactosidase)的细菌群组,该细菌群组能分解色原底物释放出色原体使培养基呈现颜色变化,以此来检测水中总大肠菌群。

(二)试剂与仪器

1. ONPG-MUG(MMO-MUG)培养基:可选用市售商品化制品。

2. 生理盐水。

3. 程控定量压膜机。

4. 高压蒸汽灭菌器。

5. 干热灭菌箱。

6. 恒温培养箱（36℃ ±1℃）。

（三）检测技术要点

1. 样品稀释　检测所需水样为100ml。若水样污染严重，可对水样进行稀释。取10ml水样加入到90ml灭菌生理盐水中，必要时可加大稀释度。

2. 定性检测　用100ml的无菌稀释瓶量取100ml水样，加入2.7g±0.5g MMO-MUG培养基粉末，混摇均匀使之完全溶解后，放入36℃ ±1℃的培养箱内培养24h。

3. 10管法　用100ml的无菌稀释瓶量取100ml水样，加入2.7g±0.5g MMO-MUG培养基粉末，混摇均匀使之完全溶解。准备10支15mm×10cm或适当大小的灭菌试管，用无菌吸管分别从前述稀释瓶中吸取10ml水样至各试管中，放入36±1℃的培养箱中培养24h。

4. 51孔定量盘法　用100ml的无菌稀释瓶量取100ml水样，加入2.7g±0.5g MMO-MUG培养基粉末，混摇均匀使之完全溶解。将前述100ml水样全部倒入51孔无菌定量盘内，以手抚平定量盘背面以赶除孔穴内气泡，然后用程控定量封口机封口。放入36±1℃的培养箱中培养24h。

5. 结果报告　将水样培养24h后进行结果判读，如果结果为可疑阳性，可延长培养时间到28h进行结果判读，超过28h之后出现的颜色反应不作为阳性结果。

定性反应水样经24h培养之后如果颜色变成黄色，判断为阳性反应，表示水中含有大肠菌群。水样颜色未发生变化，判断为阴性反应。定性反应结果以大肠菌群检出或未检出报告。

10管法将培养24h之后的试管取出观察，如果试管内水样变成黄色则表示该试管含有大肠菌群。计算有黄色反应的试管数，对照表4查出其代表的大肠菌群最可能数。结果以MPN/100ml表示。如所有管未产生黄色，则可报告为总大肠菌群阴性。

51孔定量盘法将培养24h之后的定量盘取出观察，如果孔穴内的水样变成黄色则表示该孔穴中含有大肠菌群。计算有黄色反应的孔穴数，对照表5查出其代表的大肠菌群最可能数。结果以MPN/100ml表示。如所有孔未产生黄色，则可报告为总大肠菌群阴性。

检测流程如图 15-2。

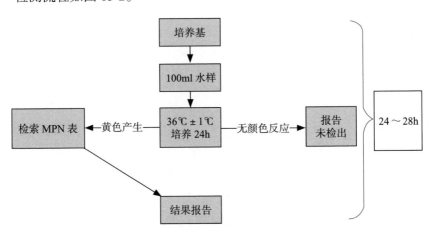

图 15-2　游泳池水大肠菌群酶底物法检测流程图